AF536698

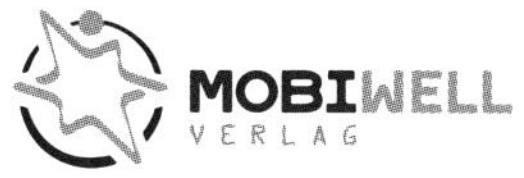
MOBIWELL
VERLAG

Die Wahrheit kann nur erfasst, nicht aber gelehrt werden.

Die beste Arznei, die ich kenne, ist eine Unbefangenheit, die dem tiefen Bedürfnis entspringt, aus dem Vollen zu schöpfen; ein Urvertrauen in uns selbst, in Gott oder das Universum, um das gemeinhin Unbemerkte zu sehen, das gemeinhin Ungehörte zu hören und des gemeinhin Unerkannten gewahr zu werden, sodass wir bereit sind zu handeln. Diese Arznei wirkt am besten in der Gemeinschaft mit Gleichgesinnten, die uns ihre besten Gedanken anvertrauen – im Wissen darum, dass unsere Wege einzigartig sind.

Sharon Williams Prahl

Lynne Farrow

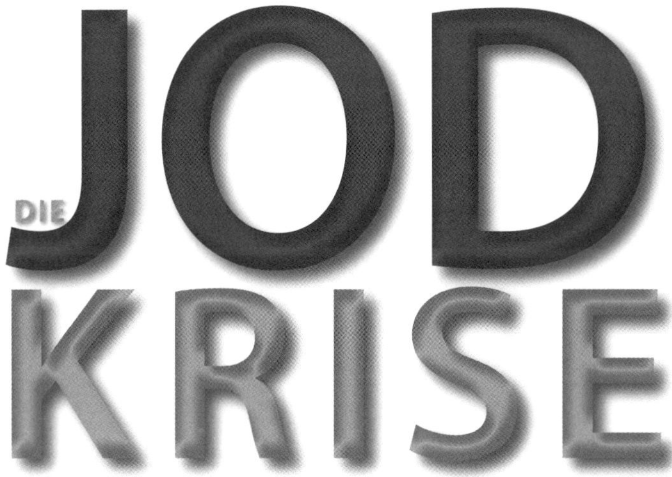

Wie das neue Wissen über ein uraltes Heilmittel
Ihr Leben retten kann

Lynne Farrow

Die Jodkrise

Titel der Originalausgabe: „The Iodine Crisis"

Vierte Auflage, 2020

Übersetzung: Alexandra Kühn, Markus Lebmann

Layout: Inna Kralovyetts

Umschlaggestaltung: Nick Zelinger (NZ Graphics), Gabriel Reinert

Korrektur: Daniel Wagner

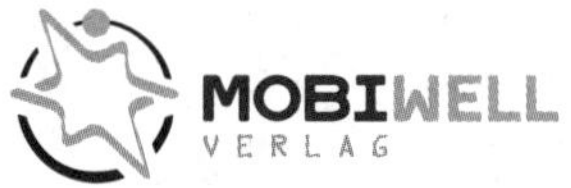

service@mobiwell.com

ISBN: 978-3-944887-18-0

Haftungsausschluss des Verlags

Die in diesem Buch wiedergegebenen Ratschläge der Autorin stellen keinen medizinischen Rat dar und können einen solchen auch nicht ersetzen. Bitte sprechen Sie mit Ihrem Arzt, bevor Sie die folgenden Empfehlungen umsetzen. Obwohl jede erdenkliche Vorkehrung getroffen wurde, um die Richtigkeit der in diesem Buch enthaltenen Informationen zu gewährleisten, übernehmen Autorin und Herausgeber keine Verantwortung für etwaige Fehler und Unterlassungen. Für Schäden, die durch die Umsetzung der in diesem Buch enthaltenen Informationen entstehen, kann keine Haftung übernommen werden.

Für Earl Foley

Inhalt

Danksagung

Wenn man als Autorin auf einem so vielschichtigen Gebiet Recherchen durchführt, begegnet man zahlreichen Menschen, die Orientierungshilfen und Informationen bereitstellen. Es bleibt lange offen, wohin der Weg schließlich führt, oder um wessen wertvolle Unterstützung man sich als Nächstes bemüht. Man weiß nie so genau, welche brennenden Fragen während der Detektivarbeit aufgeworfen werden, da die verschlungenen Pfade oft nur noch geheimnisvoller werden. Mehr als nur einmal habe ich mich gefragt, wie ich ausgerechnet an diesen Punkt gelangen konnte. Weshalb beschäftige ich mich mit Jod und Syphilis im 19. Jahrhundert? Warum um alles in der Welt habe ich gerade eben eine Jodfeldflasche aus dem Bürgerkrieg bei eBay ersteigert? Wie können diese Informationen jemals dem Menschen im Hier und Heute von Nutzen sein? Wen kümmert dieses Spurenelement überhaupt? Zum Glück sprüht das globale Dorf der Jod-Internetgemeinschaft vor Begeisterung und hat eine Fülle an Quellen und Informationen zusammengetragen, die ständig wächst. Ganz vielen von ihnen gilt mein Dank.

Das Jodprojekt, das durch die Pionierarbeit von Dr. Guy E. Abraham, Dr. David Brownstein und Dr. Jorge Flechas begründet wurde, bereitete den Weg für die Jodforschung, die folgen sollte. Ebenso wie viele andere schulde ich diesen Ärzten tiefen Dank, nicht nur ihres revolutionären Denkens wegen, sondern auch dafür, dass sie dabei geholfen haben, das Leben von so vielen Menschen zum Besseren zu wenden. Ihr Vermächtnis lebt weiter. Ich hoffe, dass dieses Buch nur eines von vielen sein wird, die die Bedeutung des Jodprojekts für die Geschichte der Medizin beleuchten.

Glücklicherweise teilten viele andere Nichtmediziner meinen Enthusiasmus, als es darum ging, die Anfänge der Verwendung des Spurenelements zu ergründen und den Fragen nachzugehen, warum die Jodmedizin wieder von der Bildfläche verschwinden musste und wie wir den Wissensschatz des Goldenen Jodzeitalters wieder zurückgewinnen können. Wir bezeichnen diese Leidenschaft als *Guy-Abraham-Effekt*, weil Dr. Guy Abraham, der Vater der Jodbewegung, uns mit unstillbarer Wissbegier infizierte.

Ich bin vielen zu Dank verpflichtet, die mich in meinem Bemühen, „Die Jodkrise" zu schreiben, inspiriert und bestärkt haben. Ohne die Wissbegier und Forschungskompetenz der folgenden Online-Jodgruppen gäbe es das vorliegende Buch nicht: Das Jodforum von Curezone, das von Steve „Trapper" Wilson, Laura Olsson und Chris E. Vulcanel moderiert wird sowie die Jodgruppe von Yahoo, die von der Jodpionierin Zoe Alexander gegründet wurde. Fred

Van danke ich für seine Hilfe bei der Weitergabe von Informationen, beim Sammeln von Quellenangaben und Zusammentragen der Erfahrungsberichte.

Die Expertinnen der Patientenbewegung, Janie Bowthorpe, Sandra Anderson und Deb Anderson Eastman, haben mir ihre beispielhaften Aufzeichnungen überlassen, von denen ich tagtäglich lerne.

Ich möchte dem ganzen Team des Breast Cancer Think Tank, dem Online-Diskussionsforum von Breast Cancer Choices, herzlich danken, das im Laufe der Jahre, in denen wir das Spurenelement nun schon erforschen, so viel an Informationen, Experimentierfreude und freundlicher Unterstützung beisteuerte. Ich danke Sally Gould für die Mühen, die sie beim Einrichten der Website und bei den Recherchen für **http://breastcancerchoices.org** auf sich genommen hat.

Ein großes Dankeschön an jene, die das Manuskript gelesen und ihre konstruktive Kritik und Vorschläge beigesteuert haben: Dr. David Brownstein, Kathleen Blake, Victoria Baker, Laura Olsson, Steve „Trapper" Wilson und Robin Stamm. Ich hoffe, die wertvollen Hinweise, die sie mir gegeben haben, allesamt aufgegriffen zu haben. Falls nicht, so sind die verbliebenen Fehler ganz allein mir anzulasten.

Lynn Razaitis, einer langjährigen Jodaktivistin und persönlichen Freundin, danke ich vielmals für die fachkundige Unterstützung, die ich während der Entstehung dieses Buches von ihr erhalten habe. Ich freue mich schon, mit dir zusammen auf **http://IodineResearch.com** arbeiten zu dürfen. Ich danke dir dafür, dass sie mitgeholfen hast, dass das Vermächtnis der Jodbewegung nie wieder verloren gehen wird.

Earl Foley und Ginny Kubler danke ich für die klugen Ratschläge und ihre Geduld. Ihr selbst wisst am besten, wie groß euer Beitrag zu diesem Buch ist. Gerry Simons, PA, danke ich für sein Fachwissen, das er als unser mit der modernen Jodforschung vertrauter Arzt eingebracht hat. Sein Scharfsinn und seine Freundlichkeit waren es, die auch die Phasen größter Herausforderungen in eine segensreiche Zeit verwandelten.

Organisationen wie der Weston A. Price Foundation, dem American College for Advancement in Medicine, der Cancer Control Society und der American Academy of Anti-Aging Medicine danke ich dafür, dass sie die Bedeutung des Spurenelements so früh erkannt und die Botschaft weitergegeben haben. Mein besonderer Dank gilt Ann Fonfa und dem Annie Appleseed Project, dem Leitstern der Krebsberatung von Patienten für Patienten, das seit den Anfängen nicht müde wird, über Jod zu berichten. Mary Mucci, Moderatorin der Sendung „Long Island Naturally": New York schuldet Ihnen eine Auszeichnung dafür, dass Sie über die Anliegen der Jodbewegung und andere Geschichten in Ihrer Show berichtet haben. Auch meinen Freunden von der Amagansett Library verdanke ich sehr viel.

Das Wichtigste zum Schluss: Es ist eine große Ehre für mich, dass so viele Menschen mit ihren Erfahrungsberichten zu diesem Buch beigetragen haben. Sie haben mein Leben verändert. Und Sie werden auch das Leben von jenen Menschen verändern, die Ihre aufrichtigen Zeilen lesen. Das Vermächtnis Ihrer Erfolgsgeschichten lebt weiter .

Vorwort

„Die Jodkrise: Wie das neue Wissen über ein uraltes Heilmittel Ihr Leben retten kann" ist ein dringend notwendiges Buch. Lynne Farrow legt ein gut lesbares Werk vor, das vielen Menschen von Nutzen sein wird, die an Volkskrankheiten wie Müdigkeit, Benommenheit, Schilddrüsenfehlfunktion oder Brustbeschwerden leiden. Ihre Schilderungen der Therapieerfolge mit Jod sorgen für eine fesselnde Lektüre. Darüber hinaus beleuchtet sie die lange Geschichte der medizinischen Verwendung des Spurenelements und geht der Frage nach, warum Jod zum Stiefkind der Schulmedizin wurde.

Lynne nimmt uns auf ihre persönliche Reise mit – von den Zeiten schwerer Krankheit bis hin zu ihrer Genesung. Nachdem sie unter unzähligen Beschwerden gelitten hatte, wurde ihr schließlich die Diagnose „Brustkrebs" gestellt. Sie berichtet aus erster Hand von Begegnungen mit Onkologen und anderen Ärzten. Die Informationen, die Lynne von den Vertretern der Schulmedizin erhielt, stellten sie keineswegs zufrieden. Die Ärzte waren einfach nicht in der Lage, ihr eine Antwort darauf zu geben, weshalb ihre Therapieempfehlungen die beste Option sein sollten. Als Journalistin ging sie ihren eigenen Recherchen über Brustkrebs nach und fand heraus, dass Jodmangel das fehlende Glied in der Argumentationskette sein könnte, wenn man nach der Ursache dafür sucht, warum heutzutage so viele Frauen an Krebs erkranken. Das vorliegende Buch beschreibt Lynnes Entdeckungsreise und macht die Informationen über Jod und Brustkrebs auf leicht verständliche Weise zugänglich.

Es gibt eine Fülle an Studien, die Jodmangel und Brusterkrankungen – einschließlich Brustkrebs – miteinander in Beziehung setzen. Einschlägige Forschungsbemühungen lassen sich mehr als 70 Jahre zurückverfolgen. Dessen ungeachtet hält die Schulmedizin an ihrem Behandlungsschema fest, zu dem chirurgische Eingriffe, Chemotherapie, Antihormontherapie und Bestrahlung gehören, die allesamt seit 70 Jahren kaum etwas zu einer Veränderung des Krankheitsverlaufs beigetragen haben. Das Einzige, was sich in den vergangenen sieben Jahrzehnten geändert hat, ist die Tatsache, dass immer mehr Frauen – nahezu jede siebte – irgendwann in ihrem Leben eine auf Brustkrebs lautende Diagnose erhalten. Nachdem Lynne auf die Forschungsergebnisse gestoßen war, die einen Zusammenhang zwischen Jodmangel und Brustkrebs belegen, nahm sie die Dinge selbst in die Hand und begann mit der ergänzenden Einnahme von Jod. Sie fühlte sich augenblicklich besser und entdeckte viele positive gesundheitliche Auswirkungen, die sie in ihrem Buch beschreibt. Durch diese Erfahrung beflügelt, machte Lynne sich daran, die Informationen über die Vorzüge von Jod auch anderen Menschen zur Verfügung zu stellen, was in weiterer Folge zur Gründung von Breast Cancer Choices, Inc. führte, einer Organisation, die ich bereits vielen Patienten empfohlen habe.

Die zahlreichen Fallstudien können als bemerkenswertester Teil dieses Buches bezeichnet werden. Viele Menschen – ob sie nun an chronischer Müdigkeit, Schuppenflechte, Kopfschmerzen oder Krebs litten – haben Lynne ihre persönlichen Berichte überlassen, die davon erzählen, wie die Jodtherapie ihre Gesundheit verbesserte. Viele dieser Geschichten mögen unglaublich erscheinen. Nicht jedoch für mich. Ich verschreibe das Spurenelement bereits seit mehr als einem Jahrzehnt und bekomme von meinen Patienten tagtäglich Ähnliches zu hören.

Unglücklicherweise gilt für die meisten Patienten, dass ihr Arzt nichts über die Jodtherapie weiß. Im Gegenteil, die meisten Ärzte sind der Meinung, Jod sei eine gefährliche Substanz, der man aus dem Weg gehen sollte. Ich weiß, wovon ich spreche. Ich informiere Ärzte bereits seit Jahren über die positive Wirkung von Jodpräparaten, indem ich Vorträge halte und sie persönlich kontaktiere. Ich kann Ihnen versichern, dass es schwierig ist, einen Arzt für die Jodtherapie zu interessieren. Viele scheinen nicht zu begreifen, dass Jod ein lebenswichtiger Nährstoff ist – und dass ein Leben ohne ausreichende Versorgung mit diesem Spurenelement nicht denkbar ist.

Während der vergangenen 40 Jahre hat sich die Jodkonzentration im menschlichen Körper um mehr als 50 Prozent verringert. Diese Entwicklung hat schwerwiegende Folgen, darunter epidemische Zuwachsraten bei Erkrankungen der Brust, Schilddrüse, Eierstöcke, Gebärmutter und Prostata. Solange die Schulmedizin ihr riesiges Budget nicht in die Erforschung der Faktoren steckt, die diesen Krankheiten zugrunde liegen, werden wir uns weiterhin mit schlechten Therapieergebnissen herumschlagen müssen. Durch ihre Gleichgültigkeit gegenüber den wahren Ursachen für den epidemischen Anstieg dieser Krankheiten hat uns die Schulmedizin wahrhaft im Stich gelassen. Bedauerlicherweise hält sie an ihren überkommenen Diagnose- und Behandlungsmethoden fest. Letztlich werden wir keinen beständigen und entscheidenden Fortschritt bei der Behandlung dieser Krankheiten erzielen, wenn wir ihre Ursachen nicht verstehen. Ich denke, dass der massive Anstieg an chronischen Krankheiten durch den Mangel an essenziellen Nährstoffen, durch hormonelles Ungleichgewicht und eine erhöhte Schadstoffbelastung erklärt werden kann.

Der weiterführende Teil dieses Buches informiert Sie darüber, wie Sie sich auf Jodmangel testen lassen und Probleme während der Einnahme von

Jod vermeiden können. Manche meiner Kollegen beschweren sich, dass Jod Nebenwirkungen hervorruft. Sie liegen richtig – jede Behandlung, auch die Jodtherapie, kann unerwünschte Wirkungen mit sich bringen. Die sachgemäße Verwendung von Jodpräparaten ist jedoch nicht mit allzu vielen unangenehmen Begleiterscheinungen verbunden. Die Informationen, die Lynne in „Die Jodkrise" zur Verfügung stellt, klären Sie darüber auf, wie man die Nebenwirkungen bei der Jodeinnahme minimieren kann. Es handelt sich dabei um dieselbe Vorgehensweise, die auch ich meinen Patienten empfehle.

Ich bin der Ansicht, dass dieses Buch in jedem Bücherregal stehen sollte. Die Informationen, die darin enthalten sind, helfen Ihnen und Ihren Familien dabei, vermeidbaren gesundheitlichen Problemen vorzubeugen. Ich lege dieses Buch allen Menschen ans Herz, die daran interessiert sind, ihre Gesundheit zu verbessern.

Dr. David Brownstein
www.DrBrownstein.com
Autor von elf Büchern, darunter:
„Iodine: Why You Need It, Why You Can't Live Without It"
„Overcoming Thyroid Disorders"
„Salt Your Way To Health"

Einleitung

Alle glauben zu wissen, was Jod ist. Sie alle irren sich.
– *Earl Foley*

Der Mangel an Jod brachte mich an den Rand des Abgrunds. Jahrelang musste ich Kopfschmerzen ertragen, die mit so schwerwiegender Benommenheit einhergingen, dass mir der Führerschein abgenommen wurde, weil ich die Stoppschilder übersehen hatte. Da ich Unmengen an Schlaf benötigte, nannte mich meine Familie nur noch Rip Van Winkle. Auch Koffein und Schmerzmittel halfen nicht mehr: Es war mir nicht länger möglich, ganztags zu arbeiten. Notgedrungen gab ich meine volle Lehrverpflichtung am College auf, um ab sofort als Teilzeit-Journalistin tätig zu sein. Als Folge einer nicht diagnostizierten Erkrankung der Schilddrüse wurde ich übergewichtig und schließlich – als ich davon ausging, mein Leben könne nicht mehr schlimmer werden – wurde festgestellt, dass ich an einer lebensbedrohlichen Krankheit litt.

Einer schicksalhaften Wendung habe ich es zu verdanken, dass Jod in mein Leben trat – und zwar genau zum richtigen Zeitpunkt. Dr. Sherri Tenpenny, eine Ärztin, der ich zufällig auf einem medizinischen Kongress begegnete, brachte Jod in Zusammenhang mit fibrozystischen Veränderungen der Brust zur Sprache. Ich interessierte mich dafür, blieb aber vorerst skeptisch. Was sollte das heißen – Jod? Zweifellos meinte sie nicht das braune Fläschchen in der Hausapotheke, das Desinfektionsmittel enthielt. Aber was sollte ich mir sonst darunter vorstellen? Wurde unsere Versorgung mit dem Spurenelement nicht ohnehin durch jodiertes Salz sichergestellt?

An dieser Stelle nimmt die medizinische Detektivgeschichte ihren Anfang. Ich entschloss mich dazu, das Thema Jod auf die altbewährte Art und Weise zu erforschen und widmete mich anfangs der Fülle an Studien, die in der National Library of Medicine vergraben waren. Danach verstärkte ich meine Forschungsbemühungen und wendete mich alten und vergriffenen medizinischen Büchern zu. Bei eBay erstand ich historische Jodpräparate, von denen manche noch unversehrte Beipackzettel enthielten. Als ein Wirtschaftsbuch eines Apothekers aus dem Jahr 1901 versteigert wurde, musste ich einfach zuschlagen. Und wie erhofft war es bis zum Rand mit unzähligen Rezepten für Jodpräparate gefüllt. Für weite Teile der Welt kann belegt werden, dass Jod eine bedeutende Rolle in der Medizin spielte. Vor 150 Jahren fing man damit an, den essenziellen Nährstoff als „Allheilmittel" zu verwenden. Noch viel, viel weiter lässt sich die Darreichung des Spurenelements in Form von Seetang zurückverfolgen – nämlich bis in vorgeschichtliche Zeiten. Archäologische Ausgrabungen förderten Artefakte und Pflanzenreste zutage, die dokumentieren, dass prähistorische Völker bestimmte Seetangarten sammelten. In der Hoffnung, das Rätsel lösen zu können, begann ich eine Zeittafel mit den wichtigsten Ereignissen in der Geschichte des Jodgebrauchs anzufertigen. Es war meine Absicht, die Abfolge der Geschehnisse zu rekonstruieren, die dazu beitrugen, dass uns das Spurenelement schließlich verloren ging.

Warum begehrte niemand auf, als alle Jodpräparate urplötzlich aus dem Arzneischatz verschwanden? Interessant wurde es, als ich entdeckte, dass das Halogen im Jahr 1948 von einem Forscherduo als „gefährlich" eingestuft wurde. All die Erfahrungen der vorhergehenden Jahre, in denen Jod großzügig gegen viele Krankheiten – von Syphilis bis hin zu Brustkrebs – eingesetzt worden war, standen dazu im Widerspruch. Aus irgendeinem Grund wurden die traditionellen Vorzüge von Jod schlagartig aus den Lehrbüchern der Medizin verbannt und weitgehend aus der Forschung ausgeklammert. Warum? Wer hat uns das Jod geraubt?

Weshalb wurde in den 1970er Jahren außerdem die Produktion von mit Jod angereichertem Brot eingestellt? Kann es sein, dass irgendetwas in unserer Umwelt das chemische Element zerstörte? Warum scheiden die Menschen heutzutage, verglichen mit dem Wert von vor 40 Jahren, gerade einmal halb so viel Jod mit ihrem Urin aus? Ist hier eine Verschwörung im Gange, oder haben wir es bloß mit einer folgenschweren Nachlässigkeit zu tun? Während ich dem Geheimnis auf der Spur war, wer uns das Halogen gestohlen hatte, kam ich zum Schluss, gründlich genug recherchiert zu haben, um mich darauf festlegen zu können, dass Jod gefahrlos in größeren Mengen als die von der Regierung empfohlene Tagesdosis konsumiert werden kann.

Eines Morgens startete ich in den Tag, indem ich 50 Milligramm der Lugol'schen Jodtabletten schluckte. Boing! Mein Gehirn kam in Schwung, und meine Benommenheit verflüchtigte sich. In den folgenden Monaten verschwanden all die anderen Symptome, die mich geplagt hatten. Meine Kräfte kehrten wieder, und mein Gewicht normalisierte sich. Es war mir nicht länger dermaßen kalt, dass ich zwei Paar Socken tragen musste. Auch die kleinen Dinge des Lebens besserten sich. So war ich es gewohnt, meine trockenen Hände immerzu mit Handlotion dick einzucremen. Heute kann ich mir gar nicht mehr vorstellen, dass meine Hände jemals zusätzliche Feuchtigkeit benötigten. Die Erfahrungen, die ich mit Jod gemacht hatte, waren allem

Anschein nach zu gut, um wahr zu sein. Warum, fragte ich mich, wusste nicht bereits jeder darüber Bescheid, wenn das Spurenelement tatsächlich eine so großartige Wirkung hatte?

Wie war es möglich, dass ein billiger Nährstoff dazu in der Lage war, so viele Beschwerden zu lindern? Wie konnte es bei mir überhaupt zu so schwerwiegenden Mangelerscheinungen kommen? Seit jeher hatte ich Nahrung aus dem Meer und jodiertes Salz zu mir genommen. Was geschah mit dem Jod aus meiner Nahrung? Wohin versickerte es?

Dann stieß ich auf das gerade ins Leben gerufene Jodprojekt, das von den wegweisenden Pionieren der Jodforschung Dr. Abraham, Dr. Brownstein und Dr. Flechas gegründet worden war. Hier wurde wesentliche Detektivarbeit geleistet. Die Ärzte waren dem Jodmangel längst auf den Grund gegangen und hatten bedächtig und sorgfältig Belege angesammelt. Im Internet tauchten die ersten Anwender auf, die mit Jod experimentierten. Weitere Ärzte machten sich mit dem Spurenelement vertraut und erprobten es an sich selbst. Online-Gruppen bildeten sich, um über die Einnahme von Jodpräparaten zu diskutieren und Nachforschungen anzustellen. Dermaßen viele Menschen berichteten über positive Wirkungen und tauschten Informationen aus, dass wir uns dazu entschlossen, häufig gestellte Fragen und Antworten zu veröffentlichen, um die Informationen allgemein zugänglich zu machen. Wir stellten Internetquellen zur Verfügung, um alle zu unterstützen, für die das Thema Neuland war.

Wie vermutet, erhob der Skeptizismus sein hässliches Haupt, als Internettrolle weissagten, dass wir alle bald tot umfallen würden, zumal Jod schließlich ein „Gift“ sei. Einige von uns berichteten von vorübergehenden Nebenwirkungen, aber niemand konnte die Erfolgsgeschichten und die Besserung von ernsthaften gesundheitlichen Beschwerden leugnen. Aber wie vielen Menschen außerhalb unserer Gruppe hatte die Einnahme von Jod geholfen? Als mehr und mehr Websites damit anfingen, über die Vorzüge von Jod zu berichten, begriffen wir langsam, dass eine Basisbewegung entstanden war. Die gängige Theorie, dass Jod toxisch sei, sollte durch sie bald ernsthaft auf die Probe gestellt werden.

Meine Recherchen förderten Belege dafür zutage, dass Jod in der einen oder anderen Form bereits seit 15.000 Jahren genutzt worden war. Diese lange ethnomedizinische Tradition sprach für die Wirksamkeit von Jod, das weniger als Element einer *alternativen*, sondern vielmehr als das einer *traditionellen* Medizin anzusehen ist, das uns abhandengekommen war.

Das Gesamtbild gewann weiter an Kontur, als ich entdeckte, dass der Jodantagonist Brom in den 1970er Jahren Jod als Mehlbehandlungsmittel abgelöst hatte. Das eine Halogen verschwand also ausgerechnet in dem Moment, in dem das andere auf den Plan trat. Bromverbindungen entpuppten sich mehr und mehr als Bedrohung für die Umwelt, denn sie wurden nicht nur Brot und Mehl zugesetzt, sondern auch anderen Nahrungsmitteln, Matratzen und weiteren Produkten des täglichen Bedarfs. Damit beseitigten sie einen großen Teil des Jods, das wir aus unserer Nahrung aufnehmen.

Die bislang vorgebrachten Informationen lassen darauf schließen, dass wir es mit einer Verkettung unglücklicher Umstände zu tun haben, die sich zu einer *Krise in Form von Jodmangel* aufgeschaukelt hat. Woran kann man diese Krise festmachen? Zunächst einmal stieg zwischen 1970 und 2000 die Zahl an Schilddrüsen- und Brustkrankheiten sprunghaft an. Ein fallender Jodspiegel ist gleichbedeutend mit einem sinkenden IQ-Wert und einem Anstieg der Fettleibigkeit. Die Jodkrise machte uns krank, dick und dumm. Sind Sie der Ansicht, diese Schlussfolgerung sei rein theoretisch? Dann fragen Sie die Menschen in meinem Umfeld, die alle drei Eigenschaften in sich vereinigten: krank, dick und dumm. Viele ihrer Geschichten bereichern dieses Buch.

Die Beispiele veranschaulichen, wie Menschen von der ergänzenden Einnahme des Spurenelements profitieren konnten, der eine mehr, der andere weniger. Die Geschichte lehrt uns, dass eine Revolution ihren Anfang nimmt, wenn man Menschen in ihren eigenen Worten sprechen lässt. Daher transportieren die vielen Erfahrungsberichte der Jodanwender die Botschaft besser als irgendeine Beschreibung es könnte, die von Personen stammt, die nicht direkt betroffen sind. Lesen Sie selbst. Diese persönlichen Geschichten werden Ihr Herz berühren.

In meiner Eigenschaft als Direktorin einer gemeinnützigen Organisation, die Jod als Heilmittel erforscht, erhalte ich aus der ganzen Welt Emails mit Erfahrungsberichten. Wendy Farrow (nicht mit mir verwandt) aus Kanada, in den 1980er Jahren Patientin des verstorbenen Jodforschers Dr. W. R. Ghent, entdeckte unsere Website und ermöglichte uns daraufhin, verloren geglaubte Geschichten zusammenzufügen. Sogar ein russischer Immigrant nahm Kontakt zu mir auf und teilte mir mit, wie Jod in Russland inhaliert wird, um die Atemwege auf Reisen keimfrei zu halten. Menschen mailen mir Vorher-Nachher-Fotos, Thermogramme und Mammografieaufnahmen, sodass sich die Erfolgsgeschichten ohne Ende stapeln.

Die Überlieferungen der Jodbewegung und ihrer Gründer dürfen nicht im Nebel der Geschichte verschwinden. Jemand musste die Aufgabe übernehmen und beschreiben, wie alles begann und wie die Bewegung unsere Haltung gegenüber willkürlichen schulmedizinischen Lehrmeinungen veränderte.

Ich habe mein Bestes gegeben, um zusammenzustellen, wer was und wann beigetragen hat. Als Dr. Guy Abraham die Jodbewegung ins Leben rief, war ihm die Tragweite seiner Leistung nicht bewusst. Viele von uns, die großen Nutzen aus seinem revolutionären Denken gezogen haben, sind der Meinung, dass nicht einmal der Nobelpreis der Größe seiner Leistung gerecht würde. Aber natürlich würden wir uns auch nicht dagegen zur Wehr setzen.

Letztlich wurde „Die Jodkrise“ verfasst, um an Jod interessierten Personen eine Sammlung der häufig gestellten Fragen und die Antworten darauf, die sich im Laufe der Jahre herauskristallisiert haben, zur Verfügung zu stellen. „Die Jodkrise: Wie das neue Wissen über ein uraltes Heilmittel Ihr Leben retten kann“ dient als eine von Patienten für Patienten verfasste Orientierungshilfe – Lehren, die auf den Barrikaden gezogen wurden. Die im Buch enthaltenen Informationen erheben nicht den Anspruch, eine medizinische Beratung zu ersetzen. Fassen Sie die Berichte bitte in dem journalistischen Geist auf, aus dem sie erwachsen sind. Verbreiten Sie die Botschaft. Leihen Sie dieses Buch Ihrem Arzt. Lasst uns nicht aufhören, voneinander zu lernen.

Teil 1

Des Rätsels Lösung:
Wie ich das Jod für mich entdeckte

Kapitel 1

Kindliche Wissbegier und frühe Entdeckungen

Erforsche das, was dich am meisten interessiert,
so gründlich, undiszipliniert, respektlos und unbefangen wie möglich.
– Richard P. Feynman

Als ich zehn Monate alt war, mieteten meine Eltern an der Küste von New Jersey einen Bungalow. Sie setzten mich in den Sand und statteten mich mit einer gelben Plastikschaufel aus.

„Leg los", sagten sie. Das war alles, was ich brauchte, um über eine Stunde lang fasziniert im Sand zu graben, den herannahenden Wellen zuzusehen und zu beobachten, wie das Wasser auf geheimnisvolle Weise im Sand versickerte, während sich Schlieren pflanzlichen Lebens ansammelten und Sandkrabben vorbeihuschten. Dabei befand ich mich in einem Zustand der Entrücktheit, der meinen Eltern – wie sie mir später eingestehen sollten – Anlass zu der Sorge gab, ich könnte etwas „zurückgeblieben" sein. Jahr für Jahr kehrten wir für zwei Wochen wieder, und mit jedem Mal wurde meine Wissbegier größer, zumal mich meine kleinen Beine immer weiter trugen. Schließlich stellten sie mir ein gelbes Eimerchen zur Verfügung, in dem ich meine Fundstücke sammeln konnte.

In New Jersey bezeichnen wir die Meeresküste nicht als „Strand". Wir nennen sie „Küste". Das liegt daran, dass eine Küste mehr ist als ein Strand mit seinen heranbrausenden Wellen und seinen sonnengebräunten Badegästen. Die Küste ist ein Paradies auf Erden, in dem die Buchten und Meeresarme in wundersame Lagunen übergehen. Folgen Sie dem Lauf eines Priels, und Sie werden Gezeitenbecken und Marschen entdecken, die von Vögeln nur so wimmeln und so prall gefüllt sind mit pflanzlichem Leben, dass man sich diese verschwenderische Pracht unmöglich vorstellen kann, ohne sie mit eigenen Augen gesehen zu haben. Mein gelber Zaubereimer und meine magische Schaufel verhalfen mir zu tiefen Einblicken in die Geheimnisse der Erde.

Als ich einige Jahre älter geworden war, bedeutete „einen Spaziergang an der Küste machen“ für mich, dass ich nie so recht wusste, wohin ich meine Blicke zuerst richten sollte. Das überreiche Angebot an Überraschungen zu meinen Füßen bestand aus Vogeleiern, aus Seetangen in mehr Grünschattierungen als ich jemals zuvor zu Gesicht bekommen hatte und aus Mollusken mit kompliziert gewundenen Schalen, unter denen sich essbare Muscheln befanden, die sich in Meersalat verfangen hatten. Warum glichen manche Seetange rotem Haar? Noch heute erinnere ich mich daran, wie sich all die dicht am Boden gemachten Entdeckungen anfühlten, als ich jedes einzelne dieser vom Meer angespülten Wunderdinge mit meinen Händen untersuchte.

„Glaubst du, ich kann diese Muschel behalten?“, fragte ich. „Darf ich den Seetang mit nach Hause nehmen?“ Ich konnte mir gar nicht vorstellen, dass diese wertvollen und magischen Dinge verschenkt oder von der Natur zur freien Entnahme bereitgestellt wurden. Bald genügte es mir nicht mehr, mich aufs Beobachten zu beschränken. Mein Vater machte sich daran, unsere Fundstücke am Strand umzudrehen. Wenn er Molluskenschalen auf die andere Seite drehte, eilten Sandkrabben davon. Beim Wenden der Steine stieß er auf abgelegten Laich.

„Die Indianer haben das gegessen“, meinte mein Vater, als ich eine Muschel ausgrub.

„Das kann man essen“, sagte er, als er Blasentang fand. „Unglaublich reich an Vitaminen.“ Auf dieser zweiten Etappe meiner Entdeckungsreise lernte ich eine wichtige Lektion: Man muss sich keineswegs aufs Beobachten beschränken. Man kann Molluskenschalen umdrehen, unter Felsen schauen. Durch Anteilnahme und Eigeninitiative kann man mehr lernen als durch bloße Beobachtung.

Meine Eltern förderten meine Wissbegier und besorgten ein Buch mit dem Titel „Seashores“ – „Meeresküsten“ – aus der Little-Golden-Book-Reihe für mich, das ich ohne es zu merken auswendig lernte, weil ich nicht aufhören konnte, die Bilder zu betrachten. Dieser Band vermittelte mir, dass die „Dinge“, die ich von der Küste mit nach Hause brachte, nicht bloße Gegenstände waren, sondern einem riesigen System des Lebendigen angehörten. Woher kamen all diese Muschelschalen und Seetange? In welcher Beziehung standen sie zueinander? Das Buch lehrte mich, dass Wissbegier nicht dem Selbstzweck dienen musste oder nur für den Moment von Nutzen war, sondern dass sie einen auf eine lange Reise mitnehmen und neue Welten eröffnen konnte. Wenn ich den Beginn meiner leidenschaftlichen Wissbegier mithilfe der Radiokarbonmethode datieren könnte, wäre es bestimmt der Tag, an dem mir meine Eltern das Buch „Seashores" in die Hände legten. Damals konnte ich noch nicht ahnen, dass mir meine kindliche Neigung und Begeisterung eines Tages die erfolgreiche Aufklärung des Jodrätsels ermöglichen würde.

Die Erkundungen der Kindheit lohnen sich – neugierige Menschen leben länger

Mehrere Jahrzehnte später.

Als Erwachsene bin ich nach wie vor von allem fasziniert, was aus dem Meer kommt. Aber ich hätte mir nicht träumen lassen, dass meine dem Graben und Wühlen gewidmete Kindheit angesichts der Herausforderung, etwas über das Element Jod in Erfahrung zu bringen, wieder aufleben würde.

Lernen bereitete mir immer Kopfzerbrechen. Nie fand ich den Königsweg, mir etwas anzueignen. Also sprang ich ins kalte Wasser und versuchte, Zusammenhänge zwischen einzelnen Phänomenen herzustellen. Damit fuhr ich während meiner akademischen und journalistischen Karrieren gut, in deren Verlauf ich eine Fertigkeit erwarb, die man sich erarbeiten kann – die Faktenüberprüfung, also das Vordringen zu Informationsquellen.

**Kluge Vorbilder schulten mich darin,
bessere Fragen zu stellen und zeigten mir, wie ich es schaffen konnte,
Fragen zu hinterfragen.**

„Woher stammt diese Information, und was steckt dahinter?" – Ich machte es mir zur Angewohnheit, instinktiv diese Frage zu stellen. Ich perfektionierte diese Fähigkeit, und sie leistete mir gute Dienste. Das heißt: *So lange, bis sie mir verloren ging.*

Als junge Erwachsene war ich nicht gesund gewesen, und im Laufe meines vierten Lebensjahrzehnts begann ich mich immer schlechter zu fühlen. Kopfschmerzen, die mir seit meinen Zwanzigern Probleme bereitet hatten, suchten mich plötzlich tagtäglich heim. Ich konsultierte mehrere Migräne-

und Kopfschmerzkliniken, die über die gesamten Vereinigten Staaten verstreut waren. Die Liste meiner Diagnosen wurde länger und länger: Hypoglykämie, Nebenniereninsuffizienz, Schilddrüsenunterfunktion, chronische Müdigkeit, Candida, multiple chemische Empfindlichkeiten, Eierstockzysten, fibrozystische Brusterkrankungen. Ich konnte mein Gewicht nicht halten. Mir war ständig kalt, und es war für meine Mitmenschen nicht einfach, weil ich andauernd hungrig oder auf der Suche nach einem Fläschchen mit Schmerzmittel war.

Die chronischen, rätselhaften Beschwerden führten dazu, dass ich mich immer mehr abschottete, da alle meine Familienmitglieder und Freunde bei bester Gesundheit zu sein schienen. Allein in den zahlreichen Arztpraxen, die ich aufsuchte, traf ich auf Leute, denen es erging wie mir. Zwar unterschieden sie sich von mir hinsichtlich der Schwere der einzelnen Symptome, aber es gab viele kranke Menschen unter ihnen, die wie ich erfolglos darum bemüht waren, eine genaue Diagnose zu erhalten.

Einige aufrichtige Ärzte gaben offen zu, dass sie keine Ahnung hätten, wie sie uns behandeln sollten. Obwohl sie es gut meinten, wuchs meine Frustration ihnen gegenüber. Wenn Fernsehsendungen von Krankheiten handelten, gab es dramatische Diagnosen, die umgehend Therapien nach sich zogen. Warum waren meine Ärzte nicht in der Lage, mir Klarheit zu verschaffen? Wie viele Patienten gab es wohl, die tagtäglich damit klarkommen mussten, dass keinerlei Hoffnung in Sicht war?

Unterdessen versuchte ich, sowohl im privaten als auch im beruflichen Umfeld wie eine gesunde Person aufzutreten. Ich hatte mir eine Übergangslösung zurechtgelegt: Ich nahm nur noch solche Aufträge an, die es mir erlaubten, die Zeit, die ich in der Öffentlichkeit zubringen musste, selbst bestimmen zu können. Meine volle Lehrverpflichtung an der Universität nahm nur drei Tage in der Woche in Anspruch, aber selbst das stellte sich als zu beschwerlich heraus – angesichts der Anforderung, hellwach zu sein, um Vorlesungen abhalten und Studenten individuell betreuen zu können. Regelmäßig geschah es, dass ich nach Hause kam und bereits um sechs Uhr nachmittags todmüde ins Bett fiel. Meine Familie verpasste mir den Spitznamen Rip Van Winkle. Jeder, der an einer chronischen Krankheit leidet, wird nachvollziehen können, dass man ein Schattendasein fristet, in dem alles darauf ausgerichtet ist, die beruflichen Verpflichtungen rund um Verschnaufpausen zu arrangieren und Ausreden zu erfinden, um Hochzeiten und anderen sozialen Anlässen fernbleiben zu können.

Während meiner Zeit als Journalistin rief mich ein Verleger an, um mir ein lukratives Angebot zu unterbreiten, das eine Reise nach London notwendig machte, um einem großen zweitägigen Medien-Event beizuwohnen. Ich war zu beschämt, um zuzugeben, dass es mich für Wochen erschöpfen würde, innerhalb von drei Tagen zweimal den Atlantik zu überqueren. Also zwitscherte ich ein „selbstverständlich" ins Telefon – noch bevor ich realisieren konnte, was ich mir damit eingebrockt hatte.

Das Herumstehen und Herumgehen würde mir schier endlos vorkommen. Festes Schuhwerk allein würde bestimmt nicht reichen, um das durchzustehen. Wie würde ich es verkraften, zwei Tage lang ununterbrochen auf den Beinen zu sein? Würde ich meine Kräfte sammeln können, indem ich auf Darvocet gegen die Kopfschmerzen und auf Koffein als Muntermacher setzte? Mehr fiel mir dazu nicht ein. In der nächsten Nacht, als ich bei Virgin Airlines in der Schlange stand, fing ich an, die Stunden zu zählen, die vergehen sollten, bis ich wieder zu Hause sein und auf meiner eigenen Couch im Wohnzimmer liegen würde.

An meinem ersten Tag in London wachte ich im Hotelzimmer auf, ging ins Badezimmer und brach mir prompt die Zehe, als ich an die Toilette stieß. Ich sah Sterne, so weh tat es. Als ich alleine auf dem Boden des Badezimmers lag, überkam mich für etwa zehn Minuten Übelkeit, bevor ich mich wieder sammeln konnte. Das Hotelpersonal rief einen Arzt, der mir einen Verband anlegte und anordnete, meine Beine keinesfalls zu benutzen.

Der vorübergehende physische Rückschlag brachte jedoch ungeahnte Vorteile mit sich: Wenn ich zu den Pressekonferenzen ging, wurde ich bevorzugt behandelt. Mit einer großen, bandagierten Zehe herumzuspazieren hieß auch, dass ich sitzen durfte, während die anderen Journalisten stehen mussten. Noch dazu verlieh mir die verletzte Zehe einen Adrenalinstoß und machte mich munter. Wenn ich auf der Pressekonferenz Fragen stellte, erhielt ich immer Antworten, während die korpulenten und penetranten Typen ignoriert wurden. Ein Reporter war darüber verärgert und beschwerte sich, dass dem „Zehenmädchen" mehr Fragen beantwortet würden als jedem anderen. Meiner großen, bandagierten Zehe hatte ich es also zu verdanken, dass meine Reise nach London alles andere als ein Reinfall wurde.

Nebelwarnung

Einige Jahre später beklagte ich mich bei verschiedenen Ärzten, dass ich mich „unterirdisch" fühlte. Im medizinischen Fachjargon werden derartige Beschwerden als „kognitive Dysfunktion" bezeichnet. Ein Arzt wollte mir weismachen, dass es schlimmere Beschwerden als Benommenheit gäbe. Er hatte leicht reden. Diese frustrierende geistige Beeinträchtigung war unangenehmer als Kopfschmerzen oder körperliche Müdigkeit, weil Denken die einzige Fertigkeit war, die ich erlernt hatte. Ich hatte es mir zur Angewohnheit gemacht, zwischen zwei Nickerchen zu denken. Ohne klar im Kopf zu sein, war ich auch nicht fähig zu schreiben. Meine Benommenheit löste bei mehreren Freunden blankes Entsetzen aus, als ich rote Ampeln einfach übersah. Ich sammelte so viele Verkehrsstrafen, dass der Staat meinen Führerschein einzog und mich zurück in die Fahrschule schickte.

Mir selbst erscheint meine Geschichte unglaublich, wenn ich sie heute lese, aber was ich an einem einzigen Tag in der Zeit vor meiner Bekanntschaft mit dem Element Jod erlebte, zeigt, welche Ausmaße eine Benommenheit annehmen kann.

Ich hatte einen Termin bei einem ganzheitlich ausgerichteten Mediziner in New York vereinbart. Für den Tag des Arzttermins hatte ich zusätzliche Zeit eingeplant, weil man – wie jeder, der an Benommenheit leidet, weiß – dazu neigt, Umwege zu machen. Damals wohnte ich im Stadtzentrum, und alles, was ich tun musste, war, die U-Bahn geradewegs von der Upper West Side nach Midtown zu nehmen. Ein Selbstläufer, könnte man meinen. Dennoch hatte ich eine Stunde Extrazeit eingeplant. Ich kleidete mich sorgfältig in eine Sportjacke und eine Hose, trug Lippenstift auf und ließ mein Appartement hinter mir, um den Weg von der Länge eines halben Blockes zur U-Bahn-Station in Angriff zu nehmen. Was konnte schon schiefgehen? Als ich die Treppen zur U-Bahn hinunterging, sah ich an meinem gewissenhaft ausgewählten Outfit hinunter. Ein Paar flauschige rosa Hausschuhe leuchtete mir entgegen. Peinlich berührt machte ich kehrt und ging in mein Appartement zurück, um Straßenschuhe anzuziehen.

Ich begab mich also aufs Neue zur Station, um die Bahn in Richtung Innenstadt zu nehmen. Nach wie vor hatte ich reichlich Zeit bis zu meinem Termin, also machte ich an einem Imbiss halt, um ein Sandwich zu essen. Als es serviert wurde, konnte ich jedoch nicht bezahlen, weil ich meine Geldbörse vergessen hatte. Die Kellnerin entschärfte diese zweite peinliche Situation an diesem Tag, indem sie mir das Angebot machte, den Betrag bei meinem nächsten

Besuch zu begleichen. Ich war erleichtert, aber mein Selbstvertrauen hatte einen Knacks bekommen. Wenn ich schon nicht in der Lage war, ohne zwei Missgeschicke in die Arztpraxis zu kommen, wie sollte ich dann meinen Weg zurück nach Hause finden?

Ich betrat das Bürogebäude in Midtown und nahm den Aufzug, um hinauf in die Praxis zu gelangen. Ich meldete mich bei der Rezeption an und steuerte auf die Toilette zu. Wenigstens war ich rechtzeitig angekommen. Ich trug noch einmal Lippenstift auf und machte mein Haar zurecht, um einen guten Eindruck zu machen und hoffte, nicht so elend auszusehen, wie ich mich fühlte. Als ich in den vollen Wartesaal zurückkehrte, richtete sich der beunruhigte Blick eines etwa 80-jährigen Mannes auf mich.

„Gute Frau", sagte er, „in Ihrer Jacke steckt ein Kleiderbügel". Alle Blicke waren nun auf mich gerichtet.

In meiner Verwirrung dachte ich erst, er meinte, ein Etikett aus der Reinigung würde hinunterbaumeln. Ich griff nach der Rückseite des Jackenkragens. Mitnichten.

Es handelte sich nicht um ein Etikett. Der ältere Mann hatte richtig gelegen: Ein hölzerner Kleiderbügel schaute unter meinem Blazer hervor. Wie konnte es sein, dass ich in eine noch an einem Kleiderbügel hängende Jacke gekleidet mehr als eine Stunde lang durch New York spaziert war? Ich errötete. Dieses Erlebnis markierte ein neuerliches Allzeittief. Ich zog meine Jacke aus und platzierte den Kleiderbügel an der Garderobe in der Praxis. Ich versuchte, das Auftreten einer vollkommen normalen Person zu imitieren, als ich mich bei dem Mann bedankte und mich setzte. Ein Gefühl der Niedergeschlagenheit überkam mich dennoch. Womit musste ich als Nächstes rechnen? Wenigstens wäre ich während der Unterredung mit dem Arzt nicht um Beispiele dafür verlegen, was genau ich unter „Benommenheit" verstand. Ich würde bloß den bisherigen Verlauf des Tages schildern müssen.

Ich hatte keine Ahnung, was ich als Nächstes ausprobieren sollte. Mein Gehirn war nicht in der Lage, Strategien durchzudenken. Das Leben selbst nahm mir die Entscheidung ab.

Kapitel 2

Und dann wurde alles noch schlimmer

Naturwissenschaft ist der Glaube an die Unwissenheit der Experten.
– *Richard P. Feynman*

Meine Diagnose lautete auf Brustkrebs.

Die langen Jahre, in denen sich die Zysten in meiner Brust nach jeder einzelnen der zahllosen Nadelbiopsien als gutartig erwiesen hatten, fanden ein jähes Ende: Der aktuelle Befund war positiv. Teufel auch! Somit waren die Zeiten schlagartig vorbei, in denen ich in der Öffentlichkeit so auftreten konnte, als ob ich kerngesund wäre. Ich musste mich mit der Tatsache abfinden, dass meine Gesundheit außer Kontrolle geraten war. Jetzt galt es, einen kühlen Kopf zu bewahren und mich auf die wesentlichen Dinge zu konzentrieren. Irgendjemand musste mir lediglich verraten, wie ich das bewerkstelligen sollte und mir die Richtung vorgeben. Sich in sein Schicksal ergeben, das hört sich einfacher an, als es ist. Wem genau sollte ich mich ergeben? Ich erinnere mich noch an die Berichte über feindliche Soldaten, die während des Golfkriegs tagelang durch die Wüste irrten – auf der Suche nach jemandem, dem sie sich ausliefern konnten. Zu kapitulieren bedeutet, dass der Kampf zu Ende ist – man muss nur die geeignete Person finden, der man sich bedingungslos ergeben kann. Ich war bereit dazu.

Sie werden schon wissen, was sie tun

Krebs … Eine lebensbedrohliche Krankheit. Eine tödliche Gefahr. Die Angst ums blanke Überleben kann dazu führen, dass man der erstbesten Autoritätsperson vorbehaltlos folgt.

Sie haben Krebs? Erster Schritt: Suchen Sie einen renommierten Arzt auf, der in einem führenden Krankenhaus der Stadt praktiziert. Abgehakt. Dr. B. war klug, zuvorkommend, freundlich, von angenehmem Auftreten, detailorientiert und meinen endlosen Fragen gegenüber aufgeschlossen. Sie werden jetzt denken, diese Patient-Arzt-Beziehung hätte über alle Voraussetzungen verfügt, um sich großartig zu entwickeln, nicht wahr? Nein und ja, um ehrlich zu sein. Meine Beziehung zu der berühmten Chirurgin ließ nichts zu wünschen übrig – bis zu dem Zeitpunkt, an dem sie mir Lügen auftischte ... Dann führte sie mich in die Irre.

Die Angst bewirkt, dass man die erstbeste Gelegenheit zu einer Fließbandbehandlung beim Schopf packt und durch die vorgesehenen Stationen trottet, ohne Fragen zu stellen. Als ob das nicht genug wäre, kann die Angst einen dazu bringen, die sieben verhängnisvollsten Wörter unseres Sprachschatzes für bare Münze zu nehmen:
Sie werden schon wissen, was sie tun.

Um nicht ungerecht zu sein, muss ich bekennen, dass diese Entwicklung nicht ihr alleine anzulasten ist. Schließlich war es ihre Aufgabe, die sogenannten medizinischen Leitlinien umzusetzen. Sie war beruflich dazu verpflichtet, „Behandlungsrichtlinien" einzuhalten, die von einem gewissen Komitee zur Behandlung von Brustkrebs aufgestellt worden waren. Davon hatte ich jedoch zu diesem Zeitpunkt noch keine Ahnung. Die wichtigen Fragen kamen mir einfach nicht in den Sinn. Mir fehlten die Voraussetzungen, um überhaupt Fragen formulieren oder die Informationen, die sie mir zur Verfügung stellte, kritisch beurteilen zu können. Das Wort „Überlebensrate" sagte mir gar nichts.

Soweit die schlechte Nachricht.

Die gute Nachricht: Das Adrenalin, das mich durchflutete, ließ meine Benommenheit verebben und gab mir neue Willenskraft. Ein Licht ging mir auf – ich begriff, dass ich mich lieber anderswo um Informationen über Brustkrebs bemühen sollte, wenn selbst die charmanteste und offenherzigste Chirurgin der Welt mich von Rechts wegen in die Irre führen durfte. Mein Monat unter den Fittichen eines führenden Großstadtkrankenhauses war nicht annähernd so lohnend, wie ich es mir versprochen hatte. Es war nun an der Zeit, mich schleunigst zu sammeln und die Suche aufzunehmen.

Ich musste dringend herausfinden, wie das Komitee seine Empfehlungen aufstellte. Wie kamen sie auf diese Weisheiten? Ich musste mich in das, was offiziell „Richtlinien zur Behandlung von Brustkrebs" genannt wird, gründlich einarbeiten.

Meine gelbe Zauberschaufel hatte ich nicht mehr, aber ich wusste, dass das Prinzip dasselbe war: Graben. Die Gebrauchsanweisung in die Finger kriegen und die Spielregeln verinnerlichen. Mit allen darüber sprechen. Ich erinnerte mich an den Ratschlag eines Lektors, der mich einst betreut hatte: „Manchmal muss man so lange auf die Leute einreden, bis sie einen davonjagen". Er hatte mir auch empfohlen, immer ein für alle sichtbares Notizheft und einen Stift mit dabei zu haben. Wenn man ein Notizheft mit sich führt, sprechen die Menschen länger mit einem. Woran liegt das? Vielleicht erhalten die Gesprächspartner den Eindruck, dass sie noch nicht alles gesagt haben. Von diesem Zeitpunkt an wurde das Herumfuchteln mit dem Notizblock meine wirksamste Waffe gegen den Krebs.

Es kostete mich viel Zeit und viel Rechercheaufwand, aber ich brachte in Erfahrung, wie die Brustkrebs-Informationsindustrie arbeitet. Ich lernte gleich gesinnte Geister kennen, und wir forschten fortan gemeinsam.

Ich fand heraus, wie selten Informationen im medizinischen Bereich gründlich überprüft werden. Und auch, dass es als respektlos – geradezu als Verrat – erachtet wird, wenn man das Wort eines Onkologen anzweifelt.

Die Mitglieder vieler Brustkrebs-Selbsthilfegruppen im Internet reagieren empört, wenn man Expertenmeinungen infrage stellt. Patienten, die viel Geld lockermachen, um von medizinischen Autoritäten behandelt zu werden, wollen verhindern, dass ihre Investitionen durch eine kritische Haltung an Wert verlieren oder geschmälert werden.

Zeugnisse und Urkunden erzeugen eine gewisse Aura des Vertrauens, die eine genaue Überprüfung oft überflüssig erscheinen lässt. Nachhaken wird als Rebellion gegen Autoritäten erachtet, obwohl wahre Kapazitäten im Grunde die Gelegenheit begrüßen sollten, ihre Fachkenntnisse unter Beweis zu stellen – vorausgesetzt, dass dieses Wissen fundiert ist.

Kapitel 3

Recherchen über Brustkrebs führen schließlich zu Jod

Heilung ist eine Sache der Zeit, aber manchmal auch eine Sache der sich bietenden Möglichkeiten.

– *Hippokrates*

Für die meisten Chirurgen sind die offiziellen Richtlinien das Maß aller Dinge. Sie gehen davon aus, dass diejenigen Ärzte, die dafür verantwortlich zeichnen, mit größter Sorgfalt vorgehen und stets wissen, was sie tun. Nicht umsonst gehören sie dem Komitee an, das diese Richtlinien verabschiedet. Wie jeder von uns, sind auch Ärzte geneigt, diesen verhängnisvollen sieben Wörtern der Schulmedizin Glauben zu schenken: *Sie werden schon wissen, was sie tun.* Bei einer regionalen Konferenz zum Thema Krebs stellte ich einem Arzt, der als Leiter der Brustkrebsabteilung in einer der angesehensten Krebskliniken des Landes fungierte, die folgende Frage:

„Erhöht die Strahlentherapie die Überlebensrate von Brustkrebspatientinnen?" Ich entschied mich bewusst für diese Frage, weil ich die medizinische Literatur durchforstet hatte und die Antwort bereits kannte: *Nein*. Ich wollte ihn auf die Probe stellen, um einschätzen zu können, wie verlässlich seine Informationen waren. Seine Antwort: „Die Strahlentherapie muss die Überlebensrate erhöhen, weil wir in unserem Krankenhaus damit arbeiten."

Im ersten Moment wollte ich laut herauszuplatzen: *Bemerken Sie den Zirkelschluss in Ihrer Antwort nicht? Alles, was Sie tun, muss zwangsläufig richtig sein, weil Sie es tun?* Aber ich blieb stumm im Hintergrund des Zuhörerraums stehen – im Wissen darum, gerade Zeugin eines der absonderlichsten und arrogantesten Augenblicke in der Geschichte der Medizin geworden zu sein. Auch niemand sonst erhob seine Stimme. Zu groß war unsere Fassungslosigkeit.

Das war der Startschuss für meine Mission als Informationsaktivistin im Bereich Brustkrebs. All die stichhaltigen Beweise sollten nicht länger verschwiegen werden. Die wissenschaftlichen Belege stehen jedem in der National Library of Medicine online zur Verfügung. Hintergrundinformationen aus dem Bereich der Medizin sind keine Verschlusssache mehr, die nur wenigen Privilegierten zugänglich ist. Ist man schon Nonkonformist, wenn man in Forschungsberichten schmökert? Höchstens dann, wenn man das Auffinden und die Verbreitung von Fakten, die aus Peer-Review-Artikeln stammen, als subversiven Akt bezeichnen möchte.

> „Ich wurde darin ausgebildet, meinen Patienten niemals die tieferen Ebenen meines Denkens zu offenbaren. Und als ich im Jahr 1989 den Hippokratischen Eid ablegte, schwor ich, mein medizinisches Wissen geheim zu halten. Folglich war es bis vor Kurzem einfach nicht erlaubt, als einsichtsfähige, aktiv involvierte und medizinisch kompetente Person an der eigenen Behandlung mitzuwirken. Der Widerstand, die Feindseligkeit und die Ablehnung, die Ärzten heute entgegengebracht werden, sind vor allem auf die unausweichliche Tatsache zurückzuführen, dass die Patienten sich durch das Internet eingehender informieren können und dadurch verantwortungsbewusster und kompetenter in medizinischen Fragen werden."
>
> *Alan Greene, MD, klinischer Professor für Pädiatrie, Stanford; „E-Patients: How They Can Help Us Heal Health Care", White Paper*

Breast Cancer Choices

Ich gründete die gemeinnützige Organisation Breast Cancer Choices, Inc. Wenn Sie unsere Website **http://breastcancerchoices.org** besuchen, werden Sie bemerken, dass wir uns darauf spezialisiert haben, die verfügbaren Informationen über Brustkrebs genau unter die Lupe zu nehmen. Wir haben uns exakt drei Ziele gesetzt: Enthüllung, Enthüllung und Enthüllung. Ich wurde ganz sicher nicht aus Langeweile zur Informationsaktivistin in Sachen Brustkrebs. Ich hatte keine andere Wahl: Ich musste mich selbst an die Detektivarbeit machen, nachdem sich die Strategie, alles mit mir geschehen zu lassen, als wenig erfolgversprechend erwiesen hatte.

Autodidaktisch eignete ich mir die Fähigkeit an, Forschungsberichte über Therapien und Heilmittel zur Behandlung von Brustkrebs eingehend zu studieren. Ich kannte einfach keine andere Möglichkeit, an Informationen zu kommen. Meine behandelnden Ärzte schienen die Primärliteratur keines Blickes zu würdigen. Als ich meine Onkologin nach einschlägigen Studien fragte, meinte sie nur, sie müsse sich erst informieren, wo sie erhältlich seien.

Wäre ihr die Primärliteratur bekannt gewesen, dann hätte sie gewusst, dass die Studienergebnisse nicht mit den offiziellen Richtlinien übereinstimmten.

Die Onkologen und Chirurgen waren so sehr damit beschäftigt, die vom Komitee konzipierten Richtlinien zu befolgen, dass sie gar keine Zeit hatten zu überprüfen, ob diese auf wissenschaftlichen Erkenntnissen beruhten oder nicht. Dabei muss man nur selbst recherchieren, um herauszufinden, dass das, was als evidenzbasierte Behandlung von Brustkrebs ausgegeben wird, keineswegs auf stichhaltigen wissenschaftlichen Beweisen basiert, sondern vielmehr auf Übereinkunft. Ein entscheidender, schicksalhafter Unterschied. Evidenzbasierte Therapie bedeutet, dass das Überleben einer Menschengruppe im Rahmen einer wissenschaftlichen Studie verlängert werden konnte. Eine konsensbasierte Therapie dagegen beruht darauf, dass einige Ärzte der Meinung sind, eine bestimmte Behandlungsmethode sei eine fabelhafte Idee. Das meine ich so, wie ich es sage: Legen Sie los und recherchieren Sie selbst.

Abermals stellte sich heraus, dass ein körperlicher Rückschlag für mich auch seine guten Seiten hatte. Diesmal war es nicht – wie damals auf der Pressekonferenz – eine gebrochene große Zehe. Stattdessen stachelte mich der Brustkrebs dazu an, tiefer zu graben und nicht in meinem momentanen Zustand der Ratlosigkeit zu verharren. Die Wonneschauer, von denen man beim Aufdecken versteckter Informationen durchflutet wird, sind mit der Wirkung einer Einstiegsdroge vergleichbar: Ich war gefangen, und es gab keinen Weg zurück.

Das Eintauchen in die Welt der Brustkrebsforschung führte schließlich dazu, dass ich auf das Element Jod aufmerksam wurde. Niemals hätte ich mir träumen lassen, dass ich mich mit einer anderen Sache noch leidenschaftlicher auseinandersetzen könnte als mit dem obskuren Gebiet der Krebstherapien.

Dann jedoch, an einem Tag im Herbst, sollte eine zufällige Begegnung alles verändern.

Lassen Sie mich erzählen, wie die nun folgenden Ereignisse nicht nur meine Passion für das Meer zu neuem Leben erweckten, sondern auch die Leidenschaft entfachten, die Botschaft, die von Seetang und Jod handelte, jedem zu überbringen, der bereit war zuzuhören.

Ich engagierte mich schon viele Jahre als Informationsaktivistin im Bereich Brustkrebs, besuchte alle Konferenzen und war mit den fortschrittlichsten Ärzten vernetzt. Falls Jod ein wirksames Mittel gegen Brustkrebs wäre, hätte ich sicherlich schon davon gehört. ***Nicht wahr?***

Im Jahr 2005 stellte sich Sherri Tenpenny, eine Ärztin für Osteopathie, anlässlich einer vom ACAM (American College for Advancement of Medicine) organisierten Konferenz bei mir vor und fragte, ob ich jemals etwas über die Anwendungsmöglichkeiten von Jod in Zusammenhang mit Brustkrankheiten gehört hätte. Ich antwortete, dass ich aus Ghents und Eskins Arbeit wusste, dass Jod bei fibrozystischen (benignen) Brusterkrankungen half und dass das aber auch schon alles gewesen sei. Gutartige und bösartige Erkrankungen konnte man jedoch unmöglich miteinander vergleichen, *nicht wahr?*

Falsch, falsch, falsch!

Nur deshalb, weil ich Dr. Tenpenny aufgrund ihrer Aufklärungsarbeit über Impfungen außerordentlich schätzte, dachte ich überhaupt darüber nach, mich im Rahmen meiner Recherchen auch mit Jod zu beschäftigen. Als ich nach Hause zurückkehrte, googelte ich die Kombination „Jod und Brust“ mit herzlich wenigen Treffern. Also machte ich mich in Pubmed, der Datenbank der National Library of Medicine, auf die Suche. Dabei fand ich heraus, dass Forscher aus mindestens fünf Ländern wichtige Zusammenhänge zwischen Brusttumoren und Jodmangel festgestellt hatten. Die einschlägige Forschungstätigkeit reichte fast 50 Jahre in die Vergangenheit. Ich fühlte mich gedemütigt und verunsichert. Nach wie vor wurde dieselbe arrogante Phrase in einer Endlosschleife in meinem Kopf abgespielt. Ich hatte mich schließlich länger als ein Jahrzehnt mit Brustkrebs und allen erdenklichen damit verbundenen Ansätzen beschäftigt. *Ich hätte bestimmt davon gehört, wenn Jod in irgendeinem Zusammenhang mit Brustkrebs stünde.*

Ich plante zwei Wochen ein, um die wissenschaftlichen Artikel über Jod vollständig zu lesen und herauszufinden, was dahintersteckte. Im Anschluss daran musste ich noch einige Papers und Bücher ausfindig machen, die in den Bibliografien genannt wurden, also schlug ich einen Monat drauf. Dann folgte ein weiterer Monat. Ich konnte einfach nicht begreifen, warum keinerlei Hinweise auf einen Zusammenhang zwischen Jod und Brustkrankheiten in die Forschungsliteratur, mit der ich mich jahrelang beschäftigt hatte, gelangt waren, obwohl dieser Fakt seit 50 Jahren in der Nationalbibliothek für Medizin schwarz auf weiß nachzulesen war. Warum präsentierten die beteiligten Forscher ihre Entdeckungen niemals anlässlich von medizinischen Kongressen? Ich begann zu psychologisieren, dass Wissenschaftler vielleicht scheuer als der Rest der Welt wären oder dass sie nicht von Kollegen, die ihre Arbeiten begutachteten, beschuldigt werden wollten, sie würden die Tragweite ihrer Entdeckungen künstlich erhöhen.

Ich benötigte mehr Vertrauen in meine geistigen Fähigkeiten. Von Dr. Guy Abraham hatte ich bislang noch nichts gehört – oder davon, dass es in den letzten 50 Jahren eine stillschweigende Übereinkunft gegeben hatte, die Jodforschung auszusetzen. Ich dachte nach wie vor auf die althergebrachte Art und Weise und konnte unmöglich begreifen, was Dr. David Brownstein unter der „Alice im Wunderland"-Facette der zeitgenössischen Medizin verstand.

Als unabhängige Forscherin gehe ich Informationen auf den Grund, nicht medizinischen Fragen.

Bald entdeckte ich, dass nicht alle Informationen online zur Verfügung standen. Es war nötig, in die wirkliche Welt hinauszugehen. Ich begann damit, alte Rezeptbücher aus Apotheken aufzustöbern. Auf Auktionen bot ich munter mit, wenn früher gebräuchliche Utensilien, die mit Jod in Zusammenhang standen, angeboten wurden. Ich spürte 100 Jahre alte tierärztliche Merkblätter auf, in denen beschrieben wurde, wie man Tiernahrung mit Jod ergänzen konnte. In einer Schrift aus den 1950er Jahren wurde beschrieben, wie man Nymphomanie durch Verabreichung eines Jodantagonisten heilen kann.

Meine Büroregale sind inzwischen mit antiquarischen medizinischen Büchern über Jod gefüllt, die an der Wand übereinandergestapelt sind. Forschungsarbeiten quellen aus den Aktenschränken hervor. Meine Beschäftigung mit Jod machte an den Grenzen der medizinischen Literatur nicht halt und führte mich in die Bereiche der Geologie, Anthropologie, Neurologie und Archäologie. Dieser Forschungszugang mag unorthodox erscheinen, aber ich hatte das Glück, keinerlei Rücksicht auf die Beschränkungen eines von

Konsensdenken erfüllten Peer-Review-Komitees nehmen zu müssen. Und ich hatte auch keine Approbation, die ich aufs Spiel setzen konnte. Als unabhängige Forscherin ging ich Informationen auf den Grund, nicht medizinischen Fragen. Daher konnte ich der Jodforschung in alle Bereiche folgen, in die sie mich führte, um wahrheitsgemäß darüber zu berichten.

Abgesehen von meinen Recherchen in medizinischen und sonstigen wissenschaftlichen Arbeiten stellte ich fest, dass ich die Geschichte des Jodgebrauchs im 19. und 20. Jahrhundert rekonstruieren konnte, indem ich zeitgenössische Artefakte bei Sammlern aufspürte, die antiquarische medizinische Gegenstände verkauften. Im Rahmen dieser privaten Bemühungen, einer Art forensischer Anthropologie der Jodverwendung, organisierte Breast Cancer Choices die Anschaffung einer Jodfeldflasche aus dem Bürgerkrieg, einer Vorrichtung für die Inhalation von Jod, verschiedener Syphilisrezepturen, eines 50 Jahre alten Jodmedaillons vom britischen Roten Kreuz und von Salben gegen Brustzysten, um nur einige zu nennen. Wir entdeckten sogar eine Dose mit Jodpulver, das auf die Zeit zurückgeht, in der Vincent van Gogh seinem Bruder vorschwärmte, wie gut Jod gegen Syphilis wirken würde. Wenn Dr. Tenpenny mich nicht auf die zweiwöchige Forschungsreise, die schließlich acht Jahre dauern sollte, geschickt hätte, würde ich heute nicht in einem Büro sitzen, das nach Heilmitteln duftet. Ich hätte darüber hinaus weder erfahren, dass Jod und Seetang nachweislich die ältesten traditionellen Arzneimittel sind, noch miterlebt, dass ein verloren geglaubtes medizinisches Vermächtnis schließlich wiederentdeckt werden konnte.

Der Begründer der Jodbewegung

Im Jahr 2005 war meine Beschäftigung mit Jod noch darauf beschränkt, die veröffentlichte medizinische Literatur durchzusehen. Dr. Guy Abraham, ein emeritierter Professor für Geburtshilfe, Gynäkologie und Endokrinologie an der UCLA School for Medicine, hatte Material veröffentlicht, das den sogenannten „Wolff-Chaikoff-Effekt" infrage stellte. Dabei handelt es sich um eine Theorie über die „Gefahren von Jod", die bald nach ihrer Aufstellung in die Lehrbücher der Medizin aufgenommen worden war. Einer von Dr. Abrahams Forschungspartnern, Dr. Jorge Flechas, war eingeladen worden, auf einer Konferenz in Los Angeles einen Vortrag zum Thema Jod zu halten.

Ohne zu zögern durchquerte ich das ganze Land, um seine Rede hören und mich bei ihm vorstellen zu können. Meine Kollegen von unserer Gemeinschaft der Krebsaktivisten wohnten dem Vortrag ebenfalls bei und waren von seinen überzeugenden Argumenten und seinem umfassenden Wissen genauso fasziniert wie ich. Später wurde der Beitrag von Dr. Flechas im Rahmen einer informellen Umfrage zur besten Rede der gesamten Konferenz gekürt. Er präsentierte detaillierte Informationen über Dr. Abrahams Projekt und über das Umdenken, das in Zusammenhang mit Jod gerade stattfand. Ein echter Gewinn.

Die Website von Dr. Flechas können Sie unter **www.helpmythyroid.com** besuchen. Nach meiner Rückkehr an die Ostküste berichtete ich meiner Brustkrebsgruppe im Internet in höchster Aufregung über das Jodprojekt von Dr. Abraham, Dr. Brownstein und Dr. Flechas. Wie, glauben Sie, wurde die freudige Nachricht aufgenommen? Sie reagierten auf dieselbe Weise, wie ich es getan hatte, als Dr. Tenpenny ein Jahr zuvor Jod als Therapie bei Brusterkrankungen ins Spiel gebracht hatte.

„Jod?
Jod und Brustkrebs?
Lynne, bist du verrückt geworden?“

Also engagierte ich einige Personen, die mir beim Recherchieren helfen sollten, und wir machten beharrlich weiter. Wir fingen damit an, selbst Jod einzunehmen: anfangs die altbewährte Lugol'sche Jodlösung, die seit mehr als 175 Jahren verwendet worden war, dann ein neues Produkt, eine Lugol'sche Jodtablette namens Iodoral®. Ich begann mit einer Dosis von 12,5 Milligramm und stellte keinerlei Wirkung fest. Nach einigen Monaten fasste ich den Entschluss, einen 24-Stunden-Test zur Bestimmung des Jodgehalts im Urin auszuprobieren, um die Jodsättigung meines Körpers zu ermitteln.

Der Ablauf des Tests sieht die morgendliche Einnahme von 50 Milligramm Iodoral® und das Sammeln mehrerer Urinproben während der folgenden 24 Stunden vor, um herauszufinden, welcher Anteil der 50 Milligramm absorbiert und wie viel davon ausgeschieden wurde.

Einige andere Jodkonsumenten haben diese fast augenblicklich einsetzende Wirkung ebenfalls beschrieben. Dr. William Shevin berichtete anlässlich des ersten Jodkongresses im Jahr 2007, dieses Phänomen gelegentlich in seiner eigenen Praxis beobachtet zu haben. Er erläuterte, dass die davon betroffenen Personen einen so massiven Jodmangel hätten, dass sie nur noch auf Sparflamme funktionieren würden. Dr. Shevin zeigte auch ein Video über einen Patienten, der seine neue geistige Klarheit aufgrund der Einnahme von zusätzlichem Jod folgendermaßen beschrieb: „Es ist so, als ob man an der Sendersuche eines Radios dreht, bis man den klarsten Empfang erhält.“

Zwei Stunden nach der Einnahme der 50 Milligramm Iodoral® hatte ich ein Gefühl, das manche Jodanwender als „Boing" bezeichnen. Mein Gehirn wurde auf einmal so klar, als ob den verstaubten, unbenutzten Räumen zwischen meinen Ohren plötzlich wieder Sauerstoff zugeführt würde. Meine Gedanken wurden unerwartet scharf. Ich spürte einen Energieschub, dachte schneller und fühlte mich klüger – auch wenn ich alltägliche Berechnungen anstellte. Ich erinnere mich daran, dass ich ungeduldig wurde, weil ein Verkäufer nicht 3 x 30 x 2 im Kopf multiplizieren konnte. Nach mehreren gescheiterten Versuchen zog er einen Taschenrechner heraus. In meiner Zeit vor meiner Bekanntschaft mit Jod hätte ich das nicht einmal bemerkt.

Niemand ist in der Lage, die physiologischen Vorgänge, die der „Boing"-Reaktion zugrunde liegen, mit letzter Sicherheit zu beschreiben. Ist die Schilddrüse daran beteiligt? Neurologen, die auf Jodmangel spezialisiert sind, würden den intellektuellen Aufschwung wahrscheinlich zur Gänze dem Nervensystem zuschreiben. Es ist noch zu früh, um sich festzulegen.

Die Bilanz: Nachdem ich meine Iodoral®-Dosis erhöht hatte, wurde ich nicht nur klarer im Kopf, sondern auch mein Gewicht normalisierte sich, meine Haut verlor ihre lebenslange Trockenheit und etliche mysteriöse Zysten lösten sich in nichts auf. Meine kalten Füße waren nun wohlig warm. Heute leide ich nur an Kopfschmerzen, wenn ich bei meinen Dehnungsübungen eine falsche Bewegung mache. Das orange Fläschchen mit Schmerzmittel, das jahrelang mein ständiger Begleiter war, hat auf der Mülldeponie einen guten Platz gefunden.

Weitere Jodaktivisten betreten die Bühne – die Revolution wird entfacht

> Ein kleiner Kreis an entschlossenen Köpfen, die durch ihr unerschütterliches Vertrauen in ihre Mission beflügelt werden, kann den Lauf der Geschichte verändern.
>
> – *Mahatma Gandhi*

Bald danach trafen wir Aktivisten von Breast Cancer Choices auf Zoe Alexander, eine emeritierte Professorin, die eine Online-Gruppe ins Leben rief, um über die medizinische Verwendung von Jod zu diskutieren. Als

Wissenschaftlerin eröffnete sie eine zusätzliche Gruppe, die ausschließlich für Jodforscher gedacht war. Als ihr Datenspeicherplatz bei ihrem Provider nicht mehr ausreichte, rief Zoe eine großangelegte wissenschaftliche Website namens Iodine4Health.com ins Leben, die mittlerweile als **http://IodineResearch.com** neu eingerichtet wurde. Hier trug sie alle Informationen über Jod zusammen, die sie finden konnte. Ganz wie es sich für eine echte Basisinitiative gehört, wurde die Website von den befreundeten Jodaktivisten Lynn Razaitis und Curt Smith auf einem unabhängigen Server gestartet.

Auch andere Gruppen begannen damit, Jod zu erforschen. Sie stießen auf weitere wissenschaftliche Arbeiten und verglichen Angaben über die ergänzende Einnahme von Jod. Langsam wurden die ersten Erfolgsgeschichten veröffentlicht. Probleme mit unangenehmen Begleiterscheinungen während des Entgiftungsprozesses konnten gelöst werden. Das Curezone-Jodforum, das zum Zeitpunkt der Veröffentlichung dieses Buches nach wie vor von zweien seiner drei Gründer, Laura „Wombat" Olsson und Steve „Trapper" Wilson, geleitet wird, entwickelte sich zu einer überaus aktiven und hoch angesehenen Experimentiergruppe für Jodanwender. Besuchen Sie das Forum unter **http://curezone.com/forums/f.asp?f=815**.

Die Aktivisten von Curezone wurden aufs Übelste attackiert, als sie ihr Projekt starteten. Die Angreifer sagten voraus, dass sie alle im Spital oder im Leichenschauhaus enden würden, wenn sie Jod zu sich nähmen. Nun sind die Provokateure auf geheimnisvolle Weise verschwunden, und die Gruppe blüht auf.

Die Aktivisten von Curezone ließen sich nicht beirren und erarbeiteten sich durch ihre Recherchen und Entdeckungen in Zusammenhang mit der historischen Verwendung von Jod einen ausgezeichneten Ruf.

Sie waren richtiggehend mit dem Forschungsbazillus infiziert, der aus den wissenschaftlichen Arbeiten von Dr. Abraham auf sie übergesprungen war. Das Verhalten, mit einer an Obsession grenzenden Begeisterung die Fülle an historischen Verwendungsmöglichkeiten von Jod zu erforschen und zu dokumentieren, wurde als *Guy-Abraham-Effekt* bekannt.

Das Jodforum von Curezone verzeichnete mehr als zehn Millionen Klicks, was ein Beleg für die Kraft der „Graswurzel-Medizin" ist. Laura Olsson und Steve Wilson machten sich mit dem Thema Jod so vertraut, dass sie ihre eigenen einzigartigen und hochgeschätzten Jodprodukte entwickeln konnten.

Kapitel 4

Brom – ein Grund für Jodmangel

Forschung ist formalisierte Wissbegier.
Sie ist ein zweckgebundenes Herumschnüffeln.
– Zora Neale Hurston

Innerhalb weniger Jahre breiteten sich die Erfolgsgeschichten der Jodnutzer wie ein Lauffeuer in der Online-Community aus. Internetplattformen, die sich Schilddrüsenerkrankungen und Fibromyalgie widmeten, griffen das Thema Jod auf. Mitglieder von Diskussionsforen zu Fragen der Mutterschaft probierten Jod aus und berichteten über Erfolge. Ein Ernährungsportal nach dem anderen konnte über die positive Wirkung, von der so viele Menschen berichteten, nicht mehr so einfach hinwegsehen. In den Jahren seit meiner zufälligen Begegnung mit Dr. Tenpenny war ich im Rahmen meiner Recherchen immer weiter in die Thematik eingedrungen und hatte ein beunruhigendes Muster entdeckt.

Wir leiden seit den 1970er Jahren an Jodmangel, weil das mit Jod konkurrierende Element Brom dazu führt, dass Jod aus unserem Körper ausgeleitet wird!

Die Brustkrebsraten sind seit den 1970er Jahren angestiegen, als sich der Jodkonsum verringerte und die Menschen in immer höherem Maße dem Jodantagonisten Brom ausgesetzt waren. Ich sah mir auch die Statistiken des Verteidigungsministeriums über die Brombelastung von Golfkriegsveteranen an. Es zeigte sich, dass die bei ihnen festgestellten Symptome einer chronischen Bromvergiftung den Reaktionen entsprechen, die wir nach Kontakt mit Brom beinhaltenden Flammschutzmitteln entwickeln. Diese sind in Möbeln enthalten, auf denen wir Nacht für Nacht schlafen und tagtäglich sitzen. Ich stellte eine Powerpoint-Präsentation mit dem Titel „Die Perfect-Storm-Theorie der

Entstehung von Brustkrebs“ (siehe Kapitel 18) zusammen, in der ich diesem Phänomen nachging.

Es kristallisierte sich heraus, dass wir nicht allein deshalb von Jodmangel betroffen sind, weil wir nicht genügend Eier und Meeresfrüchte essen. Wir leiden seit den 1970er Jahren vermehrt an Mangelerscheinungen, weil das jodhemmende Element Brom Jod aus unserem Körper ausleitet. Die Bromiddominanz-Theorie, die in Anhang B vorgestellt wird, könnte erklären, warum sich der Gesundheitszustand der Menschen verschlechtert sowie die IQ-Werte sinken und gleichzeitig Erkrankungen bestimmter Organe, beispielsweise der Schilddrüse, zunehmen. Fettleibigkeit könnte weniger mit übermäßigem Essen als vielmehr mit einer von Brom verursachten Drosselung des Stoffwechsels, die eine Gewichtszunahme nach sich zieht, zu tun haben.

Brom, der „Inbegriff des Bösen“ bei Jodmangel

Vieles spricht dafür, dass unsere mit Brom kontaminierte Umwelt dafür verantwortlich ist, dass Sie dick und dumm werden.

Die folgenden sechs Punkte fassen die Gefahren, die von unserer brombelasteten Umwelt ausgehen, zusammen und erklären, warum wir als Gegenmaßnahme zur Nahrungsergänzung mit Jod greifen sollten:

1. Die Vergiftung durch brandhemmende Substanzen, die Brom enthalten, steigt weiter an. Es wird Jahre dauern, bis die Bromverbindungen wieder aus der Umwelt entfernt sind. Man könnte Brom daher als toxisches Gegenstück der Erderwärmung bezeichnen.

2. Bromierte Pestizide und Brandhemmer werden sich letztlich als das DDT unserer Zeit entpuppen – ein Insektizid, das in den 1970er Jahren verboten wurde und heute noch im Brustgewebe von Frauen vorhanden ist, die damals noch gar nicht geboren waren.

3. Wenn Schilddrüsen-, Brust- und andere hormonell bedingte Erkrankungen auf Jodmangel zurückzuführen sind, dann ist Bromiddominanz die eigentliche Ursache des Jodmangels.

Abbildung 1: Ursächliche Zusammenhänge?

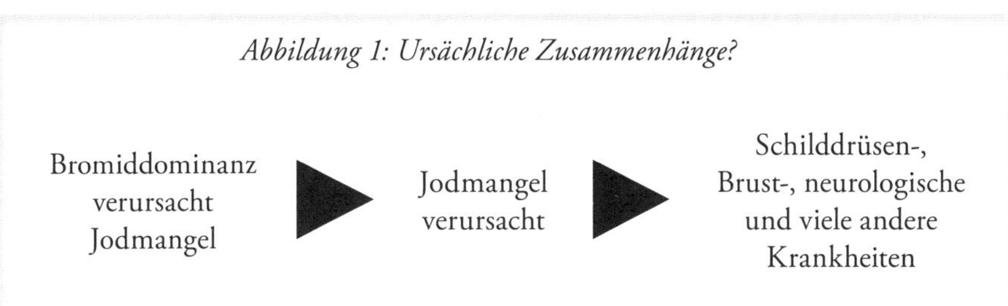

4. Jod ist das biochemische „Gegenmittel" des toxischen Broms, aber es benötigt Zeit, um seine Wirkung zu entfalten. Brom ist eine hartnäckige chemische Bedrohung. Wie jede andere Bedrohung auch, muss Brom ersetzt, reduziert und in seiner Wirkung abgeschwächt werden. Die geeignete Dosis Jod hilft Ihnen dabei.

5. Die Toxizität von Brom ist ein zu ernsthaftes Problem, als dass man es dem langsamen, bürokratischen politischen Entscheidungsprozess überlassen könnte. Wir müssen uns selbst und andere darüber informieren.

6. Ich teile die Ziele der Wegbereiter der Basisbewegung, Informationen über Jod zu erforschen und zu verbreiten. Lassen Sie uns die Botschaft an alle weitergeben: an unsere Familien, Nachbarn und an die ganze Welt.

Eine kleine Statistik zum Thema Jod

- Im September 2012 wurde „Iodine", das englische Wort für Jod, 1.220.000 Mal gegoogelt.
- Die Weltgesundheitsorganisation klassifiziert Jodmangel als den am leichtesten vermeidbaren Grund für geistige Entwicklungsverzögerungen. Jodmangel ist nicht nur in ärmeren Ländern ein Problem. Auch wenn Kinder nicht mit schwerwiegenden Intelligenzdefiziten geboren werden, führt eine geringfügige Unterversorgung mit Jod dazu, dass Kleinkinder wesentlich weniger aufgeweckt sind als sie es sein könnten. In diesem Zusammenhang ist auch zu beachten, dass die Autismusrate signifikant ansteigt.
- Der Jodkonsum hat sich seit den 1970er Jahren um rund 50 Prozent verringert.
- Durch Jodmangel bedingte Erkrankungen der Brust, Prostata und Schilddrüse haben seit dieser Zeit zugenommen.

- Schilddrüsenkrebs stieg zwischen 1975 und 2005 rasant an, nämlich um 182 Prozent.
- In den 1970er Jahren war eine von 23 Frauen von Brustkrebs betroffen, heute ist es eine von sieben bis acht Frauen.
- Bei jeder neuerlichen Messung des Jodmangels in der Bevölkerung durch die dafür zuständige Regierungsstelle wird ein Zuwachs verzeichnet.
- Jodmangel bei schwangeren Frauen reduziert die geistigen Fähigkeiten ihrer Kinder.

Teil 2

Häufig gestellte Fragen (FAQ)

Haftungsausschluss: Wann immer der Begriff „Jod“ in diesem Buch verwendet wird, ist nicht Jodtinktur damit gemeint, wie sie sich womöglich in Ihrer Hausapotheke befindet. Nehmen Sie Jod niemals ein, ohne den Rat eines mit der modernen Jodforschung vertrauten Arztes eingeholt zu haben. Die Informationen in diesem Buch sind nicht in der Absicht verfasst worden, die Behandlung durch Ihren Arzt zu ersetzen. Autorin und Herausgeber dieses Buches übernehmen keinerlei Haftung für etwaige Folgen der in diesem Buch beschriebenen Behandlungen. Die Autorin übermittelt die Informationen als Journalistin, nicht als Ärztin. Die in der Folge gegebenen Auskünfte entstanden aus den Recherche- und Forschungsbemühungen von Selbsthilfegruppen für Patienten und sollten nicht als ärztliche Ratschläge aufgefasst werden.

Da die meisten Leser dieses Buches keine Chemiker sind, betrachten Sie bitte die Begriffe „Jod“, „Jodid“ und „Jodat“ als untereinander austauschbar, es sei denn, der Unterschied ist für die Diskussion relevant, etwa wenn von Jodid oder Jodat in Zusammenhang mit jodiertem Speisesalz die Rede ist.

Auch sollte der Leser die Ausdrücke „Brom“ und „Bromid“ als gleichbedeutend erachten; die hier dargelegten und diskutierten Beispiele stehen für jedwede Bromverbindung mit der Tendenz, Jod zu blockieren.

Index der häufig gestellten Fragen (Kapitel 5 bis 12)

Wie denken Ärzte über Jod?

Was sollte man bei der Jodsupplementierung beachten?

Kapitel 5

Häufig gestellte Fragen 1

Warum benötigt mein Körper Jod?

? **Was ist Jod?**

! Jod ist ein essenzielles Spurenelement. Das bedeutet, dass jede Zelle des Körpers Jod in kleinen Mengen benötigt. Jod kann viel Positives bewirken, deshalb verfügt unser Körper über Ausgleichsmechanismen, um sparsam mit dem Mikroelement umzugehen. Das ist die gute Nachricht.

Die schlechte Nachricht: Jod wird sehr leicht von Umweltgiften verdrängt, beispielsweise von Bromiden und Pestiziden, aber auch von Lebensmittelzusatzstoffen. Nicht zuletzt deshalb hat sich Jodmangel zu einem weitverbreiteten Gesundheitsrisiko entwickelt. Die Konkurrenz durch Schadstoffe ist die Hauptursache für den Jodmangel im menschlichen Organismus. Wir sind von bromierten Flammschutzmitteln umgeben. Seit ihrer Einführung in den 1970er Jahren haben sie sich in unseren Häusern, Wohnungen, Autos und an unseren Arbeitsplätzen breitgemacht. Ungefähr zur selben Zeit hörte man auf, unserem Mehl Jod zuzusetzen, sodass der Jodmangel in der Folge epidemische Ausmaße angenommen hat.

? **Unterscheidet sich zum Verzehr geeignetes Jod von jenem in unserer Hausapotheke?**

! Jodtinkturen, die als Desinfektionsmittel zur äußerlichen Anwendung benutzt werden, enthalten meistens Ethanol. Diese alkoholische Form des Jods ist nicht für die orale Einnahme geeignet und normalerweise durch einen Totenkopf mit gekreuzten Knochen gekennzeichnet, der Gift symbolisiert. Als Nahrungsergänzungsmittel wird Jod hauptsächlich in Form der Lugol'schen Lösung oder der Lugol'schen Tabletten (Iodoral®) konsumiert. Es sind zwar noch einige weitere Jodpräparate erhältlich, aber dieses Buch behandelt ausschließlich Produkte auf Lugol'scher Basis.

? Warum sorgt Jod neuerdings für Gesprächsstoff?

! Weil einige hervorragende Ärzte die medizinische Literatur akribisch durchgesehen haben, um in der Folge den modernen Mythos, dass die ergänzende Einnahme von Jod toxisch sei, Lügen zu strafen. Sie verfolgten die Geschichte des Mikronährstoffs bis in die Zeiten zurück, in denen Jod als Allheilmittel zum Einsatz gekommen war und stellten ihre Informationen der Öffentlichkeit zur Verfügung. Der endgültige Durchbruch gelang, als Myriaden von Patienten Jod ausprobierten und damit begannen, von ihren Erfolgsgeschichten im Internet zu berichten. Die Basisbewegung war geboren! Heilerfolge, Forschungsbemühungen und Berichte über die ergänzende Einnahme sorgen dafür, dass das Interesse an Jod weiter wächst.

? Ist Jod rezeptpflichtig?

! Jod ist genauso wie viele andere Mineralstoffe und Vitamine als Nahrungsergänzungsmittel erhältlich.

? Gegen welche Beschwerden wurde Jod in der Vergangenheit eingesetzt?

! In medizinischen Aufzeichnungen, die auf das Jahr 1906 zurückgehen, wird Jod als „Allheilmittel" angesehen und für die Behandlung folgender Beschwerden eingesetzt:

Kropf
Arteriosklerose
Syphilis
Uterusmyome
Quecksilber-, Blei- und Arsenvergiftungen
Drüsenschwellungen
Prostatahyperplasie
Scharlach
Bronchitis und Lungenentzündung
Adipositas
Depressionen
Brustschmerzen
Ekzeme
Krankheiten des Urogenitaltrakts
Malaria

Eierstockzysten
Rheumatismus
Magenschmerzen
Mandelentzündung
Husten

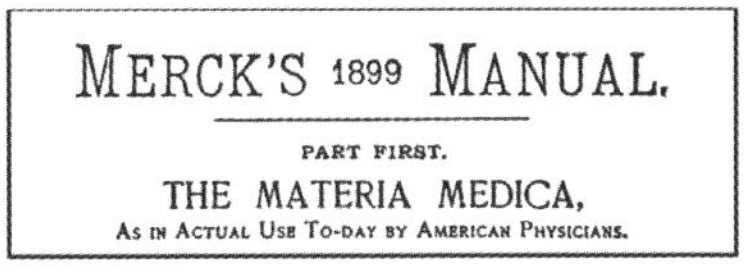

MERCK'S 1899 MANUAL.
PART FIRST.
THE MATERIA MEDICA,
AS IN ACTUAL USE TO-DAY BY AMERICAN PHYSICIANS.

Abbildung 2: Das „Merck Manual" aus dem Jahr 1899 war das weltweit meistverkaufte medizinische Fachbuch.

Bereits im Jahr 1899 bezeichnete das damals meistverkaufte medizinische Fachbuch, das „Merck Manual", Jod als die am häufigsten verwendete Substanz bei der Behandlung von Tumoren. Die Bandbreite der therapeutischen Einsatzmöglichkeiten des Spurenelements ist jedoch beträchtlich größer. In Kapitel 14 erläutere ich, dass schon vor 15.000 Jahren mit Seetang und damit mit Jod behandelt wurde. Aber erst der Zeitraum zwischen der zweiten Hälfte des 19. und der ersten Hälfte des 20. Jahrhunderts sollte zum „Goldenen Jodzeitalter" werden.

? **Ist jodiertes Salz als Jodquelle nicht ohnehin für meine Versorgung ausreichend?**

! Die Ansicht, dass mit Jod angereichertes raffiniertes Salz ausreicht, ist der gefährlichste Irrglaube über Jod. In der Zeitspanne zwischen dem Abtransport aus der Fabrik und dem Einräumen ins Lebensmittelregal geht bereits die Hälfte des ursprünglich im Salz befindlichen Jods verloren. Wenn Sie die Verpackung des Salzes erst einmal zu Hause geöffnet haben, sublimiert das Jod bzw. entweicht in unterschiedlichem Ausmaß in die Luft – und zwar in Abhängigkeit von der Umgebungsfeuchtigkeit.

Von dem Jodgehalt im Salz, der bis zum Verzehr nicht eingebüßt wurde, kann der Körper nur zehn Prozent absorbieren. Darüber hinaus sollten Frauen beachten, dass es sich bei dem „Jod" im Kochsalz genau genommen um Jodid handelt. Die Brüste jedoch bevorzugen Jod in anderer Form, deshalb wird im Allgemeinen eine Mischung aus Jod und Jodid verwendet. Habe ich darüber hinaus bereits erwähnt, dass beim Kochen besonders viel Jod verloren geht? Dasgupta et al., die über jodiertes Salz forschen, berichten in ihrem Artikel „Iodine Nutrition: Iodine Content of Iodized Salt in the United States" über die Probleme, die im Zusammenhang mit Jodsalz auftreten.

Zudem sollte man wissen, dass handelsübliches raffiniertes Natriumchlorid keinerlei natürlich vorkommende Mineralstoffe mehr enthält, während sie im mineralstoffreichen, nicht raffinierten Salz – wie beispielsweise im Meersalz der Bretagne oder der Normandie – noch vorhanden sind.

Die knappe Antwort lautet also: Nein, Sie können Ihren Bedarf an Jod nicht allein durch jodiertes Salz decken, weil Sie nicht sicher sein können, tatsächlich Jod zu bekommen – falls doch, erfahren Sie weder, wie viel es ist, noch in welcher Form es vorliegt. Der „Betrug mit jodiertem Salz" wird in Kapitel 8 diskutiert.

? **Stimmt es, dass ich kein zusätzliches Jod benötige, wenn ich viel Fisch esse?**

! Wenn Sie täglich zwei Kilogramm Meeresfisch essen, guten Appetit! Die meisten mit der modernen Jodforschung vertrauten Ärzte würden antworten, dass Sie sich keine Sorgen hinsichtlich ihrer Jodversorgung machen müssten, wohl aber hinsichtlich des Quecksilbers, das in zwei Kilogramm Meeresfisch enthalten ist.

? **Kann man Jod gefahrlos als Nahrungsergänzungsmittel konsumieren?**

! Jod ist ungefährlich, wenn das geeignete Produkt eingenommen wird. Konsultieren Sie dazu einen mit der modernen Jodforschung vertrauten Arzt.

? **Wenn Jod tatsächlich so lange in Gebrauch war, warum wird es heutzutage so selten medizinisch verwendet?**

! Als nach dem Zweiten Weltkrieg patentierte Antibiotika wie Penicillin in den Handel kamen, wurde Jod bald als „altmodisch" angesehen – ein folgenschwerer Fehler der Gesundheitsexperten. Schritt für Schritt gerieten die traditionellen Vorzüge von Jod, abgesehen von seiner Verwendung als Desinfektionsmittel, in Vergessenheit. Als außerdem in einem einflussreichen Artikel fälschlicherweise behauptet wurde, dass Jod gefährlich sei, wurde der Verwendung des chemischen Elements ein Ende gesetzt. Ein Fehler in einem meinungsbildenden Artikel sorgte also dafür, dass zwei Generationen von Medizinstudenten nichts über den Nutzen von Jod erfuhren. Die Auswirkungen des erwähnten Forschungsartikels werden in Kapitel 16 sowie in Kapitel 17 ausführlich besprochen.

? Was versteht man unter Jodmangel?

! Es gibt eine Reihe verschiedener fachwissenschaftlicher Definitionen für „Jodmangel“ bzw. „ausreichende Jodversorgung“ und demzufolge keine Einigkeit unter Gesundheitsexperten. Ein mit der modernen Jodforschung vertrauter Arzt stellt die Diagnose „Jodmangel“ basierend auf einer Kombination aus dem Ergebnis eines Jodsättigungstests und/oder den Symptomen.

? Stimmt es nicht, dass die empfohlene Tagesdosis für Erwachsene nicht mehr als 150 Mikrogramm beträgt – eine Menge, die ohnehin in meinen Multivitamintabletten enthalten ist?

! Bei der Berechnung der empfohlenen Tagesdosis scheint man die Menge an Jod herangezogen zu haben, die von der Schilddrüse benötigt wird, um der Bildung eines Kropfes entgegenzuwirken. Der Bedarf der anderen Organe ist in den Wert nicht eingeflossen. Darüber hinaus wurde die Wirkung von jodhemmenden Schadstoffen nicht berücksichtigt, als die Empfehlung abgegeben wurde, 150 bis 200 Mikrogramm Jod pro Tag zu sich zu nehmen.

? Welche Symptome werden durch Jodmangel hervorgerufen?

! Oft wissen wir nicht, welche Symptome mit Jodmangel in Zusammenhang stehen – bis sie nach der Einnahme des Spurenelements verschwinden. Personen mit langjähriger Erfahrung mit Jod berichten, dass sie im Laufe der Monate und Jahre zunehmende Verbesserungen wahrgenommen haben. Beschwerden wie Schuppenflechte, Kälteempfindlichkeit und sogar Hodenzysten sind bei Menschen verschwunden, die Jod ursprünglich aus anderen Gründen verwendet hatten.

Zunächst dachte man, Jod müsse gut für die Schilddrüse sein, weil sie die wichtigste bekannte Drüse war, die Jod speicherte. Aus der Beobachtung, dass Jod beispielsweise das Gehör verbessern kann, leiten wir ab, dass Jod positiv auf das Nervensystem wirkt. Aufgrund der Tatsache, dass jede einzelne Zelle unseres Körpers Jod beinhaltet, ist es nicht möglich, den Wirkmechanismus lückenlos zu beschreiben. Die einzige Möglichkeit, Jodmangel zu definieren, besteht in der Auflistung der Symptome, die sich nach der Einnahme von Jod bessern.

In Entwicklungsländern ist Jodmangel der wichtigste Auslöser für Kropfbildung und geistige Entwicklungsverzögerung. Meine Erfahrungen und jene von vielen anderen Jodnutzern haben gezeigt, dass die ergänzende Einnahme des Nährstoffs die Sinne schärft und das Kopfrechnen verbessert.

Dies ist eine unvollständige Aufzählung der Beschwerden, die – wie wir aus unserer Erfahrung wissen – durch die Einnahme von Jod gelindert werden:

- Allergien
- Benommenheit
- Hauttrockenheit
- Zysten und Knötchen
- Müdigkeit
- Schilddrüsenbeschwerden
- Eierstockbeschwerden
- kognitive Probleme (unklares Denken)
- unregelmäßige Menstruation
- Gewichtszunahme
- Brustschmerz / fibrozystische Brustkrankheit
- Kältegefühl
- Zahnfleischinfektion
- Schuppenflechte
- Typ-2-Diabetes
- Haarausfall
- aufgedunsenes Gesicht
- Fruchtbarkeitsprobleme
- Depressionen
- Herzrhythmusstörungen
- hohe Cholesterinwerte
- Narben
- Infektionen
- Genitalherpes
- Fehlgeburten
- Fibromyalgie
- Gehörverlust
- Prostataerkrankungen
- Lungenleiden
- Darmträgheit
- Vaginalinfektionen
- Augenprobleme
- Nackenschmerzen
- Refluxösophagitis (Sodbrennen)
- Ekzeme

Zusätzlich wurden folgende positive Effekte beobachtet:

- Blutdruckstabilisierung
- Steigerung der Abwehrkräfte gegen Erkältungen und Viren
- Steigerung des Geschlechtstriebs
- Erhöhung der Fruchtbarkeit bei Frauen
- Steigerung der Erektionsfähigkeit und Samenproduktion (bei einer äußerlichen Behandlung der Hoden)

? **Werde ich ausreichend mit Jod versorgt, wenn ich getrockneten Seetang oder Nahrungsergänzungsmittel auf Seetangbasis konsumiere?**

! Es besteht die Gefahr, dass Seetang Arsen, Schwermetalle, bei Ölverschmutzungen zum Einsatz gebrachte Dispersionsmittel, Strahlung oder andere

Schadstoffe aus dem verschmutzten Meerwasser akkumuliert. Darüber hinaus ist unbekannt, wie viel Jod aus Seetangtabletten oder vergleichbaren Produkten tatsächlich vom Körper verwertet werden kann bzw. welche unerwünschten Nebenwirkungen Füllstoffe und Bindemittel haben. Seetang verliert nach dem Abernten viel von seinem ursprünglichen Jodgehalt, weshalb ungewiss ist, welchen Jodanteil der in Tablettenform überführte und womöglich monatelang in Hallen gelagerte Seetang noch besitzt.

Die Atomreaktorexplosion in Fukushima scheint die Seetangbestände weltweit in großem Maße kontaminiert zu haben. Diese globale Dimension der radioaktiven Verseuchung wurde außerhalb von Japan nahezu ignoriert. Dabei führte die Fukushima-Katastrophe laut der vom Institute for Radiological Protection and Nuclear Safety herausgebrachten Publikation „The Maritime Executive" zur bisher schlimmsten nuklearen Meeresverschmutzung überhaupt. Außerdem darf nicht vergessen werden, dass die Ölteppiche im Golf von Mexiko, die weit hinaus aufs Meer gewandert sind und auch die zur Auflösung des Öls verwendeten Dispersionsmittel zusätzliche Probleme durch die Kontamination der Meereslebewesen mit sich bringen. Wir können noch nicht absehen, für welchen Zeitraum die Seetangbestände betroffen sein werden.

? **Woran erkenne ich, dass ich an Jodmangel leide?**

! Der sicherste Weg, einen Jodmangel zu diagnostizieren, ist die Untersuchung durch einen mit der modernen Jodforschung vertrauten Arzt. Die Ergebnisse des Jodsättigungstests werden als Grundlage für die quantitative Einschätzung des in den Geweben vorhandenen Jods herangezogen.

? **Was macht einen mit der modernen Jodforschung vertrauten Arzt aus?**

! Breast Cancer Choices und die bedeutendsten Online-Selbsthilfegruppen von Patienten definieren einen mit dem Thema Jod vertrauten Arzt üblicherweise als jemanden, der alle veröffentlichten Beiträge des von Dr. Guy E. Abraham, Dr. David Brownstein und Dr. Jorge Flechas initiierten Jodprojekts gelesen hat.

Zusätzlich sollte ein auf dem neuesten Stand der Forschung stehender Arzt Dr. David Brownsteins Buch „Iodine: Why You Need It: Why You Can't Live Without It" in der aktuellsten Auflage gelesen haben. Diese Veröffentlichungen klären über die umfassenden Zusammenhänge der Jodtherapie auf und veranschaulichen, wie es zur Erhöhung der empfohlenen Tagesdosis auf 50 Milligramm kam. Ein mit der modernen Jodforschung vertrauter Arzt weiß über die Notwendigkeit von Begleitnährstoffen Bescheid und empfiehlt niemals Seetang als Ersatz für die Einnahme von Jod.

Wenn ein Arzt erwachsenen Patienten routinemäßig weniger als 50 Milligramm Jod pro Tag verschreibt, wenn er nicht weiß, warum die einzelnen Begleitnährstoffe notwendig sind (einschließlich Selen bei Hashimoto-Thyreoiditis), wenn er mit dem Einsatz von Salz zu Entgiftungszwecken oder der Behandlung von Autoimmunkrankheiten nicht vertraut ist und wenn er keine Ahnung hat, wie er ungewöhnliche TSH-Werte von Jodpatienten interpretieren soll, dann kann Breast Cancer Choices diesen Arzt nicht weiterempfehlen. Viele Ärzte behaupten, sich mit Jod auszukennen, empfehlen jedoch Blasentang oder Produkte, die arm an Jod sind. Fragen Sie bei den Online-Selbsthilfegruppen für Patienten nach, um sicherzugehen, dass Sie ein bewährtes Produkt verwenden oder konsultieren Sie einen erfahrenen Arzt.

Werfen Sie bitte einen Blick auf die Webseite **http://breastcancerchoices.org/ipractitioners.html**, die oft aktualisiert wird. Allerdings kann die Webseite nicht jeden Arzt auflisten, der Jodbehandlungen anbietet, da sich die Zahl der Ärzte, die Jod verschreiben, von Tag zu Tag erhöht.

? **Ich habe davon gehört, dass es einen raschen Pflastertest gibt, um herauszufinden, ob man unter Jodmangel leidet. Worin besteht dieser Test und wie genau ist er?**

! Der sogenannte Jod-Epikutantest zur Feststellung von Jodmangel besteht darin, dass ein Quadrat von etwa fünf mal fünf Zentimetern mit Jodtinktur oder der Lugol'schen Lösung auf die Haut aufgetragen wird, um zu beobachten, wie lange es dauert, bis sich die orangefarbene Fläche entfärbt. Theoretisch ist es so, dass Ihr Körper umso mehr Hunger nach Jod hat, je schneller die orange Farbe verblasst. Es existieren jedoch so viele Unwägbarkeiten hinsichtlich der menschlichen Haut, dass der Test nicht als verlässlich oder eindeutig eingestuft werden kann.

Davon abgesehen ist zu beachten:

1. Der Körper ist am Tag des Tests möglicherweise dehydriert.
2. Die Haut kann stärker oder weniger stark von Jodmangel betroffen sein als beispielsweise die Eierstöcke.

3. Als Standard für die Einschätzung, ob ein Jodmangel besteht, wird von der Jodbewegung der 24-stündige Jodsättigungstest empfohlen.

? **Wo ist der Jodsättigungstest erhältlich?**

! Fragen Sie Ihren Arzt nach dem von ihm bevorzugten Labor oder schlagen Sie im Abschnitt „Der Jodsättigungstest“ im 4. Teil dieses Buches nach. Patienten können diesen Test ohne Verordnung bestellen.

? **Wie wichtig ist Jod für Vegetarier?**

! Die Einnahme von Jod ist für Vegetarier dann besonders wichtig, wenn sie nicht fünf Mal am Tag Seetang essen oder jene Mengen zu sich nehmen, die für den durchschnittlichen Japaner üblich sind. Wie bereits weiter oben erwähnt, ist Seetang ein risikobehafteter Jodlieferant. Außerdem verliert Seetang nach dem Abernten rasch an Jod.

? **Können alle Menschen Jod zu sich nehmen?**

! In sieben Jahren habe ich nur eine Handvoll Menschen getroffen, die gesagt haben, sie würden Jod nicht vertragen. Manche gaben rasch auf, nachdem sie mit Ausschlägen, Benommenheit oder Müdigkeit auf die Einnahme von Jod reagiert hatten, ohne die empfohlene Entgiftung mit Salzlösung durchgeführt zu haben. Andere wurden von einer Reihe weiterer Hindernisse gebremst, arbeiten jedoch daran, diese Probleme in den Griff zu bekommen. Wieder andere schwören, dass ihnen Jod einfach nicht bekomme. Jod ist notwendig, um am Leben zu bleiben und ist im Gewebe eines jeden Menschen bereits vorhanden. Deshalb brauchen die Menschen, denen Jod nicht guttut, einen erfahrenen Arzt, der ihnen dabei hilft herauszufinden, warum die ergänzende Einnahme von Jod mit Problemen verbunden ist.

? **Wenn man allergisch auf die jodhaltigen Kontrastmittel bei manchen Untersuchungen reagiert, ist man dann auch gegen Jod allergisch?**

! Das bei manchen medizinischen Untersuchungen verwendete radioaktive Jod unterscheidet sich grundlegend von dem Jod, das als Nahrungsergänzungsmittel in Gebrauch ist. Abraham, Brownstein und Flechas berichten, dass man nur dann an einer Jodallergie leidet, wenn man auch auf jodiertes Salz überempfindlich reagiert.

? Ich bin allergisch gegen Meeresfrüchte. Kann ich Jod verwenden?

! Die meisten Menschen, die allergisch auf Meeresfrüchte reagieren, können Jod als Nahrungsergänzungsmittel zu sich nehmen. Meeresfrüchte enthalten ein Protein, das als häufiges Allergen bekannt ist. Auch hier kann ich sagen, dass die meisten mit der modernen Jodforschung vertrauten Ärzte der Ansicht sind, dass nur Menschen, die auf jodiertes Salz allergisch reagieren, auch jodhaltige Nahrungsergänzungsmittel nicht vertragen.

? Ist Jod eines dieser unzähligen Produkte, die als „gesund" angepriesen werden? Das alles klingt einfach zu gut, um wahr zu sein.

! Jod ist ein universeller Nährstoff, der Hormone und Stoffwechsel reguliert, die Entwicklung und Funktion des Gehirns verbessert und toxische Halogene sowie Schwermetalle entgiftet. Jod wirkt als Adaptogen, was bedeutet, dass es die Belastungsfähigkeit des Organismus erhöht und physischen Unzulänglichkeiten entgegenwirkt.

Wenn Sie der Ansicht sind, Jod sei nur ein Nährstoff unter vielen und nichts Besonderes, dann lesen Sie die vielfältigen Erfolgsgeschichten in diesem Buch und entscheiden Sie selbst.

ERFOLGSGESCHICHTEN RUND UMS JOD

Die individuellen Erfolgsgeschichten, die in diesem Buch erzählt werden, markieren jeweils einen überraschenden Meilenstein auf meiner Reise zur Erforschung des Spurenelements. Im Laufe der Jahre mailten mir viele Menschen ihre Erfolge und dankten mir dafür, Informationen über Jod auf unserer Website veröffentlicht zu haben. Viele weitere Erfolgsgeschichten wurden vom Curezone-Forum und der Yahoo-Jodgruppe dokumentiert. Erst als ich mich in der letzten Schreibphase für dieses Buch befand, habe ich mich aktiv um Erfahrungsberichte bemüht. Ich erwartete mir nicht viel mehr, als die Erfahrungen zu dokumentieren, die Menschen bei der Einnahme von Jod gemacht hatten. Doch dann sollte etwas ungemein Beeindruckendes geschehen. Als ich drei Emails an verschiedene Gruppen versandt hatte, schütteten mir die Menschen sogleich ihr Herz aus und ließen mich an ihren Bemühungen und Erfolgen teilhaben: Jod führte in vielen Lebenslagen zu einer Besserung, half bei Allergien, lähmender Müdigkeit und erhöhte die Motivation, wieder aus dem Bett zu steigen und arbeiten zu gehen. Manche Frauen entdeckten, dass Jod schrecklichen Menstruationsproblemen ein Ende bereitete, manche Männer wiederum, dass ihre Prostatabeschwerden abklangen und ihre Libido wiederkehrte. Die Offenherzigkeit, mit der mir jene begegneten, die so viel durchgemacht hatten, bewegte mich so sehr, dass ich nach wie vor damit beschäftigt bin, alles zu verarbeiten. Ihnen allen danke ich.

Ich machte die Entdeckung, dass Menschen, die nach langen Jahren der Apathie wieder gesund wurden, ihre Geschichte erzählen wollen. Sie haben das Bedürfnis, ihre Erfahrungen zu kommunizieren, damit andere genauso davon profitieren wie sie selbst. Viele unter uns hören sich an wie Wanderprediger, weil unser Leben eine entscheidende Wende erfahren hat. Jod ist kein Wundermittel, aber es hat uns als Individuen und Familienmitglieder auf geheimnisvolle und mächtige Art und Weise verändert. Das Glück, das uns zuteilwurde, wollen wir nun weitergeben. Wir wollen es denjenigen schenken, die jetzt noch krank sind.

Begegnung mit Kim

Sie fühlt sich wieder rundum wohl, und auch ihr Haarausfall gehört der Vergangenheit an.

Jod veränderte mein Leben.

Ich war auf der Suche nach der „vollkommenen Gesundheit“. Die Antwort darauf war Jod. Im April 2011 begann ich mit der Einnahme von Jod. Zu dieser Zeit hatte ich von Iodoral® noch nichts gehört, deshalb suchte ich nach einer Apotheke, in der Heilmittel auf Bestellung hergestellt wurden und die sich bereit erklärte, die Lugol'sche Jodlösung für mich zu mischen. Vom ersten Tropfen an hatte ich die Symptome der Bromentgiftung, die mit Jod in Zusammenhang standen. Damals war ich gerade einer Gruppe beigetreten, in der man lernte, richtig zu joggen. Ich erinnere mich daran, dass die Symptome sehr stark in Erscheinung traten, wenn ich versuchte zu laufen. Meine Nase tropfte, ich konnte nicht sehr weit joggen, ohne Erschöpfungszustände zu haben. Darüber hinaus war ich depressiv und hing finsteren Gedanken nach.

Normalerweise bin ich ziemlich couragiert, wenn es darum geht, Entgiftungssymptome zu überstehen. Weil ich die Vorgänge, mit der natürliche Heilung verbunden ist, nachvollziehen konnte, machte ich trotz der Angstgefühle, Depressionen und düsteren Gedanken weiter. Ich nahm viel Salz zu mir, was ungemein hilfreich war. Mein Urin strömte einen eigenartigen Geruch aus.

Mit meiner Mutter hatte ich damals viele Auseinandersetzungen. Heute habe ich deswegen ein schlechtes Gewissen, aber Heilung findet vom Kopf abwärts statt. Offensichtlich hatte ich unterdrückte Aggressionen, und sie war diejenige, an der ich sie auslassen konnte.

Ich hörte damit auf, konventionelle Deodorants zu verwenden und ging zu natürlichen Alternativen über. Ich hatte Deodorants immer „nötig“ gehabt und eine Zeit starken Körpergeruchs durchzustehen, als ich wechselte. Ich erinnere mich daran, dass mich ein Freund eines Tages musterte und sich offensichtlich fragte, warum ich so schlecht roch. Damals hätte ich sagen sollen: „Oh, entschuldige, ich weiß, dass ich übel rieche, ich bin gerade beim Entgiften“, aber ich tat es nicht. Voller Freude kann ich sagen, dass diese Zeit vorüber ist und ich heute kaum noch Deodorant benötige. Ernsthaft! Ich verwende es praktisch nicht mehr!

Von Anfang an fühlte sich meine Schilddrüse geschwollen an, und ich blickte ständig in den Spiegel, um herauszufinden, ob es sehr auffällig war. Aus heutiger Sicht war es nicht so schlimm, aber damals war ich definitiv besorgt. Die Muskeln rund um meinen Kiefer und meine Schultern waren verhärtet. Ich knirschte mit den Zähnen. Meine Haut nahm ein weißes, durchscheinendes Aussehen an und meine Nägel leuchteten vor Blässe. Heute erhalte ich oft Komplimente über meine „schöne Bräune", auch wenn ich mich nicht in der Sonne aufgehalten habe. Ich frage mich, ob Jod meine Haut ein wenig dunkler gemacht hat.

Im Laufe des Jahres erhöhte ich allmählich die Dosis. Ich lernte Iodoral® kennen und fand es sehr viel einfacher in der Handhabung als die Tropfen. Mein Haar, das mir während meines gesamten Erwachsenenalters ausgefallen war, blieb nun auf meinem Kopf. Ich bin sogar der Meinung, dass mein graues Haar wieder um eine Nuance dunkler geworden ist.

Mir fielen zwei Dinge auf, bei denen ich mir nicht sicher war, ob sie neu aufgetreten oder schon immer da gewesen waren. Es kann sein, dass ich sie erst bemerkte, als meine Benommenheit verschwunden war: Meine Zunge war entzündet, und ich hatte ziemlich viele senile Angiome. Noch vor dem Februar war es mir möglich, ohne allzu viele Schwierigkeiten vier Iodoral®-Tabletten (zusammen 50 Milligramm) einzunehmen. Es war wie ein Wunder für mich. Bis zum Abklingen der Entgiftungssymptome war es ein weiter Weg. Einer der erstaunlichsten Vorfälle für mich war, dass mein Chiropraktiker, der mich seit Jahren behandelte, plötzlich sagte: „Sie sind in einer wirklich guten Verfassung." Meine üblichen Wehwehchen und Schmerzen waren eindeutig verschwunden.

Zu dieser Zeit jedoch hatte ich das starke Gefühl, dass meine Entgiftungsorgane (Leber, Nieren) genug durchgemacht hatten und dringend eine Pause nötig war. Ich nahm zu. Ich las mir auch durch, was Dr. Brownstein und Dr. Abraham über die Senkung der Dosis nach einem Jahr schrieben. Über diese Zeit habe ich zwei Dinge zu sagen: Einerseits gingen mir Gedanken durch den Kopf, die Dosis sogar zu erhöhen. Und andererseits tat ich dann nicht einmal, was empfohlen wurde – nämlich die Dosis auf 12,5 Milligramm zu verringern –, sondern hörte gänzlich damit auf. Was am besten gewesen wäre, kann ich nicht sagen. Das war meine Reise.

Es nahm einige Zeit in Anspruch, bis ich endlich einen Akupunkteur aufsuchte, der mich hinsichtlich meiner Entgiftungsbemühungen unterstützte. Damals begann ich mich „spirituell" zu fühlen. Ich bin tiefer in diese Sache eingedrungen und meditiere nun täglich. Jod hat mein „drittes Auge" geöffnet, aber um das zu erkennen, war es nötig, dass ich es absetzte.

Bis vor Kurzem hatte ich damit aufgehört, aber dann stieg ich wieder bei 50 Milligramm Jod pro Tag ein – ohne alle Nebenwirkungen. Ab und zu habe ich mich sogar daran versucht, die Dosis auf 100 Milligramm zu erhöhen.

Ich habe den Wunsch, anderen von Jod zu erzählen. Für diese Gelegenheit bin ich dankbar. Ich bin der Meinung, dass es sich dabei um ein wirksames Heilmittel handelt und dass es das Potenzial hat, das Leben vieler Menschen wieder mit Freude zu erfüllen. Ich wünsche Ihnen viel Kraft auf Ihrem Weg – Sie können gesund werden.

Begegnung mit Marty

Abgeschlagenheit, Depressionen und eine immer weiter nach unten führende Spirale beginnen sich aufzulösen.

Hallo, ich bin ein 31-jähriger Mann, der seit 33 Tagen die zweiprozentige Lugol'sche Lösung anwendet.

Die längste Zeit meines Lebens schlug ich mich mit Erschöpfungszuständen und Benommenheit herum, aber wenn ich zurückblicke, bildeten sich die Symptome hauptsächlich während meiner Pubertät aus. Damals entwickelte ich Gynäkomastie (Vermehrung des Brustdrüsengewebes bei Männern), schlimme Kopfhautprobleme (blutige Krusten infolge von Juckreiz), wurde überempfindlich beziehungsweise neurotisch, litt unter einer Unterentwicklung des Unterkiefers, schwachem Bartwuchs und vielem mehr.

Ich wurde von den Schulen als lern- und denkunfähig abgestempelt und ungefähr seit meinem 14. Lebensjahr als faul bezeichnet, nachdem meine Abgeschlagenheit wirklich schlimme Ausmaße angenommen hatte. Meine Haare begannen mir mit 17 auszufallen, mit 21 wurden sie langsam und mit 25 auffällig weiß. Ich habe niemals ein selbstständiges Leben geführt, weil mich die Erschöpfungszustände immer von jedem neuerlichen Anlauf, ein ernsthaftes Ziel zu verfolgen, abgehalten hatten. Seit ich 17 bin, habe ich etliche der gefürchteten SSRI-Behandlungen [Antidepressiva] durchgemacht, die von den Ärzten als Ersatz für eine tiefer gehende, gründlichere Behandlung verschrieben werden.

Vor ungefähr einem Jahr, nachdem ich mich mit etwas anderem beschäftigt hatte, kam mir der Gedanke, dass ich unter einem hormonellen Problem leiden könnte. Ich vermutete, dass es sich um Hypogonadismus handelte, der entweder darauf beruhte, dass ich nicht über genügend native Testosteronproduktion verfügte oder auf einem Übermaß an Phytoöstrogenen, die meine normale endokrine Funktion störten. Da ich weder eine Krankenversicherung noch ein Einkommen besaß, hatte ich keine andere Wahl, als Alternativen zu teuren Medikamenten auszuloten. Also probierte ich allerlei Dinge aus – beispielsweise DHEA und Antioxidantien wie Traubenkernextrakt und Indol-3-Carbinol (I3C).

Nichts von alledem schien etwas an meiner Abgeschlagenheit zu ändern, aber dann stieß ich in einem Buch, das meiner Mutter gehörte, auf die Symptome der Schilddrüsenunterfunktion. Es war so, als ob diese Seiten meine eigene Lebensgeschichte zum Inhalt gehabt hätten – ein Eindruck, der sich verstärkte, als ich damit begann, online persönliche Erfahrungsberichte zu studieren. Ich kam auf die Idee, Jod einzunehmen, nachdem ich einige Artikel über die zwei- und fünfprozentige Lugol'sche Lösung gelesen hatte. Es gab viele positive Erfahrungsberichte auf den einschlägigen Websites, also versuchte ich es.

Während der ersten Woche der Anwendung war ich ständig krank – Kopfschmerzen und Müdigkeit, düstere Gedanken und so weiter. *Erst später erfuhr ich, dass Salzwasser und die Begleitnährstoffe geholfen hätten.* Glücklicherweise besaß meine Mutter alle Arten von Vitamin-C- und Magnesiumtabletten, und ich hatte bereits seit einigen Monaten ein Multivitaminpräparat zu mir genommen. Ich begann mit der Einnahme von 12,5 Milligramm Jod und hatte die Dosis nach einer Woche bereits auf 50 Milligramm erhöht. Dann blieb ich zehn Tage lang bei 50 Milligramm, bevor ich 75 Milligramm ausprobierte und bemerkte, dass sich die Steigerung spürbar auf meine Lebenskraft auswirkte.

Vor ungefähr einer Woche habe ich damit begonnen, französisches Meersalz zu konsumieren und bisher sieht es danach aus, dass es mir kontinuierlich besser geht. Letzte Woche habe ich einem Familienmitglied drei Stunden lang bei Bauarbeiten geholfen. Es war das erste Mal seit vielen Jahren, dass ich mich zu einer solchen Arbeit überwinden konnte. Ich kehrte ein paar Tage später zurück und half drei Tage nacheinander ungefähr vier Stunden pro Tag, was noch eine oder zwei Wochen zuvor völlig ausgeschlossen gewesen wäre.

Ich fühle mich tagsüber noch immer etwas müde – besonders nach dem Essen –, aber dass ich dabei tatsächlich einschlafe, kommt zunehmend seltener vor. Es gab bereits in der ersten Woche Hinweise auf Fortschritte, als sich die blutigen Krusten auf meiner Kopfhaut ablösten und sich mein Haarausfall bedeutend verringerte, obwohl ich noch etwas unter Schuppenbildung leide. Heute werde ich 125 Milligramm zu mir nehmen, um herauszufinden, ob ich weitere Fortschritte mache.

Wie schon erwähnt, habe ich viele Dinge mit erbärmlichen Ergebnissen ausprobiert. Jetzt beobachte ich zum ersten Mal eine nennenswerte Besserung. Ich hoffe (verzweifelt), dass die Behandlung mit Jod der erste Schritt auf meinem Weg zu einer besseren Gesundheit ist, und vielleicht werde ich bald genug Kraft aufbringen, um arbeiten zu können und nicht ständig daran erinnert zu werden, wie deprimierend es für einen Mann ist, unselbstständig zu sein.

Begegnung mit Betty

Diabetes und ein damit verbundenes Magenproblem verschwinden.

Eigentlich begann ich mit der Einnahme der Lugol'schen Lösung, weil ich übermäßiges Bakterienwachstum im Gastrointestinaltrakt hatte (Gastroparese, ein häufig in Zusammenhang mit Diabetes auftretendes Krankheitsbild, das sich dadurch auszeichnet, dass der Magen 15 bis 20 Stunden benötigt, um sich zu entleeren). Mit Gastroparese sind viele Symptome verbunden. Die Lugol'sche Lösung hatte eine gute Wirkung und beseitigte die Symptome. Das *i-Tüpfelchen* war jedoch, dass ich auf meine Diabetestabletten verzichten konnte. Bereits seit zwei Wochen komme ich ohne sie aus (nach 13 Jahren regelmäßiger Einnahme), wobei sich mein Blutzuckerspiegel innerhalb der normalen Grenzen bewegt, was nicht einmal der Fall war, *als ich die Tabletten noch schluckte*. Ich bin überglücklich und will, dass jeder *weiß*, wie viel ich Jod zu verdanken habe. Alle sollen es erfahren.

Es ist irgendwie angenehm, so zufrieden mit sich selbst zu sein, nicht wahr? Eine von sieben US-amerikanischen Frauen wird früher oder später die Diagnose „Brustkrebs" erhalten. Ich bin sicher, dass ich nicht zu ihnen gehören werde. Ich habe miterlebt, wie Jod und die Begleitnährstoffe fibröses Gewebe aufgelöst haben.

Es ist schade, dass ich vor fünf Jahren, als meine Schwägerin an Brustkrebs starb und fünf Kinder hinterließ, noch keine Ahnung davon hatte.

Kapitel 6

Häufig gestellte Fragen 2

Warum ist die ergänzende Einnahme von Jod sinnvoll?

? **Ist Jod ein Allheilmittel?**

! Jod ist nicht einfach nur gut für Sie. Die Wirkung beruht auf seinem tiefgreifenden Vermögen, die Zellen zu entgiften, zu regulieren und zu nähren, sodass sie bestmöglich funktionieren können. Das Spurenelement war während der gesamten menschlichen Evolution von großer Bedeutung – Dr. Sebastiano Venturi nimmt an, dass Jod in Form von Seetang das erste Antioxidans der Menschheitsgeschichte war. Jod ist in gewisser Hinsicht ein Bindeglied, das dem Körper hilft, sich zu regulieren und anzupassen, weshalb es als Universalnährstoff bezeichnet wird. Aber man sollte Jod nicht als Allheilmittel erachten.

? **Wie dosiere ich Jod richtig?**

! Viele Menschen bestimmen die geeignete Dosis durch Versuch und Irrtum und hören auf den Rat eines Arztes, der mit der modernen Jodforschung vertraut ist. Die Online-Selbsthilfegruppen unterstützen Sie ebenfalls gerne. Beachten Sie bitte auch das Jodprotokoll in Teil 4.

? **In welcher Form soll ich Jod einnehmen?**

! Meine Familie und Freunde bevorzugen Iodoral®, eine modifizierte Form der Lugol'schen Lösung, die als Tablette angeboten wird, um den Magen zu schonen. Eine einzelne 12,5-Milligramm-Tablette Iodoral® enthält zwei verschiedene Arten von Jod: fünf Milligramm elementares Jod und 7,5 Milligramm Kaliumjodid. Außerdem bewahren wir jeweils ein Fläschchen mit der Lugol'schen Lösung im Auto und in der Hausapotheke auf, um Erste Hilfe leisten zu können und für Verdauungsprobleme gerüstet zu sein.

Manche Menschen entscheiden sich lieber für die Lugol'sche Lösung in ihrer ursprünglichen Form, gesättigte Kaliumjodidlösung, Magnascent oder andere Produkte. Es ist hilfreich, Mitglieder der Online-Jodforen zu befragen, warum sie eine bestimmte Form bevorzugen. Sie werden dort mitunter auf Jodfeinschmecker stoßen, die auf Kombinationen der verschiedenen Jodrezepturen schwören.

Da ich aus eigener Erfahrung nur die Wirksamkeit von Iodoral® und der Lugol'schen Lösung bestätigen kann, empfehle ich hier verständlicherweise keine anderen Produkte. Ich würde auf jeden Fall zögern, Jodrezepturen zu kaufen, die Tyrosin und / oder Selen in ein und derselben Tablette mit Jod kombinieren. Jodprodukte schießen wie Pilze aus dem Boden, um auf den steigenden Bedarf von Konsumenten zu reagieren, die wissen, wie hilfreich das Spurenelement sein kann. Leider basieren nicht alle diese Mittel auf einer gründlichen Kenntnis des Jodstoffwechsels.

? **Wie viele Milligramm Jod enthält ein Tropfen der Lugol'schen Lösung? Wie kann man diese Menge mit Iodoral® in Beziehung setzen?**

! Zwei Tropfen einer fünfprozentigen Lugol'schen Lösung enthalten ungefähr so viel Jod wie eine Tablette Iodoral® (12,5 Milligramm). Beachten Sie bitte die Tabelle zur Berechnung des Jodgehalts in der Lugol'schen Lösung in Teil 4.

? **Besteht unter den Ärzten ein Konsens über die Dosierung von Jod?**

! Fragen Sie einen Arzt, der mit der modernen Jodforschung vertraut ist. Für gewöhnlich wird Erwachsenen empfohlen, mit 12,5 Milligramm zu beginnen und bis auf 50 Milligramm zu steigern – oder auch weiter, wenn dies aufgrund der Beschwerden sinnvoll ist. Die Erfahrung vieler Jodnutzer hat gezeigt, dass man die Nebenwirkungen reduzieren kann, indem die Dosis schrittweise erhöht wird. Es kann einige Zeit in Anspruch nehmen, bis man die optimale Dosis herausgefunden hat. Die meisten Menschen profitieren davon, die Online-Jodgruppen zu kontaktieren. Dort berichten Patienten von ihren langjährigen Erfahrungen.

? **Soll ich meine tägliche Dosis Jod auf einmal oder über den Tag verteilt einnehmen?**

! Die meisten Menschen ziehen es vor, ihr Jod am Morgen zu schlucken, weil die Möglichkeit besteht, dass man sich nach der abendlichen Einnahme sehr wach fühlt und Einschlafschwierigkeiten hat. Andere nehmen das Jod über den Tag verteilt zu sich.

? **Wenn Jod so wirksam bei der Bekämpfung von Bakterien ist, könnte es nicht zu Problemen mit symbiontischen Darmbakterien kommen?**

! Es ist noch nie darüber berichtet worden, dass Jod erwünschte Darmbakterien abtötet. Einige Wissenschaftler sind der Meinung, dass die ursprüngliche Jodquelle während der Evolution des Menschen, der Seetang, eine schützende Wirkung entfaltet, weil er Antioxidantien beinhaltet.

? **Kann ich als Ersatz auch eine Jodtinktur auf alkoholischer Basis verwenden?**

! Nein, keinesfalls! Jodtinktur gilt als giftig, wenn sie oral aufgenommen wird.

? **Kann ich Betaisodona®, Betadona®, Braunol®, Braunosan®, Braunovidon®, Destrobac®, Freka-Cid®, Betadine®, Jadoplex®, Traumasept®, Wundesin®, Polysept®, Sepso®, Polydona®, Betaseptic®, Braunoderm®, Repithel® und ähnliche Präparate einnehmen?**

! Nein, keinesfalls! All diese Präparate sind als Desinfektionsmittel für die äußerliche Anwendung vorgesehen und gelten als giftig, wenn sie oral aufgenommen werden.

? **Kann ich Povidon-Jod einnehmen?**

! Nein, keinesfalls! Povidon-Jod gilt als giftig, wenn es oral aufgenommen wird.

? **Ich habe keine Schilddrüse mehr. Benötige ich trotzdem Jod?**

! Ja. Jede Zelle des Körpers benötigt Jod, um zu funktionieren. Jeder Mensch braucht Jod.

? Wo kann ich Jodergänzungsmittel kaufen?

! Halten Sie im Internet danach Ausschau. Kaufen Sie nur bei einem Händler, der über langjährige Erfahrung und einen guten Ruf als Anbieter der Lugol'schen Lösung verfügt, beispielsweise bei J. Crow® oder bei einem Anbieter von Iodoral®, der gute Beziehungen zum Hersteller (Optimox) unterhält, dann erhalten sie das Originalprodukt und keine Fälschung.

Wenn ich ehrlich bin, verkauft auch Breast Cancer Choices – die Wohltätigkeitsorganisation, für die ich arbeite – Iodoral® zur finanziellen Unterstützung. Viele Menschen bestellen bei uns, weil wir als Non-Profit-Organisation Jod günstig anbieten können. Die zehn Prozent Gewinn, die wir aus dem Vertrieb erzielen, werden für gute Zwecke verwendet. Ich persönlich profitiere nicht von dem Verkauf von Jodprodukten.

? Ich habe gehört, dass Kohl und andere zu den Kreuzblütlern gehörende Gemüsearten die Anreicherung von Jod in der Schilddrüse hemmen. Stimmt das?

! Die sogenannten Brassica-Faktoren in roh verzehrtem Gemüse oder in Ergänzungsmitteln aus der Pflanzenfamilie der Kreuzblütler können die Aufnahme von Jod durch die Schilddrüse blockieren. Deshalb ist es wichtig, durch die Einnahme von zusätzlichem Jod die Schilddrüsenfunktion aufrecht zu erhalten. Leider sind einige Fälle von Brustkrebspatientinnen bekannt, die Nahrungsergänzungsmittel auf Brokkolibasis genommen haben und sich über die jodhemmende Wirkung nicht im Klaren gewesen sind.

? Was ist Magnascent-Jod? Wirkt es genauso wie die Lugol'sche Lösung und Iodoral®?

! Magnascent besteht aus elektromagnetisch aufbereitetem Jod und wird im Allgemeinen in Kombination mit höher konzentriertem Jod bzw. Jodid eingesetzt.

Magnascent war angeblich die von Edgar Cayce verwendete Rezeptur. Manche Menschen berichten über positive Wirkungen, die von Magnascent ausgehen, aber wenn jemand ernstlich krank ist, würde kein mit der modernen Jodforschung vertrauter Arzt Magnascent als ausschließliche Therapie empfehlen.

? **Wirkt entfärbtes (weißes) Jod genauso wie die Lugol'sche Lösung und Iodoral®?**

! Dekoloriertes Jod besteht ausschließlich aus Kaliumjodid. Lugol'sche Lösung und Iodoral® beinhalten sowohl Kaliumjodid als auch elementares Jod. Patienten mit Brustzysten haben berichtet, dass dekoloriertes Jod bei äußerlicher Anwendung nicht so gut wirkt wie die Lugol'sche Lösung.

? **Ich nehme Schilddrüsenmedikamente ein. Kann die Aufnahme von zusätzlichem Jod deren Wirkung beeinflussen?**

! Die mit der modernen Jodforschung vertrauten Ärzte berichten, dass sich noch keiner ihrer Patienten über eine Beeinflussung ihrer Schilddrüsenmedikamente durch Jod beschwert hat. Das Gegenteil ist der Fall: Jod kann ein Bindeglied sein, das sich positiv auf die Funktion der Schilddrüse auswirkt.

? **Ich habe Lugol'sche Lösung in meiner Küche verschüttet. Geht der Fleck weg?**

! Ja. Normalerweise kann man Jodflecken mit einer dickflüssigen Paste aus Vitamin C und Wasser entfernen. Ein Mitglied aus unserem Breast Cancer Think Tank berichtet davon, dass sogar ein Fleck auf ihrem weißen Badezimmerteppich verschwunden ist, nachdem sie ihn mit Vitamin-C-Paste eingeweicht hatte und diese einwirken ließ.

? **Wenn jemand an einer Autoimmunkrankheit der Schilddrüse leidet, beispielsweise an Hashimoto-Thyreoiditis, sollte er dann zusätzliches Jod einnehmen?**

! Ursprünglich waren die Ärzte der Ansicht, dass Probleme auftreten könnten, wenn man an Hashimoto-Thyreoiditis erkrankt ist und zusätzliches Jod zu sich nimmt. Nun haben wir herausgefunden, dass diese Annahme ein Mythos ist, dem unvollständige Behandlungsempfehlungen zugrunde liegen. Nach umfangreichen Recherchen erfahrener Ärzte hat sich herauskristallisiert, dass Jodmangel selbst – in Kombination mit Selenmangel – oft der Auslöser für Hashimoto-Thyreoiditis ist. Nehmen Sie Kontakt zu einem mit der modernen Jodforschung vertrauten Arzt auf, der Erfahrung mit der Verwendung von Jod bei Autoimmunkrankheiten hat. Falls Ihr

Arzt nicht von den Initiatoren des Jodprojekts ausgebildet wurde, kann es sein, dass sie oder er die zusätzlichen Erfordernisse bei Autoimmunkrankheiten nicht kennt, einschließlich der Notwendigkeit, die geeignete Menge Selen einzunehmen. Wir empfehlen, den folgenden Artikel zu lesen, den Sie auch Ihrem Arzt vorlegen können: **www.Optimox.com/pics/Iodine/IOD-22/IOD_22.htm**. Auch Dr. Jeffrey Dachs hat eine leicht zu verstehende Erklärung verfasst, die Sie unter **http://jdach1.typepad.com/natural_thyroid/2011/02/selenium-for-hashimotos-thyroiditis-by-jeffrey-dach-md.html** finden. Außerdem haben viele HashimotoPatienten herausgefunden, dass durch die Vermeidung von glutenhaltigen Lebensmitteln eine Besserung eintritt.

? **Benötigen Frauen mehr Jod als Männer?**

! Bis sie in die Pubertät kommen, scheinen Mädchen und Jungen gleich viel Jod zu benötigen. Wenn sich Brüste und Eierstöcke zu entwickeln beginnen, steigt der Jodbedarf der Mädchen im Vergleich zu demjenigen der Jungen an. Der erhöhte Bedarf kann dazu führen, dass der Schilddrüse zu dieser Zeit Jod entzogen wird. Der Pathologe Dr. David Marine hatte entdeckt, dass Mädchen und Jungen aus Ohio gleich häufig an Schilddrüsenkrankheiten litten, bis die Mädchen die Pubertät erreichten und dann signifikant häufiger einen Kropf entwickelten. Aufgrund dieser Entdeckung wurde dem Speisesalz ab 1924 Jod zugesetzt.

? **Warum ist Jod für die Brüste notwendig?**

! Die Brüste beherbergen viele Jodrezeptoren, die dazu beitragen, dass Milchgänge und andere Gewebe ihre Funktion bestmöglich erfüllen können. Es wurde beobachtet, dass Jod Flüssigkeiten in der Brust entgiften und Zysten auflösen kann, in denen sich Toxine anreichern.

? **Wie wirkt sich Jodmangel auf die Brüste aus?**

! Wenn Tiere kein Jod aus der Nahrung erhalten, schwellen ihre Brüste an und es entwickeln sich Knötchen, fibröses Gewebe und Zysten, was an die fortschreitende Entwicklung von Brustkrankheiten bei Frauen gemahnt. Wenn der Nahrung Jod zugesetzt wird, verschwinden die fibrozystischen Veränderungen wieder. Wird Jod neuerlich aus der Nahrung entfernt, treten die Brustkrankheiten wieder auf.

? **Benötigen stillende Frauen mehr Jod?**

! Um die Versorgung des Kindes zu gewährleisten, bezieht der Körper von stillenden Müttern bei Bedarf Jod aus der Schilddrüse. Das ist einer der Gründe, warum manche Frauen nach der Geburt ihres Kindes nicht mehr das Gewicht erreichen, das sie vor der Schwangerschaft hatten. Wenn das Jod, das dem Baby zugeführt wird, in der Schilddrüse fehlt, können sich die Stoffwechselprozesse verlangsamen.

WEITERE ERFAHRUNGSBERICHTE

Begegnung mit Lee

Schläfrigkeit, Brustknoten, Menstruationsprobleme, Schilddrüsenfehlfunktion und Depressionen … wie weggeblasen!

Ich bin eine 47-jährige Mutter von vier Kindern. Mehrere Jahrzehnte lang habe ich unter einer Schilddrüsenunterfunktion gelitten und jedes Mal, wenn ich zu meiner jährlichen Kontrolle gegangen bin, habe ich über dieselben Beschwerden geklagt: chronische Müdigkeit, Benommenheit und schlimmer werdende Symptome der Östrogendominanz, wie zum Beispiel schmerzende Knoten in der Brust und extrem starke Monatsblutungen. Mein Arzt überprüfte nur meinen TSH-Wert und schickte mich wieder nach Hause – mit einem neuen Antidepressivum und immer größeren Mengen an synthetischen Schilddrüsenhormonen. Ich hatte das Gefühl, dass die von ihm verabreichten Mittel rein gar nichts halfen und war nie so recht zufrieden mit seinen Erläuterungen, warum er mir nicht Armour oder eine andere Schilddrüsentherapie verschreiben wollte.

Seit meiner letztjährigen Kontrolle habe ich ihn nicht wieder aufgesucht und mittlerweile seit über einem Jahr kein Synthroid mehr genommen. Ich machte mich im Internet auf die Suche nach einem neuen Arzt, konnte jedoch keinen finden, der meine Versicherung akzeptierte und bereit war, Armour zu verschreiben. Dann stieß ich auf die Yahoo-Jodgruppe. Je mehr ich las, desto klarer wurde mir, wie stark ich unter Jodmangel leiden musste, also bestellte ich etwas Jod und begann mit der Einnahme der anfänglichen Dosis von 12,5 Milligramm Iodoral®.

Nach einigen schwachen Entgiftungserscheinungen und nachdem ich begonnen hatte, die Begleitnährstoffe und das Salz zu nehmen, fühlte ich mich bald recht gut und entschied mich dafür, die Salzkur zu machen, da ich nun doch die Symptome der Bromiddominanz verspürte. Für ungefähr einen Monat nahm ich täglich 50 Milligramm Jod zu mir. Ich schlucke auch rezeptfrei erhältliche Schilddrüsenergänzungsmittel. Ich möchte betonen, dass ich nicht aus freien Stücken auf ärztliche Beratung verzichte – es besteht keine andere Möglichkeit.

Durch die Behandlung mit Jod haben sich meine gesundheitlichen Probleme dramatisch gebessert. Zum ersten Mal kann ich richtig schwitzen. Meine Basaltemperatur liegt jetzt nur noch einen Grad unter dem Normalwert. Meine Haut hat sich stark verbessert.

Die Blutungen während meiner Menstruation verlaufen nicht mehr so stark. Meine letzte Periode ist ohne PMS oder schmerzende Brüste vorübergegangen. Mich verlangt nicht mehr die ganze Zeit nach Süßem und ich habe bereits über sieben Kilogramm abgenommen, da ich es nun schaffe, eine gesündere Ernährungsweise einzuhalten. Ich würde sagen, dass die größte Veränderung meine Brüste betrifft. Sie sind weich und geschmeidig, haben aufgehört zu schmerzen und bilden keine Knoten mehr aus. Ich würde sie jetzt als „Wohlfühl-Brüste" bezeichnen. Ich kann sogar schmerzfrei ohne BH herumgehen. Ich vermute, dass man diesen Zustand als „normal" bezeichnet. Wahrscheinlich steuerte ich geradewegs auf Brustkrebs zu, solange ich die Beschwerden hatte.

Ich wollte mich noch bei Ihnen allen von BreastCancerChoices.org dafür bedanken, dass Sie eine Website betreiben, auf der die Entgiftungsbehandlung diskutiert wird. Ich habe auf jeden Fall alles versucht, um einen Arzt zu finden, der mir hätte helfen können, aber stattdessen habe ich schließlich Eigenverantwortung für meine Gesundheit übernommen. Ich werde allen meinen Bekannten nahelegen, sich mit Jod zu beschäftigen. Ich habe viele Freunde und Verwandte, die Synthroid nehmen, allerdings nicht die geringste Menge Jod. Wenn ich sie überzeugt habe, werde ich sie auf Ihre Website verweisen.

Sie können diesen Erfahrungsbericht wirklich jedem schicken und auch meinen Namen nennen. Danke noch einmal dafür, dass Sie mir das Leben gerettet haben!

Begegnung mit Ed

Sein „altersbedingter" Gehörverlust hat sich erheblich verbessert.

Als ich 72 Jahre alt war, wurde beschlossen, dass ich mit einem Hörgerät ausgestattet werden soll. Ein paar Tage vor meinem Termin rief der Hörgeräteanpasser, der die Hörhilfe konstruieren sollte, bei mir zu Hause an, um das Treffen um fünf Wochen zu verschieben, weil er wegen einer Operation ins Krankenhaus musste. In der Zwischenzeit nahm ich 25 Milligramm Iodoral® und beschwerte mich bei meiner Frau, dass ich überhaupt keine Wirkung spüren würde. Sie sagte, ich solle eine weitere Tablette täglich einnehmen. Noch bevor der Anpasser wieder an seinen Arbeitsplatz zurückkehrte, war mein Gehörverlust verschwunden. Ich sagte das Treffen ab und sparte mehrere tausend Dollar.

Begegnung mit Gina aus Norwegen

Viele Beschwerden – wie zum Beispiel fibrozystische Brüste, Herzrasen und Candida – wurden gelindert.

Vielen Dank dafür, dass ich nicht mehr allein dastehe! Ich habe viel gelernt, seit ich vor einem Jahr mit der Einnahme von Jod begonnen habe. Beschwerden: chronische Candida, Wilsons Temperatursyndrom, trockene Haut, Reizmagen und so weiter. Ich habe keinen Arzt aufgesucht und mich ausschließlich auf meine eigenen Recherchen und meine Experimentierfreude verlassen.

Ich habe langsam begonnen und die Dosis erst nach einem halben Jahr auf 50 Milligramm erhöht. Dann kam es zu Entgiftungserscheinungen, die sich steigerten, als ich meine Vitamin-C-Dosis von einem auf sieben Gramm erhöhte (Darmtoleranz).

Die ersten auffälligen Veränderungen nach der Einnahme von Jod:

- Die Nägel hörten auf, schichtweise abzublättern, die Haut verbesserte sich, das Herzrasen legte sich.
- Meine Körpertemperatur erhöhte sich von durchschnittlich 36,5 auf 37 Grad Celsius.

- Die Symptome meiner Allergien verbesserten sich um 70 Prozent (Niesen, Probleme mit den Nebenhöhlen).
- Die Fibrozysten in der Brust verringerten sich um 90 Prozent, nachdem ich die Dosis auf 50 Milligramm erhöht hatte.
- Candida ging um 90 Prozent zurück. Mit dem, was geblieben ist, kann ich gut leben; ich habe jetzt alles unter Kontrolle!
- Meine Sonnenverträglichkeit hat sich um 100 Prozent verbessert; Jod mit Kokosnussöl ist das Beste; keine Verbrennungen mehr für eine Sonnenanbeterin (ich lebe in Norwegen und brauche einen Sonnenschutz).

Ich nehme zusätzlich auch Selen, Magnesium, Himalaya-Salz etc. zu mir. Andere nützliche Ergänzungsmittel:

- Kurkuma und Enzyme: hilft bei Allergiesymptomen, weniger Niesen sowie bessere Verdauung.
- Borax: hilft bei Beschwerden, die in Zusammenhang mit Pilzen (z. B. Candida) stehen; ich habe Borax mit Jod kombiniert.

Begegnung mit Don

Blutdruck, Cholesterin und Herzfrequenz haben sich verbessert.

Ich habe sechs Monate lang Produkte auf Lugol'scher Basis (Tagesdosis 240 Milligramm) eingesetzt, woraufhin sich mein Blutdruck und mein Cholesterinspiegel im Normalbereich eingependelt haben: Mein Cholesterinwert lag bei 220 und beträgt jetzt 180, das HDL-Cholesterin hat sich von 35 auf 40 verbessert. Mein Blutdruck war 150 zu 90, weshalb ich blutdrucksenkende Medikamente in einer geringen Dosis einsetzen musste, um auch meine Herzfrequenz zu senken. Jod scheint alle drei Werte stabilisiert zu haben.

Begegnung mit Mary

50 Milligramm Jod beugen Genitalherpes, Brustknoten, Allergien und Müdigkeit vor.

Voller Begeisterung kann ich Ihnen mitteilen, dass ich, seit ich 50 Milligramm Iodoral® pro Tag nehme, keine Genitalherpes mehr bekomme, obwohl ich davon viele Jahre lang geplagt wurde. Auch wenn ich nicht geheilt bin, so ist das Problem doch unter Kontrolle. Das weiß ich, weil ich nur einmal Herpes bekam, seit ich vor neun Monaten mit der Jodergänzung begonnen habe: Es passierte, als ich nach fünf Monaten versuchte, die Dosis auf 37,5 Milligramm zu senken, woraufhin es zu einem Ausbruch kam, der sofort wieder aufhörte, als ich zu der ursprünglichen Iodoral®-Dosis von 50 Milligramm zurückkehrte.

Natürlich ist das nicht der einzige positive Effekt, den ich erfahren habe, seit ich das Jodprotokoll befolge, aber für mich wahrscheinlich der aufregendste. Ich bin sicher, dass auch viele andere vom Verschwinden von Brustknoten und Allergien sowie von einer Steigerung ihrer Lebenskraft berichten werden. Ich gebe sogar meinen Hunden täglich drei Tropfen der zweiprozentigen Lugol'schen Lösung!

Kapitel 7

Häufig gestellte Fragen 3

Wie denken Ärzte über Jod?

? **Wie denkt die Mehrheit der Ärzte über Jod?**

! Die meisten Ärzte unserer Zeit haben auf der medizinischen Hochschule gelernt, dass Jod gefährlich sei und der Schilddrüse schaden könne. Diese Furcht (die von Dr. Guy Abraham als Jodphobie bezeichnet wird) geht auf einen Kurswechsel zurück, der aufgrund von Forschungsergebnissen vorgenommen wurde, die sich mittlerweile als falsch und irreführend herausgestellt haben. Noch vor 50 Jahren wurde Jod in großem Maßstab gegen fast alle Leiden – von Eierstockzysten bis zu Hämorrhoiden – eingesetzt. Erst in neuester Zeit findet Jod wieder mehr Beachtung, weil Patienten ihren Ärzten vermehrt von positiven Auswirkungen berichten.

? **Mein Arzt behauptet, es gehöre zu den grundlegenden Gesetzen der Physiologie, dass Jod die Funktion der Schilddrüse einschränkt.**

! Genau das wurde den Ärzten auf der Universität beigebracht. Die Physiologie ist ein *theoretisches* medizinisches Fachgebiet, das in ständiger Entwicklung begriffen ist. Das, was Ihr Arzt als grundlegendes, unbestreitbares Gesetz der Physiologie über Jod kennengelernt hat, stellte sich (1) als nicht grundlegend, (2) als überhaupt kein Gesetz heraus und ist inzwischen (3) vollständig widerlegt. Zehntausende von Jodnutzern haben dieses „Gesetz" auf die Probe gestellt, indem sie Jod mit großartigem gesundheitlichem Erfolg in großen Mengen – im Milligrammbereich – eingenommen haben.

Haben Sie Geduld mit Ihrem Arzt. Die medizinische Zunft braucht oft jahrelang, um neue Fakten zur Kenntnis zu nehmen. Vielleicht erinnern Sie sich daran, wie lange es dauerte, bis Dr. Barry Marshall und Dr. John Robin Warren die Ärzteschaft davon überzeugen konnten, dass Magengeschwüre nicht auf psychologischen Ursachen, sondern auf der Vermehrung eines bestimmten Bakteriums beruhen. Schließlich erhielten sie im Jahr 2005 den Nobelpreis. Viele von uns hoffen, dass Dr. Guy Abraham auf dieselbe Weise gewürdigt wird.

? **Ich wollte Jodpräparate ausprobieren, aber mein Arzt meinte, Jod sei bloß eine dieser Modeerscheinungen aus dem Internet.**

! Ist er der Meinung, dass etwas, wodurch Tausende von Menschen eine Linderung ihrer Beschwerden erfahren haben, deshalb missachtet werden sollte, weil die Leute durch das Internet darauf aufmerksam geworden sind? Wäre die ergänzende Einnahme von Jod eine der vielen Modeerscheinungen unserer Zeit, dann hätte man das Spurenelement nicht bereits von den 1820er Jahren bis in die 1940er Jahre durchgehend verwendet.

? **Warum weiß mein Arzt nicht über die Vorzüge von Jod Bescheid?**

! 1. Weil sie oder er nicht an Kongressen der Integrativen Medizin teilnimmt.

2. Weil Jod so billig in der Anschaffung ist, nicht patentiert werden kann, nicht rezeptpflichtig ist und sich daher kein Vertreter eines Pharmaunternehmens bei Ihrem Arzt einstellt, um die Werbetrommel zu rühren.

3. Weil sie oder er noch immer an die widerlegte Wolff-Chaikoff-Hypothese glaubt, der zufolge Jod die Schilddrüse schädigt.

Aber das neue Wissen über Jod breitet sich rasch aus. Auf dem vom ACAM (American College for Advancement in Medicine) im November 2010 abgehaltenen Kongress fragte Dr. Michael Schachter, Experte für Integrative Medizin, die Ärzte im Auditorium, wie viele unter ihnen Jod in ihren Praxen verwendeten. Die Hälfte der Zuhörer hob die Hand. Das ist wirklich ein Fortschritt!

? **Sind die Ergebnisse der modernen Jodforschung auch auf medizinischen Kongressen präsentiert worden?**

! Ja. Um nur einige zu nennen: auf den ACAM-Kongressen, den Anti-Aging-Kongressen, dem Weston-A.-Price-Kongress und den Jodkongressen.

? **Gibt es irgendwelche medizinischen Studien, die ich meinem Arzt vorlegen kann?**

! Das hängt davon ab, welche Ziele Sie als Patient verfolgen. Sie werden wahrscheinlich Fachpublikationen heranziehen müssen, die Ihre persönlichen Beschwerden thematisieren und können Ihre Fragen gerne an die Selbsthilfegruppen von Patienten in den Online-Communities herantragen.

? **Wie kann ich einen Arzt finden, der mit der modernen Jodforschung vertraut ist?**

! Lesen Sie in Teil 4 dieses Buches nach oder rufen Sie die Webseite **http://breastcancerchoices.org/ipractitioners.html** auf, wo Sie eine Liste vorfinden, die laufend aktualisiert wird.

WEITERE ERFAHRUNGSBERICHTE

Begegnung mit Katy

Ihr Tumor verkleinert sich.

Im Jahr 2008 riet mir meine Ärztin, Tamoxifen zu nehmen, um den Umfang meines Brusttumors vor der Operation zu verringern. Ich sträubte mich und wollte Tamoxifen nicht schlucken. Schließlich besorgte ich mir das Präparat und nahm es mit nach Hause. Mein Mann drängte mich, den Anweisungen meiner Ärztin Folge zu leisten. Also versuchte ich es mit Tamoxifen – ungefähr eine Woche lang. Das Medikament rief bei mir starke Nebenwirkungen hervor, nämlich Tamoxifen-induziertes Asthma.

Ich befand mich zu dieser Zeit auf einer idyllischen und friedlichen Berghütte. Wir unternahmen Tagesausflüge in die Berge. Ich versetzte meinen Mann in Angst und Schrecken, als ich auf einer unserer Wanderungen plötzlich von Atemnot befallen wurde. Wir glaubten beide, dass es nun vorbei mit mir wäre. Ich hatte keine Ahnung davon, dass Tamoxifen so etwas auslösen konnte.

Als ich daraufhin jedoch „Tamoxifen" und „Atemnot" googelte, entdeckte ich Forschungsergebnisse, die Tamoxifen-induziertes Asthma als eine schwere Nebenwirkung des Medikaments beschrieben. Am nächsten Tag rief ich meine Ärztin an. Ihre Lösung des Problems bestand darin, dass ich die halbe Dosis nehmen sollte. Ich beschloss, darauf zu verzichten und setzte das Tamoxifen nach einer Woche ab ... Ich wollte einfach keinen Asthmaanfall mehr riskieren. Basta.

In der Zwischenzeit hatte ich die Lugol'sche Lösung in immer höheren Dosen zu mir genommen – oral und auch äußerlich, indem ich sie auf meine Brüste auftrug. Nach drei bis vier Monaten, als ich meine Ärztin wieder aufsuchte, hatte sich mein Tumor tatsächlich von 2,7 Zentimeter auf 0,8 Zentimeter verkleinert. Man konnte den Größenunterschied auch mit den Händen fühlen. Die Ärztin jedoch drehte durch, als ich ihr erzählte, dass ich das Tamoxifen nicht genommen hätte und dass sich daran nichts ändern würde. Sie brüllte mich an, dass ich sie noch um Tamoxifen anbetteln würde, wenn sich die Metastasen erst über meinen ganzen Körper ausgebreitet hätten und ich große Schmerzen verspüren würde usw. usf. Es war ein derart schreckenerregender Albtraum, dass mich der Gedanke daran auch noch nach drei Jahren erschüttert. Die Ärztin sagte, dass sie den Operationstermin festlegen wolle, aber ich fragte mich, warum ich mich zu diesem Zeitpunkt überhaupt noch operieren lassen sollte. Warum nicht weitermachen und den Tumor ganz zum Verschwinden bringen?

Das brachte das Fass zum Überlaufen. Sie sagte, niemand könne das bewerkstelligen. Und weiter, dass jede einzelne Patientin, die alternative Methoden angewandt hätte, schließlich doch zu ihr zurückgekommen sei, um den Tumor entfernen zu lassen. Du lieber Himmel! Schließlich sagte sie, dass sie mir acht Wochen geben würde, um den Tumor schrumpfen zu lassen; danach würde sie ihn rausschneiden. Nun, bis jetzt habe ich noch keine Operation gehabt. Und ich bin am Leben und fühle mich gut. Ich könnte die Geschichte noch weitererzählen, aber mein Rasen muss jetzt gemäht werden.

Beginnen Sie bitte sofort, Jod einzunehmen. Warten Sie nicht!

Ich beabsichtige nicht, bei dieser hohen Dosis zu bleiben, aber gerade jetzt versuche ich, Krankheitserreger zu beseitigen, meine Tumoren schrumpfen zu lassen und Brom und andere giftige Halogene auszuleiten. Ich hatte viele Entgiftungssymptome ... Akne, Ausschläge, Druck und Schmerzen in den Nebenhöhlen, Schmerzen im ganzen Körper – aber ich kämpfte mich durch und mir geht es jetzt viel besser! Ich benutzte Salzspülungen, um das Unwohlsein zu verringern. In der ersten Woche schwoll mein Kropf an und tat weh. Ich bekam Angst. Fast hätte ich aufgehört, aber ich wusste, dass etwas mit meiner Schilddrüse passierte und schlussfolgerte, dass sie das Jod in irgendeiner Weise verwendete, weshalb ich ihr Zeit ließ – und plötzlich schrumpfte der Kropf drastisch. Auch andere Leute haben die Erfahrung gemacht, dass sich ein Kropf sehr rasch zurückbilden kann.

Begegnung mit Carla

Eierstock- und Brustzysten sind nicht mehr nachweisbar.

Nach meiner operativen Entfernung der Gebärmutter im Jahr 1987 teilte mir der Arzt mit, dass ich Eierstockzysten hätte. Zu einem späteren Zeitpunkt, nämlich bei meiner letzten Untersuchung, sagte er, dass die Zysten nicht mehr da seien. Zuvor hatte man sie mit den Händen fühlen können. Auch die stechenden Schmerzen, unter denen ich in der Vergangenheit litt, haben aufgehört.

Anlässlich einer früheren Untersuchung hatte ein Arzt durch Abtasten Brustzysten bei mir entdeckt. Auch von ihnen war bei der letzten Kontrolle nichts mehr zu sehen. Alle Schmerzen und Knoten sind verschwunden.

Begegnung mit Connie

Gebärmutterfibrome lösen sich auf und die Gebärmutterschleimhaut normalisiert sich.

Ich wurde meine Gebärmutterfibrome und die Verdickung meiner Gebärmutterschleimhaut los, sodass alles wieder normal ist. Der Genesungsprozess nahm ungefähr sechs Monate in Anspruch.

Begegnung mit Raymond

Sein Kropf reduzierte sich um 90 Prozent, die Hämorrhoiden sind verschwunden.

Zwar bin ich keineswegs ein Experte, aber ich kann Ihnen versichern, dass hoch dosiertes Jod meinen Kropf um 90 Prozent schrumpfen ließ und dass ich keine Hämorrhoiden mehr habe, sodass es mir nun verdammt gut geht. Ich nehme 130 Milligramm Jod pro Tag zu mir und außerdem die Begleitnährstoffe – hauptsächlich naturbelassenes Meersalz. Meine Tagesdosis teile ich zwischen Iodoral®-Tabletten und Lugol'scher Lösung auf. Ich schätze, dass die Chance, auch die üblen Burschen in meinem Magen zu erwischen, auf diese Weise höher ist. Wenn man nur Iodoral® einnimmt, geht es direkt durch den Magen in den Dünndarm. Mit meiner Methode schlage ich zwei Fliegen mit einer Klappe.

Kapitel 8

Häufig gestellte Fragen 4

Was sollte man bei der Jodsupplementierung beachten?

? **Welche Menge Jod nimmt man anfangs üblicherweise ein?**

! Die meisten erfahrenen Anwender würden Ihnen raten, mit einer geringen Dosis – beispielsweise mit 12,5 Milligramm – zu beginnen und diese in weiterer Folge zu steigern. Manche Menschen nehmen jedoch von Anfang an 50 Milligramm zu sich und fühlen sich wohl dabei. Es kommt auch vor, dass jemand mit einer noch höheren Dosierung einsteigt, um die individuell beste Wirkung zu erzielen. Viele Ärzte empfehlen, im Vorfeld die Entgiftung mit Meersalz für etwa zwei Wochen durchzuführen, bevor man mit der Jodsupplementierung beginnt.

? **Was versteht man unter dem Jodprotokoll?**

! Beim Jodprotokoll handelt es sich um den Leitfaden für den Umgang mit Jod, der von den auf diesem Gebiet führenden Ärzten auf dem Jodkongress im Jahr 2007 präsentiert wurde. Die Empfehlungen umfassen die Dosierungen von Jod sowie der Begleitnährstoffe, die sich in der Behandlungspraxis von erfahrenen Ärzten als wirksam erwiesen haben. Die Erfahrungen der meisten Patienten und der mit der modernen Jodforschung vertrauten Ärzte zeugen davon, dass sich das Protokoll bewährt hat.

? **Gibt es einen Test auf Jodmangel?**

! Die verlässlichsten Ergebnisse lassen sich mit dem Jodsättigungstest (siehe auch den entsprechenden Abschnitt in Teil 4, „Hilfsquellen") erzielen, der manchmal gemeinsam mit anderen Untersuchungen durchgeführt wird. Die Resultate dieses 24-Stunden-Urintests müssen von einem mit der modernen Jodforschung vertrauten Arzt ausgewertet werden. Wenn Sie eine Weile Jodergänzungsmittel eingenommen haben, sollte der Test wiederholt werden. Im Rahmen unserer Tätigkeit bei Breast Cancer Choices treffen wir gelegentlich auf Menschen, deren erster Test gar nicht so schlechte Ergebnisse geliefert hat. Wenn die Patienten den Test jedoch nach einigen Monaten der Jodsupplementierung wiederholen, werden sie durch eine Verminderung ihrer Jodsättigung entmutigt. Es kommt vor, dass die Ergebnisse des ersten Tests wenig Aussagekraft hatten, weil die jodabsorbierenden Gewebe derart geschädigt oder atrophiert waren, dass der Großteil des zu Untersuchungszwecken zugeführten Iodoral® den Körper passierte und direkt in den Urin gelangte, ohne aufgenommen zu werden.

Gewebe, deren Natrium-Jodid-Symporter beeinträchtigt sind, können mit einem alten, ausgetrockneten Schwamm verglichen werden: Große Mengen an Wasser werden von der Oberfläche abgewiesen, bevor der Schwamm endlich beginnt, die Flüssigkeit aufzusaugen.

Ein erfahrener Arzt, der mit der modernen Jodforschung vertraut ist, kann erklären, warum sich Ihre Jodsättigung beim ersten Test als zufriedenstellend erweist, beim zweiten Test jedoch rückläufig ist, um beim dritten Versuch wieder einen höheren Wert anzunehmen. Das Ziel sollte darin bestehen, nach dem zweiten Test eine höhere Jodabsorption festzustellen. Ärzte, die im Umgang mit Jod erfahren sind, können herausfinden, welche Begleitnährstoffe Ihnen persönlich helfen, diesen Prozess zu beschleunigen.

Was Sie beachten sollten: Stellen Sie sicher, dass Ihr Arzt darüber Bescheid weiß, dass der Test regelmäßig wiederholt werden muss, bis Ihre Jodsättigung im Normalbereich liegt.

? **Wie beginnt man in der Regel mit der Einnahme von Jodergänzungsmitteln?**

! Lesen Sie sich bitte dieses repräsentative Beispiel durch:

Kathy fing unter der Anleitung eines mit der modernen Jodforschung vertrauten Arztes mit der Jodsupplementierung an. Ihr erster Schritt bestand darin, einen Viertel Teelöffel Meersalz, das in etwa 250 Milliliter Wasser aufgelöst wurde, 14 Tage lang zweimal täglich zu trinken. Erst dann folgte die Einnahme von Iodoral®-Tabletten des Herstellers Optimox. Der Arzt schlug Iodoral® vor, weil es sich dabei um die Rezeptur handelt, mit der man Jod bei erstmaliger Einnahme am genauesten dosieren kann.

Er ordnete an, mit der täglichen Einnahme einer 12,5-Milligramm-Tablette zu beginnen und zwei Wochen lang unter gleichzeitiger Zufuhr der oben beschriebenen Salzlösung weiterzumachen. Zugleich wurde sie angewiesen, folgende Begleitnährstoffe einzunehmen:

- 300 – 600 Milligramm Magnesium (1x täglich)
- 1 Tablette ATP Cofactors® von Optimox, bestehend aus 100 Milligramm Riboflavin und 500 Milligramm Niacin (2x täglich)
- 200 Mikrogramm Selen oder Selenomethionin (1x täglich)
- 1.000 Milligramm Vitamin C (3x täglich)
- ½ Teelöffel unbehandeltes Salz in der Nahrung (1x täglich)
- zusätzlich ¼ Teelöffel Meersalz zweimal am Tag in etwa 250 Milliliter Wasser aufgelöst

Zwei Wochen später fragte er sie, ob sie schon eine Wirkung spüre. Weil sie verneinte, steigerte er die Dosis auf zwei 12,5-Milligramm-Tabletten, also auf insgesamt 25 Milligramm Iodoral®. Nach weiteren zwei Wochen lautete seine Empfehlung, die Dosis abermals zu erhöhen und sich nur dann zu melden, wenn sich Nebenwirkungen einstellten. Andernfalls sollte sie die Iodoral®-Dosis schließlich auf vier Tabletten (50 Milligramm) anheben.

Zu diesem Zeitpunkt stellten sich bei Kathy Bewusstseinsstörungen und Kopfschmerzen ein. Ihr Arzt meinte, sie solle die Einnahme von Jod an Wochenenden aussetzen, um die Giftstoffe, die vom Jod verdrängt wurden, aus dem Körper auszuleiten; das Salzwasser könne sie aber weiter zweimal am Tag nehmen. Diese von Breast Cancer Choices erdachte Strategie der Einnahmepause führte dazu, dass die Nebenwirkungen bei Kathy bald verschwanden.

Sie ist nun in der Lage, täglich 50 Milligramm Iodoral® einzunehmen, verzichtet jedoch immer wieder einmal an den Wochenenden gemäß den Anweisungen ihres Arztes darauf.

? **Soll ich Jod während der Mahlzeiten einnehmen?**

! Die meisten Menschen nehmen Jod mit der Nahrung zu sich. Wenn Sie jedoch Iodoral® schlucken, werden Sie keine Probleme mit der Einnahme auf nüchternen Magen haben, weil dieses Präparat speziell auf eine gute Magenverträglichkeit hin entwickelt wurde.

? **Zu welcher Tageszeit soll ich mein Jod nehmen?**

! Jod wird für gewöhnlich morgens eingenommen. Manche Menschen haben berichtet, dass sie nachts nicht schlafen konnten, wenn sie ihr Jodpräparat zu einer späteren Tageszeit konsumiert hatten.

? **Warum habe ich auf die Einnahme von mit Wasser vermischter Lugol'scher Lösung mit Magenverstimmungen reagiert?**

! Die Einnahme der Lugol'schen Lösung führt oft zu Problemen mit dem Magen. Deshalb wurden die Iodoral®-Filmtabletten entwickelt. Manchmal hilft es, wenn man die Lugol'sche Lösung nach einer Mahlzeit zu sich nimmt. Sie können auch Jodprodukte anderer Marken ausfindig machen, die über eine Beschichtung verfügen. Sollte ein Produkt Ihren Magen reizen, wird von den Herstellern empfohlen, *sofort mit der Einnahme aufzuhören.*

? **Kann ich Jod nur oral einnehmen?**

! Jod wird häufig auch auf die Haut aufgetragen, wodurch es besser in die Blutbahn gelangen kann. Eine lokale Anwendung wird von Menschen bevorzugt, die Bedenken haben, Jod oral einzunehmen oder dann, wenn die Absorption verlangsamt werden soll. Bei der äußerlichen Anwendung geht viel Jod verloren, weil es verdampft, aber sie hat sich im Notfall als überraschend wirkungsvoll erwiesen. Historisch wurde Jod auch in Rektal- oder Vaginalzäpfchen gefüllt, um es lokal verwenden zu können.

Experten empfehlen, Jodprodukte wie die Lugol'sche Lösung mit einer kleinen Menge Öl auf der Handfläche zu vermischen und erst dann auf die Haut aufzutragen. Diese Methode soll die Gefahr einer Reizung vermindern. Traubenkernöl, Rizinusöl, Jojobaöl oder Kokosnussöl sind gute Trägeröle für die Lugol'sche Lösung.

? **Wann kann ich mit der Einnahme von Jodergänzungsmitteln wieder aufhören?**

! Die übliche Empfehlung lautet, nur so lange Jod ergänzend einzunehmen, wie man gesund sein will (der humorvolle Versuch eines Arztes, eine ansonsten ernste Angelegenheit etwas aufzulockern).

? **Kann ich meinem Haustier Jod verabreichen? Wenn ja, wie viel?**

! Dr. David Brownstein berichtet davon, dass Haustieren eine Dosis von 0,08 Milligramm pro Pfund Körpergewicht (ca. 0,176 Milligramm / Kilogramm) verabreicht wurde. Uns wurde mehrfach von Hühnern und Papageien berichtet, die mit Wasser verdünnte Lugol'sche Lösung bevorzugen. Besitzer größerer Tierbestände wissen wahrscheinlich, dass Jod die Gesundheit und den Fortpflanzungserfolg ihrer Tiere erhöht. Die tiermedizinische Verwendung von Jod reicht Jahrzehnte zurück.

? **Kann ich Tyrosin gemeinsam mit Jod einnehmen?**

! Einige Ärzte empfehlen die Einnahme von Tyrosin, andere wiederum schlagen vor, darauf zu verzichten, falls es Probleme mit Brustkrebs oder einem Melanom gibt. Diese Tumorarten sind einander sehr ähnlich, wobei Melanome mitunter äußerst schwierig zu behandeln sind. Es besteht die Befürchtung, dass sich Melanome durch die zusätzliche Einnahme von Tyrosin verschlimmern könnten.

? **Was sind die „Jodsymporter", von denen ich im Internet gelesen habe?**

! Jodexperten zufolge sind Symporter (Natrium-Jodid-Symporter, NIS) Proteine der Zellmembran von Geweben, in denen Jod aus der Blutbahn in die Zellen geschleust wird. Leider können diese Gewebe im Laufe der Zeit durch Schadstoffe beschädigt (vergleichbar mit dem Oxidationsprozess beim Rosten) oder seltener werden, was zu Jodmangel führt. Um die jodabsorbierenden Gewebe zu heilen, ist es notwendig, Jod in Kombination mit Antioxidantien einzunehmen.

Zwischen den Halogenen findet ein erbitterter Konkurrenzkampf um die Besetzung der Jodbindungsstellen statt. Die Elemente der chemischen Hauptgruppe der Halogene zeichnen sich durch einen Mechanismus aus, der „kompetitive Hemmung" genannt wird. Brom gewinnt den Wettbewerb für gewöhnlich, weil es ein sehr häufiges Umweltgift ist. Aber auch Chlor, Fluor und das weniger bekannte Astat sind in der Lage, Jod von diesen heiß begehrten Bindungsstellen zu verdrängen.

Solange Brom die Bindungsstellen dominiert, herrscht Jodmangel vor. Daher besteht das Ziel darin, die Bromdominanz zu überwinden und Brom zu verdrängen, sodass Jod aufgenommen werden kann.

? **Bei meinem ersten Jodsättigungstest hatte ich eine Sättigung von 75 Prozent erreicht. Nach drei Monaten der Jodsupplementierung machte ich einen zweiten Test, wobei meine Sättigung auf 50 Prozent sank. Wie kann es sein, dass ich trotz der ergänzenden Einnahme von Jod weniger davon in meinem Körper habe?**

! Wir sind der Meinung, dass der ursprüngliche Test eine durch Jodmangel ausgelöste Atrophie der jodabsorbierenden Gewebe widerspiegelt, was sich bessert, wenn die betroffenen Gewebe durch die ergänzende Einnahme von Jod regeneriert werden.

In unserem Jodforschungsprojekt haben wir viele Daten über Brustkrebspatientinnen gesammelt, die Jod verwenden. Fallweise kommt es vor, dass ein nach drei Monaten wiederholter Sättigungstest eine Senkung des Jodpegels ergibt. Eine ursprüngliche Sättigung von 75 Prozent kann beim zweiten Test durchaus auf 50 Prozent fallen. Ein dritter Test sollte dann wieder einen Anstieg erkennen lassen.

Auf dem Jodkongress erwähnte einer der Ärzte, dass es sich bei seinem eigenen Sättigungstest und bei einigen seiner Patienten genauso verhalten hat. Das ist darauf zurückzuführen, dass die Gewebe, die Jod absorbieren sollten, ihre Aufgaben nicht wahrnehmen. Also wird das Jod an diesen Geweben vorbeigespült und taucht im Urin wieder auf, was die Interpretation des Laborwerts erschwert. Denken Sie an Wasser, das über einen trockenen Schwamm fließt und erst dann aufgenommen wird, wenn größere Mengen davon vorhanden sind. Die jodabsorbierenden Gewebe sind möglicherweise atrophiert, bis sie schließlich wieder mit dem Spurenelement versorgt werden.

Erst wenn sich diese Gewebe mithilfe von Jod und von Antioxidantien regeneriert haben, wird der Sättigungstest ergeben, wie viel Jod tatsächlich aufgenommen wurde. Dann kann man mehr über die Jodsättigung im Körper sagen.

Wenn ein Patient offensichtlich unter Jodmangel leidet, verzichten manche Ärzte sogar ganz darauf, die Jodsättigung in den ersten drei Monaten festzustellen.

? **Gibt es einen Test, der messen kann, ob mein Körper Jod in ausreichendem Maß aufnimmt?**

! Es wurde ein neues Testkonzept entwickelt, das auf dem Verhältnis der im Speichel beziehungsweise im Blutserum festgestellten Jodmengen basiert. Dabei werden die Jodwerte aus zwei Urintests jeweils mit dem im Speichel und im Blutserum ermittelten Jod verglichen. Fragen Sie Ihren Arzt, ob dieser Test für Sie infrage kommt. Unter folgendem Link wird der Test erläutert: **www.Optimox.com/pics/Iodine/IOD-13/IOD_13.htm**.

? **Kann ich Jod äußerlich auf meinen Brüsten anwenden?**

! 150 Jahre lang wurde die Lugol'sche Lösung mit einem Pinsel direkt auf die Brüste aufgetragen, um Brustschmerzen zu lindern. In Notfällen, in denen keine Lugol'sche Lösung zur Hand war, verwendeten manche Frauen auch Jodtinktur als Ersatz. Es wird oft berichtet, dass es zur Vermeidung von Reizungen förderlich ist, das Jod zwischen den Handflächen mit Öl, beispielsweise mit Traubenkern- oder Jojobaöl, zu vermischen. Da Jod Färbungen verursachen kann, rate ich Ihnen davon ab, Ihren Lieblings-BH während der äußerlichen Anwendung von Jod zu tragen. Flecken, die von der Lugol'schen Lösung verursacht werden, können für gewöhnlich mit einer Paste aus Vitamin-C-Pulver entfernt werden.

? **Worum handelt es sich bei der Funahashi-Methode (Lugol'sche Progesteron-Methode)?**

! Die „Funahashi-Methode" ist eine Erfindung der Jodbasisbewegung, die angewendet wird, um Brustzysten rascher schrumpfen zu lassen. Sie sollte vielmehr als Lugol'sche Progesteron-Methode bezeichnet werden, da Dr. Funahashi nichts mit dieser Methode zu tun hat. Sie wurde jedoch nach ihm benannt, weil aus den Ergebnissen seiner Versuche zu Recht auf eine positive Wirkung bei Frauen geschlossen wurde, wie sich in Diskussionen unter Patienten herausstellte. Dr. H. Funahashi fand in Tierstudien heraus, dass Progesteron die Jodaufnahme in Tumorgewebe steigerte, was diese zum Schrumpfen brachte. Die Lugol'sche Progesteron-Behandlung sollte unter Anleitung eines mit der modernen Jodforschung vertrauten Arztes erfolgen, der ein fundiertes Wissen über bioidentische Hormontherapien besitzt.

Die Lugol'sche Progesteron-Methode besteht darin, eine kleine Menge Progesteron gemeinsam mit Lugol'scher Lösung äußerlich auf die Brüste aufzutragen, bis die Zysten verschwunden sind. Als Ergänzung zu dieser äußerlichen Anwendung werden 50 Milligramm Jod in Form der Lugol'schen Lösung oder von Iodoral® oral aufgenommen. Eine durch Progesteron gesteigerte Absorption von Jod konnte in weiteren hormonabhängigen Geweben wie den Eierstöcken oder der Gebärmutter beobachtet werden (Siehe Brown-Grant und Rogers, 1972).

? **Kann sich Jod positiv auf die Prostata auswirken?**

! Jod wurde mehr als 100 Jahre lang gegen Prostataerkrankungen eingesetzt. Aktuelle Berichte über eine Linderung der Symptome der Benignen Prostatahyperplasie (BPH) durch die Anwendung der Lugol'schen Lösung und Iodoral® häufen sich. Als ein 80 Jahre alter Mann, der fünf Jahre lang Jod genommen hatte, seiner Ärztin erzählte, er müsse nur einmal pro Nacht aufstehen, um zu urinieren, glaubte sie ihm nicht und sagte, er habe gewiss vergessen, wie oft er das Bett verlassen musste, „denn kein 80-jähriger Mann muss nur einmal pro Nacht aufstehen".

? **Können auch Männer von einer lokalen Jodanwendung profitieren?**

! Einige Männer haben herausgefunden, dass die positive Wirkung von Jod erhöht werden kann, indem Lugol'sche Lösung gemeinsam mit einem Trägeröl – um Reizungen zu verhindern – äußerlich aufgetragen wird, um die Hoden zu behandeln.

? **Was ist die T2T-Methode?**

! Die Testikel-zu-Testikel-Methode besteht in der äußerlichen Anwendung von Jod und wurde von einem Onlineaktivisten so benannt. Er experimentierte, indem er in einer Nacht 20 Tropfen der Lugol'schen Lösung auf einen Hoden und in der nächsten Nacht auf den anderen auftrug, um seine Potenz zu steigern. Die T2T-Methode wurde von einem anderen Aktivisten modifiziert. Er fügte Traubenkernöl zu der Rezeptur hinzu, um Irritationen zu vermeiden und die Absorption zu erhöhen. Andere Männer probierten es aus und berichteten über gute Ergebnisse. Doch auch hier gilt – wie bei allen Gesundheitsfragen –, dass man seinen Arzt hinzuziehen sollte.

? **Können bei der Einnahme von Jodergänzungsmitteln Nebenwirkungen auftreten?**

! Wie bei jedem anderen Nährstoff auch ist der Konsum von Jod manchmal mit Nebenwirkungen verbunden. Es ist wichtig zu verstehen, dass die meisten Symptome darauf zurückzuführen sind, dass Jod den Körper schneller von Brom und anderen Toxinen entgiftet, als die Nieren und die Leber das bewältigen können. Wenn man sich an das Protokoll für die Salzkur hält, werden Probleme mit der Entgiftung für gewöhnlich gemildert.

Beachten Sie bitte dazu den Abschnitt „Entgiftungssymptome und -strategien während der Jodsupplementierung" im 4. Teil dieses Buches.

? **Worum handelt es sich bei den Begleitnährstoffen? Sind sie unverzichtbar?**

! Zu den Begleitnährstoffen zählen festgelegte Mengen an Vitamin C, Niacin, Riboflavin, Magnesium und Salz gemäß dem Protokoll für die Salzkur. Die Patienten berichten, dass diese Nährstoffe die Jodaufnahme unterstützen. Beachten Sie bitte die entsprechenden Abschnitte im Teil „Hilfsquellen", die sich mit den einzelnen Dosierungen befassen.

? **Worin besteht der Unterschied zwischen raffiniertem Salz und unbehandeltem Salz, das bei der Salzkur verwendet wird?**

! Die mit der modernen Jodforschung vertrauten Ärzte empfehlen die ausschließliche Verwendung von unbehandeltem, ungebleichtem, nicht raffiniertem Salz, das frei von Antiklump- und Bleichmitteln ist – etwa bretonisches Meersalz oder Atlantiksalz. Weltweit ist eine große Vielfalt an Gourmetsalzmarken, unbehandelten und nicht raffinierten Salzprodukten erhältlich. Nicht raffiniertes Salz sollte zusätzlich als Begleitnährstoff eingenommen werden, nicht nur im Rahmen der Salzkur. Die Aufnahme von Salz scheint sich positiv auf die Nebennieren auszuwirken. Viele Patienten, die unraffiniertes Salz konsumieren, berichten davon, dass sie sich besser fühlen. Vielleicht ist das auf die Vielfalt der darin enthaltenen Mineralstoffe zurückzuführen, die in raffiniertem Salz fehlen.

? **Warum hat mir mein Arzt Jodtabletten verschrieben, aber niemals erwähnt, dass ich Salzwasser oder die Begleitnährstoffe einnehmen sollte?**

! Viele Ärzte verstehen das Jodprotokoll nicht. Sie wissen womöglich nicht einmal, dass es derartige Empfehlungen gibt, wenn sie Jod verschreiben. Das liegt daran, dass sie die Veröffentlichungen des Jodprojekts, das Jodprotokoll oder Dr. Brownsteins Buch nicht gelesen haben und auch die einschlägigen Online-Selbsthilfegruppen nicht zu Rate ziehen. Wenn sie sich für einige Wochen einer der Gruppen anschließen, werden sie die Erfahrung machen, dass die Jodsupplementierung nicht einfach nur bedeutet, eine Pille zu schlucken. *Die größte Herausforderung, der sich die Jodgemeinde stellen muss, besteht darin, den allgemeinen Glauben zu widerlegen, über Jod gebe es ohnehin nichts zu wissen.*

? **Ich habe zu hohe Blutdruckwerte und soll meinen Salzkonsum einschränken, weshalb mich die Salzkur abschreckt. Gibt es hier einen guten Rat?**

! Wenn unbehandeltes Salz *im richtigen Verhältnis* zu Wasser eingenommen wird, sollten keinerlei Probleme auftreten. Das Wasser sorgt dafür, dass überschüssige Mineralstoffe leichter ausgeschieden werden können. Konsultieren Sie auf jeden Fall einen mit der modernen Jodforschung vertrauten Arzt, und lesen Sie „Salt Your Way to Health“ von Dr. David Brownstein.

? **Muss ich für den Rest meines Lebens Jod nehmen?**

! Unsere bisherigen Erfahrungen sagen uns, dass Sie so lange Jod nehmen sollten, bis ihre Gewebespeicher wieder aufgefüllt sind. Angesichts unseres ständigen Kontakts mit Bromverbindungen wird das wahrscheinlich lange Zeit in Anspruch nehmen. Einige Menschen waren in der Lage, ihre Dosierungen nach einigen Jahren zu verringern, nachdem ihr Jodsättigungstest 90 Prozent Sättigung ergeben hatte. Die allgemeine Regel lautet, dass man Jod so lange zu sich nehmen sollte, wie man gesund sein und sich vor dem täglichen Bombardement mit Toxinen (wie Bromverbindungen) schützen will, die sich negativ auf die Körperfunktionen auswirken. Wie wichtig es ist, den Kontakt mit Bromverbindungen zu vermeiden, wird an einer späteren Stelle dieses Buches besprochen.

? **Was ist im Zusammenhang mit der Einnahme von Jod am wichtigsten?**

! Sie sollten wissen, was in Ihrem Körper vor sich geht, wenn Sie Jod ergänzend einnehmen. Wenn Sie die Vorgehensweise und Ziele nachvollziehen können, werden Sie für die Einnahme von Jod bereit sein und wissen, wie Sie damit umgehen sollen.

Die Antwort auf die Frage ist individuell verschieden. Aber während meiner Korrespondenz mit tausenden Jodnutzern hat sich das Protokoll für die Salzkur als besonders hilfreich herauskristallisiert. Durch die regelmäßige Einnahme einer bestimmten Menge von Meersalz werden Entgiftungssymptome gemildert, die dadurch entstehen, dass Bromid und andere Verunreinigungen durch die erhöhte Jodzufuhr im Körper freigesetzt werden.

Auch in meiner eigenen Familie konnte ich beobachten, dass Meersalzlösung innerhalb einer halben Stunde Benommenheit oder Kopfschmerzen zum Verschwinden bringt.

Die Salzwassermethode wurde mehr als hundert Jahre lang angewendet. In jüngerer Zeit benutzte die US-Armee eine intravenöse Natriumlösung, als die Soldaten während des Golfkriegs an einer Bromvergiftung durch ein Pyridostigminbromid-Medikament litten, das ihnen zum Schutz vor möglichen Nervengasangriffen verabreicht worden war. Mehr dazu erfahren Sie in „A Review of the Scientific Literature As it Pertains to Gulf War Illnesses, Vol 2: Pyridostigmine Bromide" von Beatrice Golomb, MD, PhD.

? Brauche ich auch dann Jod, wenn ich Schilddrüsenmedikamente einnehme?

! Einige Menschen gehen davon aus, dass Schilddrüsenmedikamente den Körper dazu bringen, Jod rascher zu verstoffwechseln, deshalb kann die Einnahme von Jod in diesem Fall sogar noch wichtiger sein.

Ich kann es nicht oft genug wiederholen: Im Rahmen des Jodforschungsprojekts von Breast Cancer Choices haben wir die Technik der Einnahmepause entwickelt, um die Entgiftungssymptome zu entschärfen. Einnahmepause bedeutet in diesem Fall, für einen Zeitraum von 48 Stunden auf eine Jodsupplementierung zu verzichten, um Toxine aus den Nieren auszuspülen (die Salzkur und die Einnahme der Begleitnährstoffe sollten jedoch fortgesetzt werden).

? **Für welche Teile des Körpers ist Jod von Bedeutung?**

! Jod ist in jeder einzelnen Zelle des Körpers vorhanden. Einige Organe benötigen mehr Jod als andere, aber es ist schwer zu sagen, welcher Teil des Körpers eines bestimmten Menschen mehr Jod benötigt, da bei manchen Menschen offensichtliche Mangelerscheinungen in der Brust auftreten, während bei anderen eher die Haut oder sonstige Organe betroffen sind.

WEITERE ERFAHRUNGSBERICHTE

Begegnung mit Sue

Die Energie kehrt zurück, die Brüste werden weicher und eine Dermoidzyste verschwindet.

Ich bin eine 45-jährige Frau. Aus dem Internet habe ich von Jod erfahren und dachte, dass es wahrscheinlich nicht schaden könne, wenn es von so vielen anderen Menschen aus dem Curezone-Jodforum seit Jahren angewendet wird. Ich probierte Jod aus, um herauszufinden, ob es etwas gegen meine Brustknoten ausrichten kann. Als ich zum ersten Mal 50 Milligramm Iodoral® einnahm, verspürte ich einen starken Schub an geistiger Energie. Es war nicht mit der Wirkung von Koffein vergleichbar, ich konnte einfach nur klar denken. Erst jetzt wurde mir bewusst, wie geistig träge ich zuvor gewesen war. Weil ich eine Schriftstellerin bin, kam mir diese geistige Leistungssteigerung sehr gelegen. Es dauerte ungefähr drei Monate, bis meine Brüste wieder weich wie ein Schwamm wurden. Für mich war das eine Erleichterung, weil ich mich sorgte, dass Entzündungen der Brüste Krebs hervorrufen könnten. Auch meine Haut wurde reiner und eine Dermoidzyste an meiner Taille war plötzlich verschwunden.

Begegnung mit Mindy

Die Symptome der Basedowschen Krankheit lassen nach.

Vor einem Jahr wurde bei mir Morbus Basedow diagnostiziert und einige Monate später schwoll mein rechtes Auge an und trat leicht hervor. Kürzlich begann ich mit der Einnahme von 25 Milligramm Iodoral® mit Vitamin C, Magnesium, Selen und Meersalz. Ich habe bemerkt, dass sich mein Puls von 88 auf 78 verlangsamt hat und dass ich nicht mehr neun Stunden Schlaf brauche.

Begegnung mit Frank

Seine Entzündung der Prostata bessert sich, der nächtliche Harndrang lässt nach, die Haare wachsen wieder.

Ich habe das noch nirgendwo publik gemacht, aber Jod hat meine Prostataprobleme (Prostatitis) geheilt. Zu meinen Krankheitssymptomen zählten geringer und unterbrochener Urinfluss sowie drei oder mehr nächtliche Toilettengänge. Während eines Zeitraums von vier Monaten habe ich meine Dosis langsam von 0,5 bis auf 50 Milligramm gesteigert; ich bin so gemächlich vorgegangen, um Vergiftungserscheinungen zu vermeiden. Nach drei Monaten und einer Tagesdosis von 25 Milligramm Jod einschließlich der notwendigen Begleitnährstoffe war es offensichtlich, dass meine Beschwerden nachließen.

Nach vier Monaten bei einer täglichen Dosis von 50 Milligramm waren meine Prostata-Probleme völlig verschwunden. Jetzt stehe ich nachts nur einmal auf und manchmal sogar kein einziges Mal. Der Urin fließt so, wie er sollte, und das Leben ist schön!

Sogar meine Haare scheinen wieder nachzuwachsen.

Begegnung mit Charlene

Ihre Schilddrüsenunterfunktion – mit nachgewiesenen Autoantikörpern – wurde geheilt, die Brustthermografie ergibt anstelle der Hochrisikostufe 4 nun Stufe 1.

Ich möchte Ihnen meine Erfolgsgeschichte erzählen, um Sie zu ermutigen, die positiven Nachrichten über Iodoral® weiterzuverbreiten. Ich habe eine Unterfunktion der Schilddrüse und suche deswegen seit drei Jahren einen Arzt für Ganzheitliche Medizin auf. Wegen meiner Schilddrüsenantikörper, Brustbeschwerden und weil ich in Michigan lebe – im sogenannten Kropfgürtel –, hat er mich auf 50 Milligramm Iodoral® täglich gesetzt.

Vor zwei Jahren ließ ich meine erste Brustthermografie (Infrarot-Mammografie) durchführen: Auf einer Seite hatte ich Stufe 4 (BIRAS-Kategorie 4: Verdacht auf Brustkrebs). Ich war halbtot vor Angst! Mein Arzt erhöhte daraufhin die Joddosis, ließ mich Calcium-D-Glucarat und sechs Monate lang Oncoplex nehmen. Ich bin froh, berichten zu können, dass mein Thermografiebefund nach sechs Monaten nur mehr Stufe 3 ergab. Jetzt, anderthalb Jahre später, habe ich Stufe 1 – das heißt, beide Seiten sind normal! Aber damit nicht genug: In meinem Blutbild sind keine Schilddrüsenantikörper mehr nachzuweisen.

Ich danke Gott und vertraue auf Iodoral® sowie auf die ATP Cofactors® (Riboflavin und Niacin), die ich ebenfalls seit ein paar Jahren einnehme.

Ich habe mir gedacht, dass Sie sich über eine solche Erfolgsgeschichte freuen würden!

Begegnung mit Mary Ann

Extreme Blasenprobleme und -schmerzen, Unfruchtbarkeit, niedrige Körpertemperatur, langjährige unregelmäßige Menstruationen, fibrozystische Brüste, Eierstockzysten, Stimmungsschwankungen und Energielosigkeit – jetzt ist sie auf dem Weg der Besserung.

Ich glaube, dass das Unglück des Jodmangels über mich hereinbrach, als ich gerade zehn geworden war, denn ich bekam frühe, sehr schmerzhafte und schwere Monatsblutungen. In den nächsten Jahren hatte ich unregelmäßige Menstruationen, die mitunter monatelang ausblieben. Es traten Eierstockzysten auf, ich hatte Untergewicht, eine niedrige Körpertemperatur, geringen Blutdruck, zu wenig Blutzucker und einen langsamen Herzschlag.

Bevor es mir nicht endlich gelungen war, mein Gewicht auf 48 Kilogramm zu steigern, hatte ich Schwierigkeiten, schwanger zu werden (damals war ich 24 Jahre alt, 1,62 Meter groß und hatte einen durchschnittlichen Körperbau). Auch die typischen Schilddrüsenprobleme, die auf eine Schwangerschaft und das Stillen folgen, blieben nicht aus. Meine erste Blaseninfektion hatte ich im Alter von 18 und seit diesem Zeitpunkt erlebe ich einen Albtraum von wiederkehrenden Infektionen, Fehldiagnosen, Blasenhalspolypen, extremen und schmerzhaften Behandlungsmethoden, viel zu vielen Antibiotika und manchmal so starken Schmerzen, dass ich an Selbstmord denke.

Erst jetzt habe ich herausgefunden, dass solche Blasenprobleme, wie ich sie habe, auch ein Anzeichen von Jodmangel sind – und dass eine Jodtherapie nicht nur die Ursache des ganzen Problems beseitigt, sondern auch die Blase und ihre Infektionen heilt, inklusive der Harnröhren- und Blasenkrämpfe. Zwar ist das nur eine Vermutung, aber ich glaube, diese Krämpfe sind mit Prostataproblemen zu vergleichen.

Die Krämpfe in meiner Harnröhre waren so stark gewesen, dass sie sich zusammenzog und ich kein Wasser mehr lassen konnte. Ich musste schnellstens in die Notaufnahme, um sofort einen Katheter legen zu lassen, der die Gefahr eines Blasenrisses bannte. Wie Sie sich vorstellen können, sah der Inhalt des Katheterbeutels mehr nach Blut aus als nach Urin.

Jetzt weiß ich, dass Jod die ganze Zeit die Antwort auf alle Probleme gewesen wäre. Und bereits nach zehn Tagen meiner Therapie, bei der ich täglich 12,5 Milligramm Jod / Jodid einnehme, fühle ich mich hinsichtlich meiner Blase bzw. Harnröhre so gut wie seit Jahren nicht mehr. Auch meine Stimmung hat sich gebessert, genauso wie meine Lebenskraft.

Begegnung mit Monica

Ihr Paget-Karzinom – eine Art Brustkrebs, der die Haut befällt – hat sich nach drei Monaten gebessert. Siehe Abbildung 3.

Im Jahr 2009 entschied mein Endokrinologe, meine Schilddrüsenmedikamente wegen des TSH-Testergebnisses zu senken (ich habe keine Schilddrüse), was mein komplettes Hormonsystem zerstörte. Ungefähr zu diesem Zeitpunkt berichtete ich dem Arzt, der die Mammografie und den Brustultraschall durchführt, zum ersten Mal, dass sich meine Brustwarze abschälte.

Springen wir schnell ins Jahr 2012, als ich entschied, dass ich die sich abschälende Brustwarze, die ich für ein Ekzem hielt, satt hatte, weshalb ich eine Hautärztin aufsuchte.

Einige Monate lang verschrieb sie mir insgesamt sieben verschiedene Salben. Die Symptome verschwanden für eine Weile, kehrten dann aber wieder. Endlich wurde entschieden, eine Biopsie durchführen zu lassen. Am 5. Juli 2012 lag der Urteilsspruch vor: Man hatte ein Paget-Karzinom diagnostiziert.

Der Laborbericht lautete wie folgt: Die S-100-Färbung weist epidermale und dermale Langerhans-Zellen nach. Die Cytokeratin-Färbung fällt positiv aus. Die Cytokeratin-7-Färbung ist fokal positiv, genauso wie die Östrogenrezeptor-Färbung. Die Progesteronrezeptor-Färbung ist fokal schwach positiv. GCDFP-15-Färbung (Prolactin-induziertes Protein) sowie Mart-1-Färbung sind negativ. Die CEA-Färbung ist stark positiv. Die Ergebnisse wurden zwei Wochen später von einem weiteren Labor bestätigt.

Ich wurde sofort zur MRT geschickt. Nichts von alledem war jemals bei der Mammografie oder beim Ultraschall entdeckt worden. Die MRT zeigte eine asymmetrische Abflachung der Brustwarze mit einem periareolären Ödem und eine Kontrastmittelanreicherung, wie sie für das diagnostizierte Paget-Karzinom typisch ist. Es ist kein retroareoläres, intraduktales Karzinom erkennbar. Ein ungefähr 1,1 x 0,8 Zentimeter großer rechtsseitiger Achsellymphknoten, der zur ersten Gruppe gehört, ist verdächtig. Es werden etwa 15 Zysten angezeigt, die unregelmäßig verteilt sind. Der vordere Bereich der rechten Brust zeigt eine abnorme Hautverdickung und Konstrastmittelanreicherung von 6 x 4 Zentimetern bei transversaler beziehungsweise anteroposteriorer Ausdehnung.

Es gibt jedoch keine signifikante nicht raumfordernde Anreicherung im retroareolären Bereich der rechten Brust, die auf ein ausgedehntes duktales Karzinom in situ hinweisen würde.

Als ich meine Diagnose erhielt, wurde ich sofort zum Chirurgen geschickt: Zur Wahl standen eine teilweise Entfernung der Brust mit anschließendem Wiederaufbau inklusive einer Bestrahlung und eine Mastektomie.

Der Arzt, der meine Mammografien durchführt, legte mir eine beidseitige Mastektomie nahe, weil ich natürliche Hormone einnehme. Der Onkologe war derselben Meinung, was die Entfernung meiner Brust betraf. Auch zwei weitere Ärzte rieten mir, meine Brust abnehmen zu lassen – dann entschloss ich mich dazu, die Sache selbst in die Hand zu nehmen.

Aufgrund dessen, was ich im Jahr 2009 durchmachte, informiere ich mich bei allem, was ich momentan tue, eingehend über Alternativen. Der Weg zurück zur Gesundheit war langwierig. Wegen meines beeinträchtigten Immunsystems, unter dem ich immer noch leide, gehe ich davon aus, dass Bestrahlung für mich nicht infrage kommt.

Seit dem Jahr 2009 werde ich von einem bemerkenswerten Ernährungsberater und Naturheilkundler begleitet. Zwar hatte ich zuvor schon Jod genommen, aber nur 225 Mikrogramm. Ungefähr einen Monat nach meiner Diagnose begann ich damit, 37,5 Milligramm Iodoral® einzunehmen, und zwei Wochen später steigerte ich die Dosis auf 50 Milligramm, was ich bis heute beibehalten habe. Ebenfalls etwa einen Monat nach meiner Diagnose begann ich auf Anordnung meines Ernährungsberaters damit, meine Brüste mit der Lugol'schen Lösung zu bestreichen.

Anfangs trug ich sie direkt mit einem Wattestäbchen auf. Später lernte ich Trägeröle kennen, und nun wende ich die Lösung mit Kokosnussöl an. Im September zeigte mein Jodsättigungstest eine vollständige Sättigung an.

Die Veränderungen an meiner Brust waren erstaunlich: Zuerst sah der betreffende Bereich fürchterlich aus; denn dort befanden sich große Stücke dunkler, toter Haut, die sich schließlich ablösten. Innerhalb weniger Monate nahm meine Brust ein normales Erscheinungsbild an – mit der einzigen Ausnahme, dass die Brustwarze nicht ihre gewöhnliche, dunkle Farbe hatte. Ich hoffe, dass ich diese Angelegenheit durch die Fortsetzung meiner Jodbehandlung, die mit einer Ernährungsumstellung und Entgiftung verbunden ist, unter Kontrolle bringen kann. Die Zeit wird es zeigen. Im Moment fühle ich mich ziemlich gut.

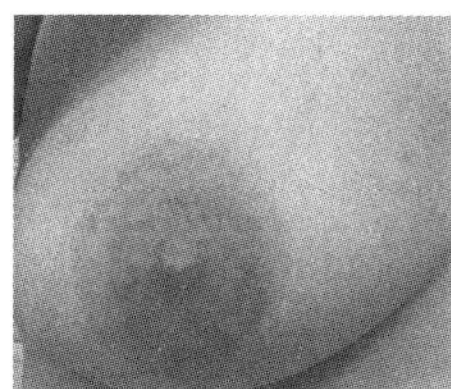
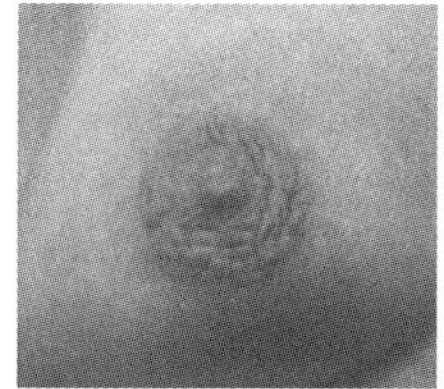

Abbildung 3: Monicas Paget-Karzinom vor der Jodtherapie im August 2012 (links) und danach, im Oktober 2012 (rechts).

Kapitel 9

Häufig gestellte Fragen 5

Was passiert, wenn Sie Jod einnehmen?

1. **Erinnern Sie sich noch an die Konkurrenzsituation zwischen Jod und Brom?** Wenn sich das Jod, das Sie eingenommen haben, in ihrem Blut ansammelt, kann es Brom von den Andockstellen auf den Rezeptoren „verjagen". Da beide Elemente um dieselben Bindungsstellen konkurrieren, verdrängt Jod seinen Antagonisten in die Blutbahn. Brom macht sich auf die Flucht durch den Körper, vergleichbar mit einer fliehenden Ratte, die nach einem neuen Schlupfloch sucht. Wenn verdrängtes Brom nicht rasch genug über die Nieren ausgeschieden wird, setzt es sich im Blutstrom, in der Schilddrüse, im Gehirn, in der Haut etc. fest und ruft Symptome hervor.

2. **Übergreifende Entgiftung:** Darüber hinaus besitzt Jod antibakterielle, antiparasitäre, antimykotische sowie antivirale Eigenschaften und kann Metalle aus dem Körper verdrängen. Es laufen also womöglich – neben der von Jod bewirkten Freisetzung von Brom aus den Geweben – noch weitere Entgiftungsprozesse ab.

3. **Dämpfende Wirkung von Bromid:** Bromid wirkt unter anderem dämpfend und wurde zu Beginn des 19. Jahrhunderts als Sedativum eingesetzt. Wenn Sie also das entgiftete Brom schneller reabsorbieren als Sie es ausscheiden, können Symptome wie Kopfschmerzen, Müdigkeit oder eine laufende Nase auftreten. Benommenheit oder Sedierung können auf das Brom zurückzuführen sein, das im Laufe der Zeit in Ihren Geweben abgelagert wurde, nun jedoch plötzlich mobilisiert wird und in Ihren Blutstrom gelangt, sodass Sie sich benebelt fühlen. Eine vollständigere Auflistung der Entgiftungssymptome in Zusammenhang mit der Einnahme von Jod ist in Teil 4 zu finden.

4. **Manche Menschen berichten über Stimmungsschwankungen.** In den Selbsthilfegruppen haben Patienten die Erfahrung gemacht, dass die

Unterbrechung der Jodzufuhr und die Salzkur Abhilfe schaffen – auch bei anderen unangenehmen Entgiftungssymptomen.

Nicht immer, aber manchmal sitzen Bromide und andere Toxine fest. Wenn entgiftete Bromide, abgetötete Mikroorganismen und Metalle nicht rasch genug ausgeschieden werden können, scheinen sie irgendwo auf dem Weg aus Ihrem Körper *stecken zu bleiben*. Genau zu diesem Zeitpunkt treten die Symptome auf, und die Entgiftung muss angekurbelt werden, um die gebundenen Bromide zu lösen und zu den Entgiftungsorganen ihres Körpers, wie Nieren und Leber, zu befördern. Salzwasser und Vitamin C haben sich als nützlich bei der Ausscheidung von Bromiden erwiesen. Es wird auch davon berichtet, dass 500 Milligramm Niacin oder die ATP Cofactors® (100 Milligramm Riboflavin und 500 Milligramm Niacin) helfen. Bei Hautproblemen hat sich Zink bewährt. Sowohl im Jodforum von Curezone als auch in der Yahoo-Jodgruppe wurde die Erfahrung gemacht, dass Entgiftungsorgane wie die Leber durchgespült werden müssen.

Informieren Sie sich bei den Online-Jodgruppen, um weitere Entgiftungsstrategien wie Schwitzbäder, Entgiftungspräparate und Kräuter kennenzulernen.

Vergessen Sie nie, dass Entgiftung etwas Wünschenswertes ist. Wenn Giftstoffe den Körper verlassen, werden die Organe gestärkt, sodass Jod und andere Nährstoffe besser absorbiert werden können. Ich möchte noch einmal darauf hinweisen, dass nicht jeder von Entgiftungssymptomen betroffen ist.

Im Abschnitt „Hilfsquellen" erfahren Sie mehr über die Symptome bei der Ausleitung von Bromid und anderen Toxinen.

Begegnung mit Jim

Sein Testosteronspiegel erhöht sich.

Es besteht kein Zweifel daran, dass Jod den Testosteronspiegel steigert. Sowohl mein Gesamttestosteron als auch mein freies Testosteron sind um 60 Prozent angestiegen, seit ich vor zwölf Monaten mit der Einnahme von Jod begonnen habe (jeden Monat wurde ein Blutbild erstellt). Es liegt jedoch noch ein weiter Weg vor mir, um die Werte zu erreichen, die meinem Alter entsprechen. Im Moment nehme ich täglich 100 Milligramm zu mir.

Jod ist auf jeden Fall der bedeutendste Faktor für diese Entwicklung gewesen. Ich habe mich sehr vorsichtig angenähert und mit einer Dosierung von einem einzigen Milligramm begonnen. Merkliche Veränderungen sind jedoch erst aufgetreten, als ich in den Bereich zwischen 50 und 100 Milligramm vorgedrungen bin. Solange die Entgiftung keine Probleme bereitet, sollte man die Dosis so rasch wie möglich erhöhen.

Neben Jod nehme ich Erd-Burzeldorn, Bockshornklee, Damiana, Amerikanischen Ginseng und Maca ein.

Begegnung mit Howard

Herzrhythmusstörungen (Vorhofflimmern) verbessern sich.

Nach etlichen Schüben der Lyme-Borreliose hatte ich seit über 20 Jahren unter Vorhofflimmern gelitten. Nachdem ich einige Monate lang täglich 50 Milligramm Iodoral® zu mir genommen hatte, horchte mich mein Arzt ab und sagte dann: „Ihr Herzschlag scheint heute ziemlich regelmäßig zu sein. Haben Sie irgendetwas verändert?“ Ich sagte, dass ich neuerdings Jod einnehmen würde, aber er ging nicht näher darauf ein.

Bei meinem nächsten Besuch stellte er fest, dass mein Herzschlag jetzt noch regelmäßiger war. Ich konnte nur wiederholen, dass die einzige Veränderung im Jodkonsum bestünde. Dieses Mal nahm er sich vor, sich näher mit einem möglichen Zusammenhang zwischen Jodmangel und Vorhofflimmern zu befassen. Dafür nahm er sich ungefähr ein Jahr lang Zeit. Heute verschreibt er vielen seiner Patienten gegen verschiedenste Beschwerden regelmäßig Jod.

Anmerkung der Autorin: Es gibt zahlreiche Studien, die einen Zusammenhang zwischen Jodmangel und kardiovaskulären Erkrankungen nahelegen. Einen Übersichtsartikel hat Stephen A. Hoption Cann, PhD, verfasst (2006).

Begegnung mit Grace

Schmerzen im Handgelenk werden besser.

Vor zehn Jahren hatte ich bereits eine Versteifungsoperation, bei der mein fünfter und sechster Wirbel der Halswirbelsäule miteinander verbunden wurden. Nun verschlimmerte sich mein Zustand wieder. Die Schmerzen, die von meinem Handgelenk ausgingen, wurden sehr stark und es breitete sich ein Taubheitsgefühl in meinem Arm bis hin zum Ellenbogen aus. Nachdem ich jedoch mit Jod vermischtes Kokosnussöl auf mein Handgelenk aufgetragen habe, brauche ich wahrscheinlich nicht einmal mehr die MRT, die mein Arzt in Erwägung zieht.

Abgesehen vom Jod benötige ich jetzt wahrscheinlich gar nichts mehr!

Heute Morgen habe ich ein bisschen mehr aufgetragen, und jetzt fühlt es sich großartig an. Wenn ich am Computer sitze und die Maus benutze, ruft das ein starkes Ziehen in meinem rechten Unterarm hervor. Ich hoffe, dass auch diese Schmerzen nachlassen werden.

Ich habe beschlossen, auch in der Nähe der Stelle Jod anzuwenden, an der die Operation an meiner Wirbelsäule vorgenommen wurde, denn schließlich hat es auch meinem Arm gutgetan. Meine Abgeschlagenheit war der eigentliche Grund, warum ich mich ursprünglich dazu entschlossen habe, das niedrig dosierte Naltrexon (LDN), das mir sehr geholfen hat, durch die Jodeinnahme zu ergänzen, nachdem ich von anderen Menschen über ihre positiven Erfahrungen mit Jod gehört hatte.

Begegnung mit John

Allergien verschwinden, senile Angiome fallen ab.

Seit vergangenem Montag verzichte ich auf all meine Allergiemedikamente, nehme nur noch Jod oral ein und verwende außerdem Ponaris (jodiertes, linderndes Nasenöl) und Miracell (jodiertes Ohrenpflegeöl). Meine Allergiesymptome verbessern sich weiter von Tag zu Tag, und ich brauche immer weniger Ponaris – sogar jetzt im Frühling, wenn die Pollenbelastung zunimmt.

Obwohl die Belastung noch niedrig bzw. durchschnittlich ist, hätte ich in der Vergangenheit bereits über Symptome geklagt. Der Pollenwarndienst sagt voraus, dass die Pollenbelastung in der nächsten Woche sehr hoch sein wird, was mir dann wieder ein bisschen mehr über meinen momentanen Allergiestatus sagen wird. Neuerdings bleibe ich *nicht* ständig zu Hause und habe die Fenster verriegelt, während die Klimaanlage die Luft filtert, sondern lasse die Fenster offen und verbringe Zeit im Freien. Aber wenn die Pollenkonzentration überdurchschnittlich wird, werde ich das Haus wahrscheinlich dicht machen und die Klimaanlage einschalten.

Ich erwähnte bereits, dass ich ein paar kleine und wenige größere senile Angiome habe, die ich seit Mitte 40 mit mir herumtrage. Einige der kleinsten trocknen jetzt aus und schuppen ab, wenn ich sie beim Duschen mit einem Waschlappen reibe. Deswegen habe ich damit begonnen, einige der größeren Angiome mit einer Jodtinktur zu behandeln, um herauszufinden, was mit ihnen passiert. In Dr. Brownsteins Buch über das Salz wird empfohlen, dem Badewasser Meersalz und Wasserstoffperoxid beizugeben, um über die Haut zu entgiften. Das werde ich ebenfalls ausprobieren.

Begegnung mit Jesse

Kein Haarausfall mehr und die Körpertemperatur normalisiert sich.

Die für mich auffälligste Wirkung ist bisher, dass meine Haare beim Waschen nicht mehr ausfallen. Meine Körpertemperatur ist auf nahezu normale Werte angestiegen.

Ich hatte überschüssiges Bauchfett, das immer kalt war, wenn ich es berührte. Ein TCM-Arzt sagte mir, dass es warm sein sollte, aber ich hatte keinen Erfolg beim Erwärmen, bis ich mit der Jodanwendung begann. Jetzt fühlt es sich angenehm warm an. Ich hoffe, dass dies ein Zeichen dafür ist, dass es mit der Zeit verschwindet!

Begegnung mit Belinda

Schmerzende Brüste und Schilddrüsenunterfunktion bessern sich; mehr als 20 Kilogramm Übergewicht verschwinden.

Vielen Dank, dass Sie mich auf Jod aufmerksam gemacht haben! Im Alter von 54 fühlten sich meine Brüste wie steinerne Kugeln an und ich hatte über 20 Kilogramm Übergewicht. Meine Diagnose lautete auf Schilddrüsenunterfunktion, aber die Medikation bewirkte niemals irgendetwas. Dann wurde Brustkrebs festgestellt. Mein Arzt für Ganzheitliche Medizin ließ mich Iodoral® einnehmen, da es auf seiner Liste der Nahrungsergänzungsmittel ganz oben stand.

Anfangs machte ich während der Entgiftung eine Phase der leichten Benommenheit durch, weil ich das Protokoll für die Salzkur nicht berücksichtigte. Als ich dann auch das Salz zu mir nahm, war die Benommenheit wieder weg. Schritt für Schritt näherte ich mich meinem Normalgewicht an. Ich war so begeistert, dass ich, als ich eine Frauengeburtstagsparty veranstaltete, Fläschchen mit Iodoral® als kleines Geschenk bereitstellte.

Ich gehöre zu denjenigen Leuten, die auch Fremden von Jod erzählen, weil es mein Leben verändert hat.

Kapitel 10

Häufig gestellte Fragen 6

Welche Nebenwirkungen können bei der Jodsupplementierung auftreten?

? **Was kann man gegen die Nebenwirkungen unternehmen, die während der ersten Phase der ergänzenden Jodeinnahme in Erscheinung treten?**

! *Aufnahme von Meersalz (Salzkur).* Bereits seit mehr als einem Jahrhundert bedient man sich der Salzkur, um Bromverbindungen rasch aus dem Körper auszuleiten. Als sich Soldaten, die im Golfkrieg im Einsatz waren, aufgrund der Einnahme von Pyridostigminbromid (angeblich als Vorbeugung gegen Nervengas) eine Bromvergiftung zugezogen hatten, wurde ihnen von Militärärzten eine Salzlösung zur Entgiftung intravenös verabreicht. Salzwasser hat die Fähigkeit, Brom „einzufangen", sodass es sich nicht wieder im Körper festsetzen kann. Wenn Sie sich an das Protokoll für die Salzkur halten, können Sie einen Großteil der (oder sogar alle) Bromidentgiftungserscheinungen abfangen. Einige Ärzte empfehlen darüber hinaus, mit der Einnahme der Salzlösung bereits vor der Jodsupplementierung zu beginnen. Beachten Sie bitte die Anleitung für die Salzkur im vierten Teil dieses Buches.

Verringern Sie Ihre tägliche Dosis des Jodergänzungsmittels, um sie anschließend wieder schrittweise zu steigern.

Wenden Sie die Strategie der Einnahmepause an. Das bedeutet, dass Sie versuchen sollten, die Nieren und andere Entgiftungsorgane durchzuspülen, indem Sie 48 Stunden lang auf jegliche zusätzliche Jodzufuhr verzichten. Danach wird die Jodsupplementierung fortgesetzt. Viele Jodanwender stufen diesen Ratschlag als sehr hilfreich ein. Manche berichten auch davon, nach der 48-stündigen Phase des Jodverzichts und der Entgiftung eine Art von Euphorie zu verspüren.

? **Woran erkennt man unraffiniertes Salz?**

! Salz, das sich für die Durchführung der Entgiftung eignet, ist als „unraffiniert“ bzw. „unbehandelt“ gekennzeichnet. Redmond's Real Salt oder Celtic Salt gelten als bekannte und bewährte Marken; auch Trader Joe's verkauft ein ansprechendes grobkörniges, unraffiniertes Meersalz aus Frankreich. Lesen Sie bitte Dr. David Brownsteins Buch „Salt Your Way to Health“, das im Internet unter **www.DrBrownstein.com** erhältlich ist. Es ist eine spannende Lektüre, in der erklärt wird, warum Salz ein wirksames, wenn auch oft verkanntes, lebenswichtiges Nahrungsmittel ist.

? **Soll ich, wie laut Jodprotokoll vorgesehen, auch dann einen halben Teelöffel unraffiniertes Salz mit der Nahrung zu mir nehmen, wenn ich bereits die Salzkur mache?**

! Das zusätzliche unraffinierte Meersalz wird von den mit Jod behandelnden Ärzten sowie der Jodselbsthilfegruppe von Yahoo dringend empfohlen. Es unterstützt die Nebennieren und hilft den anderen Nährstoffen dabei, ihre Wirkung zu entfalten.

? **Wie kann ich Nebenwirkungen gegensteuern, die während der ergänzenden Einnahme von Jod auftreten?**

! Stellen Sie sicher, dass Ihre Ärztin oder Ihr Arzt mit der modernen Jodforschung vertraut ist und weiß, wie man Meersalzlösungen und Begleitnährstoffe ergänzend zur Jodsupplementierung anwendet. Achten Sie auch darauf, dass sie / er sich darüber im Klaren ist, dass die Einnahmepause (Unterbrechung der Jodzufuhr für 48 Stunden) oft erfolgreich gegen Entgiftungssymptome eingesetzt werden kann. Beachten Sie bitte das Protokoll für die Salzkur in Teil 4 dieses Buches.

? **Ich habe mich lustlos und abgeschlagen gefühlt, während ich täglich mehr als 12,5 Milligramm Jod zu mir genommen habe. Woran liegt das?**

! Wenn Sie verstehen, wie die Jodsupplementierung funktioniert, werden Sie und Ihr Arzt besser darauf vorbereitet sein, mögliche Entgiftungssymptome in den Griff zu bekommen. Verschaffen Sie sich einen Überblick über die Durchführung der Salzkur in Teil 4 dieses Buches. Die regelmäßige Anwendung der Meersalzlösung in Kombination mit einem zweitägigen

Aussetzen der Jodzufuhr sollte die Lustlosigkeit und Abgeschlagenheit zum Verschwinden bringen. Tausende Jodanwender berichten von den positiven Resultaten dieser Strategie.

? **Vor zwei Wochen habe ich damit begonnen, Jod gegen meine Brustzysten einzunehmen. Nun sind meine Brüste empfindlicher geworden. Sollte nicht das Gegenteil der Fall sein?**

! Eine kleine, aber signifikante Anzahl von Teilnehmern am Jodforschungsprojekt von Breast Cancer Choices hat von vorübergehender Empfindlichkeit der Brüste berichtet. Ich kann mich jedoch nicht an eine einzige Jodanwenderin erinnern, deren Brustschmerzen nicht aufgehört hätten, sofern sie gleichzeitig die empfohlenen Begleitnährstoffe genommen hat. Ich gehe davon aus, dass es auch Frauen gibt, deren Brüste nicht auf Jod ansprechen – mir sind aber keine bekannt.

Wir sind der Ansicht, dass nicht ausreichend mit Jod versorgte und auf diese Mangelsituation eingestellte Brüste deswegen vorübergehend anschwellen können, weil sie so viel Jod wie nur möglich aufnehmen wollen. Diese Nebenwirkung erhielt von uns die Bezeichnung „Mangel-Folgeerscheinung". Wenn sich die Brüste erst einmal auf eine ausreichende Jodversorgung eingestellt haben, geht die Schwellung wieder zurück. Allerdings handelt es sich bei dieser Annahme um eine reine Arbeitshypothese, die auf Erkenntnissen über die Anpassungs- und Überlebensmechanismen des Körpers bei anderen Formen von Nährstoff- und Kalorienknappheit basiert.

? **Nach einer Woche der ergänzenden Zufuhr von Jod habe ich ein seltsames Gefühl beim Schlucken. Woran liegt das?**

! Diese Nebenwirkung soll bei einem gewissen Prozentsatz der Patienten auftreten. Es ist unklar, ob die Schwellung eine Folge der Bromidentgiftung ist und eine Neustrukturierung der Gewebe zugrunde liegt, oder ob es sich um eine „Mangel-Folgeerscheinung" der Schilddrüse handelt, die versucht, so viel Jod wie nur möglich in kürzester Zeit aufzunehmen, um auf eine zukünftige Mangelsituation vorbereitet zu sein. Auch hier gilt, dass die Schwellungen zurückgehen, wenn die Schilddrüse sich an die ununterbrochene Jodzufuhr angepasst hat. Besprechen Sie Ihre Erfahrungen bitte mit einem mit der modernen Jodforschung vertrauten Arzt.

? **Nach der Einnahme von Jod verminderte sich der Ferritinwert meines Blutes. Warum?**

! Mitunter erreichen uns Berichte über gesunkene Ferritinwerte. Während die genaue Ursache nicht bekannt ist, glaubt man, dass die Ankurbelung des Stoffwechsels zu einem erhöhten Eisenbedarf des Körpers führt. Die Yahoo-Jodgruppe empfiehlt Vitamine des B-Komplexes und Kräuterblut® Floradix® mit Eisen, die zu den Mahlzeiten eingenommen werden sollen, bis sich die Ferritinwerte wieder stabilisiert haben.

? **Ich habe Jod wegen meiner Brüste eingenommen. Mein Hausarzt meint, dass meine TSH-Werte auf eine Schilddrüsenunterfunktion hinweisen.**

! Es gibt zahlreiche Berichte über erhöhte TSH-Werte bei Menschen, die Jodergänzungsmittel einnehmen. Das muss nicht zwangsläufig bedeuten, dass Sie sich auf dem Weg zu einer Schilddrüsenunterfunktion befinden. Veränderungen im TSH-Wert können darauf hindeuten, dass sich Ihr Körper verändert, wenn er sich an die Fülle dieses kostbaren Nährstoffes gewöhnt. Im Allgemeinen bleiben die Werte für T3 und T4 im Normalbereich. Erhöhte TSH-Werte sind möglicherweise ein weiteres Beispiel für die „Mangel-Folgeerscheinung", weil der Körper mehr Gewebe zur Jodabsorption hervorbringt, um das plötzliche überreiche Angebot zu nutzen. Ihr Arzt sollte Dr. Jorge Flechas' Artikel „Orthoiodosupplementation in a Primary Care Practice" lesen, der unter **www.Optimox.com/pics/Iodine/IOD-10/IOD_10.htm** zu finden ist – besonders den fünften Absatz. Auch Riboflavin und Niacin sind geeignet, den TSH-Wert in den Normalbereich zurückzubringen.

? **Jod hatte mich von meinem Brustschmerz befreit. Aber sobald mein Hausarzt meinen TSH-Labortest sah, verschrieb er mir Schilddrüsenhormone, und nun schmerzen meine Brüste wieder. Was ist hier passiert?**

! Wir erfahren gelegentlich, dass der Einsatz von Schilddrüsenhormonen zum neuerlichen Auftreten der fibrozystischen Brusterkrankung führt. Es scheint so zu sein, dass die Substitution mit Schilddrüsenhormonen den Stoffwechsel der Schilddrüse beschleunigt, sodass sie mehr Jod benötigt. Das bedeutet, dass die Schilddrüse als wichtigstes Steuerorgan des Jodstoffwechsels auch jenes Jod aus dem Blutstrom entnimmt, das bisher ungehindert zu den Brüsten gelangen konnte. Dr. Flechas hat von einer

Studie über die Langzeitmedikation mit Schilddrüsenhormonen berichtet, in der die Tendenz eines höheren Brustkrebsrisikos sichtbar wird (Kapdi und Wolfe, 1976). Die an der Studie teilnehmenden Frauen konsumierten natürlich kein zusätzliches Jod, um ihren beschleunigten Stoffwechsel zu unterstützen, und eine einzelne Studie kann nicht als endgültiger Beweis betrachtet werden.

Die Jodraub-Hypothese wird durch die Beobachtung erhärtet, dass Brüste oft wieder zu schmerzen beginnen, wenn sie einer zu großen Menge an Schilddrüsenhormonen und zu wenig Jod ausgesetzt sind. Die Kunst besteht darin, von einem erfahrenen Arzt, der mit der modernen Jodforschung vertraut ist, ein möglichst umfassendes und zutreffendes Bild des eigenen Schilddrüsenstatus zu erlangen.

WEITERE ERFAHRUNGSBERICHTE

Begegnung mit Violet, einer Frau, die Brustkrebs überlebt hat

Neue Kalkeinlagerungen in der Brust lösen sich auf (Verkalkungen sind häufig ein Vorbote für Brustkrebs).

Als ich kürzlich nach Zentralaustralien reiste, hatte ich Jodtropfen im Gepäck.

Eine Mammografie habe ich bisher wegen der Schmerzen in der Nähe meines ehemaligen Tumorbettes vermieden. Ich habe daran gedacht, eine MRT durchführen zu lassen, aber da meine Reaktionen auf Betäubungsmittel im Allgemeinen fürchterlich waren und ich von so simplen Dingen wie einem Pflaster Hautausschläge bekam, schreckte mich der Gedanke an eine Gadolinium-Injektion ab. Mein Onkologe hatte vollstes Verständnis.

Mein letztes Mammogramm habe ich im Mai 2009 erstellen lassen: In meiner rechten Brust wurden mehrere Grüppchen von Kalkeinlagerungen angezeigt. Ende letzten Jahres schickte mir mein Chirurg einen Brief wegen des Mammografietermins, den ich vor mir herschob.

Wie dem auch sei, ich gab nach, weil ich einsah, dass Anhäufungen von Kalkeinlagerungen sowohl in einer gutartigen als auch in einer bösartigen Form auftreten können. Aus diesem Grund ging ich zur immer sooo schmerzhaften Mammografie, die diesmal ein bisschen anders als beim letzten Mal ablief. Die Technikerin blieb tatsächlich im Raum und leistete mir Gesellschaft. Auf jeden Fall kamen wir ins Plaudern und sie erlaubte mir, die Aufnahmen von meiner Brust auf dem Computerbildschirm zu betrachten. Cool!

Ich sagte: „Beide Brüste sehen ungewöhnlich sauber aus; ich kann nichts Verdächtiges wie zum Beispiel Kalkeinlagerungen entdecken, Sie etwa?"

Sie antwortete: „Nein, es sieht alles sehr sauber aus. Es scheint so, als ob die Kalkeinlagerungen verschwunden sind."

Dann fügte sie hinzu: „Warten Sie hier, ich werde die Radiologin nach ihrer Meinung fragen." Ich überkreuzte meine Finger und grinste breit.

Als beide zurückkamen, meinten Sie: „Es gibt keinen Hinweis auf Kalkeinlagerungen. Wir werden diese Bilder an Ihren Onkologen schicken und sind uns sicher, dass seine Schlussfolgerung dieselbe sein wird."

Sie war es!!! Er sagte, dass beide Brüste kristallklar wären ... überhaupt keine Probleme irgendwelcher Art.

Meine Jodbehandlung hat funktioniert.

Vielen Dank an BreastCancerChoices.org für die wundervollen Informationen über Jod ... ganz, ganz herzlichen Dank!

Begegnung mit Ronnie

Krampfadern und geplatzte Äderchen heilen.

Nicht nur meine Krampfadern heilen jetzt langsam, auch ein kleiner Fleck voll geplatzter Kapillargefäße an meinem Kinn verschwindet gerade. Seit einer Verletzung in meinen Zwanzigern habe ich darunter gelitten.

Kapitel 11

Häufig gestellte Fragen 7

Online-Diskussionsgruppen zum Thema Jod

? **Wo finde ich im Internet Diskussionsgruppen, die sich mit Jod befassen?**

! Jede der Online-Gruppen nähert sich dem Thema Jod – abhängig von den unterschiedlichen Ansichten der Moderatoren – aus einem anderen Blickwinkel. In der Folge werden die aktivsten Gruppen aufgezählt.

Der *Iodine Workshop auf Facebook* konzentriert sich auf das ursprüngliche Jodprotokoll, wie es auf dem Jodkongress des Jahres 2007 vorgestellt wurde. Als Grundlagen für den Meinungsaustausch dienen hier Dr. David Brownsteins Buch „Iodine: Why You Need It, Why You Can't Live Without It" und das Buch „Die Jodkrise", das sie gerade in Händen halten. Die Gruppe wird von der Jodpionierin und Forschungsredakteurin von **IodineResearch.com**, Lynn Razaitis, geleitet. Besuchen Sie den Workshop unter **http://www.facebook.com/groups/iodineWorkshop**. Bis zu der Ihnen vorliegenden Auflage (2015) dieses Buches sind mehr als 100 neue Fälle von lebensverändernden Besserungen im Iodine Workshop vermeldet worden. Von Patienten, die vom Verschwinden ihrer 20 Jahre währenden Fibromyalgie und Benommenheit berichten, über Herzpatienten, die nun im Einverständnis mit ihrem Kardiologen auf ihre Medikamente verzichten, bis hin zu einem Patienten, der nach zwei Gehirnoperationen aufgrund von Morbus Cushing inzwischen wieder auf dem Weg der Besserung ist – die Liste wird ständig erweitert.

Das *Curezone-Jodforum* wird derzeit von zwei seiner Gründer, Laura und Steve, geleitet. Die Website hat bereits mehr als zehn Millionen Klicks verzeichnet. Die Beiträge der Curezone-Mitglieder gewähren einen tiefen Einblick in die biochemische Wirkweise von Jod und in die Behandlungsmöglichkeit bei verschiedensten Krankheiten. Wenn später einmal jemand über die Geschichte der Jodbasisbewegung berichten möchte, wird er an der großartigen historischen Leistung des Curezone-Jodforums nicht vorbeikommen. Laura hat zahllose historische Dokumente und Fotos aufgespürt, die man sonst nirgendwo auf der ganzen Welt findet. Es gibt auf Curezone viele Jodexperten, die seit fünf Jahren Jodsupplementierung und -forschung betreiben. Die Curezone-Aktivisten haben mit praktisch jedem Jodprodukt experimentiert und über ihre Erfahrungen berichtet. Inzwischen sind etliche Jodbabys zur Welt gekommen – sehr hübsche und aufgeweckte Exemplare. Die Website finden Sie unter **www.Curezone.org/forums/f.asp?f=815**.

Der Breast Cancer Think Tank macht Jod als einen Aspekt der Brustbehandlung zum Thema. Der Thinktank wird von mir geleitet. Jod wird hier als Teil einer umfassenden Strategie zur Heilung von Brustkrankheiten diskutiert. Dies ist der Link zur Homepage der Gruppe: **http://Health.Groups.yahoo.com/group/breastcancerthinktank**.

Weitere Online-Gruppen führen bestimmt ebenfalls wichtige Diskussionen über Jod, aber die oben genannten Gruppen sind die einzigen, für deren Erfahrung und Kompetenz ich mich persönlich verbürgen kann.

WEITERE ERFAHRUNGSBERICHTE

Begegnung mit Suzanne

Nach 40 Jahren ist Schluss mit Schuppenflechte.

Als ich die Diagnose „Brustkrebs" erhielt, setzte mich mein Arzt für Integrative Medizin auf Iodoral®, um einen Rückfall zu vermeiden. Nach einigen Monaten bemerkte ich, dass meine Schuppenflechte, die ich seit der Pubertät hatte, verschwand. Wie konnte das passieren? Meine Mutter hatte mich jahrelang zu verschiedenen Ärzten geschleppt, damit ich diese Krankheit loswerde. Unsere Familie hat ein Vermögen für ein Dutzend Behandlungsmethoden ausgegeben. Ich bin schockiert, dass ich erst an Brustkrebs erkranken musste, um Iodoral® zu entdecken und meine Schuppenflechte loszuwerden.

Begegnung mit Wanda

Sie leidet an schmerzhaften, fibrozystischen Brüsten.

Das ist ein Thema, das ich sehr ernst nehme. Vor zwei Jahren steuerte ich geradewegs auf Brustkrebs zu. Ich litt lange Zeit unter fibrozystischer Mastopathie, die sehr oft ein Wegbereiter des Brustkrebses ist. Übrigens haben heutzutage ungefähr 90 Prozent der US-amerikanischen Frauen Mastopathie. Sie manifestiert sich in Form von Knötchen und / oder Druckempfindlichkeit der Brüste und kann zyklisch auftreten (einige Tage vor der Menstruation); in fortgeschrittenen Stadien machen sich die Schmerzen auch im Verlauf des übrigen Monats bemerkbar.

Also habe ich die Jodergänzung entdeckt. Die Ergebnisse waren erstaunlich: Ich habe eine ganze Körbchengröße schmerzendes, geschwollenes Gewebe verloren. Die Beschaffenheit meiner Brüste hat sich völlig verändert – sie sind nun sehr weich. Ich bin zu 95 Prozent geheilt, weiß allerdings nicht, ob der letzte Rest aus Narbengewebe besteht oder nicht. Eine Zeitlang war ich nicht gewissenhaft bei der Jodergänzung; ich bin selbstzufrieden und übermütig geworden. Deswegen muss ich die Behandlung jetzt fortsetzen.

Kapitel 12

Häufig gestellte Fragen 8

Warum gefährdet Brom Ihre Gesundheit?

Wichtiger Hinweis: Da die meisten Leser dieses Buches keine Chemiker sind, betrachten Sie bitte die Begriffe „Jod“, „Jodid“ und „Jodat“ als untereinander austauschbar, es sei denn, der Unterschied ist für die Diskussion relevant, etwa wenn von Jodid oder Jodat in Zusammenhang mit jodiertem Speisesalz die Rede ist.

Auch sollte der Leser die Ausdrücke „Brom“ und „Bromid“ als gleichbedeutend erachten; die hier dargelegten und diskutierten Beispiele stehen für jedwede Bromverbindung mit der Tendenz, Jod zu blockieren.

? **In welchem Zusammenhang steht Brom mit Jodmangel?**

! Jodmangel könnte zum Teil eine auf Bromiddominanz beruhende Krankheit sein. Das bedeutet, dass Jodmangel darauf zurückzuführen ist, dass wir einer sehr großen Menge an Bromverbindungen ausgesetzt sind, beispielsweise in Backwaren, Flammschutzmitteln, Pestiziden und anderen verborgenen Quellen. Das wenige Jod, das wir aus unserer Nahrung beziehen, wird durch bromhaltige Verbindungen von den Rezeptoren im Körper verdrängt.

? **Was versteht man unter Bromiddominanz?**

! Zu einer Bromiddominanz kann es kommen, wenn Bromid über das Arbeits- und Lebensumfeld, Medikamente oder Nahrungsmittel aufgenommen wurde und so hohe Brompegel im Körper hervorruft, dass der Stoffwechsel der von Jod abhängigen Enzyme gehemmt wird.

Die ergänzende Einnahme von Jod verändert das Verhältnis der beiden Antagonisten und führt zur Ausscheidung von Brom. Dadurch wird die

Bromiddominanz eingedämmt, und der Stoffwechsel der von Jod abhängigen Enzyme kann wieder reibungslos ablaufen.

? **Welche Gegenstände in meiner Umwelt enthalten Brom?**

! Meines Erachtens ist der Kontakt mit bromierten Flammschutzmitteln (BFRs) besonders gefährlich. Diese sind in Teppichen, Autos, Matratzen, Polstermöbeln, Elektrogeräten, Kinderpyjamas, Vorhangstoffen, Kinderspielzeug und anderen Gegenständen zu finden. Aus diesen Produkten treten bromidhaltige Dämpfe aus, werden von uns eingeatmet und gelangen so in die Blutbahn.

? **Ich lese mir immer die Zutatenliste durch. Bei welchen Nahrungsmitteln muss ich davon ausgehen, dass Bromid enthalten ist?**

! In den Vereinigten Staaten ist es üblich, dass Backwaren Mehl enthalten, dem bromhaltige Mehlbehandlungsmittel zugesetzt sind. Wenn auf der Zutatenliste nicht eigens ausgewiesen wird, dass es sich um nicht bromiertes Mehl handelt, gehen Sie davon aus, dass es Brom enthält. Eine Bäckerin aus meinem Viertel hat mir erzählt, dass sie nicht imstande war, handelsübliches Mehl zu beziehen, das nicht bromiert war. Wenn Sie nach Bromiden Ausschau halten, dann sollte es bei Ihnen klingeln, wenn Sie auf die Abkürzung „BVO" stoßen, die für „bromierte Pflanzenöle" steht. Auch einige Limonaden und Energydrinks enthalten Bromid. Mountain Dew ist das bekannteste Getränk, das BVOs enthält.

Wenn Sie normales Toastbrot zum Frühstück essen, ein Sandwich zu Mittag, dazu Mountain Dew trinken und nach dem abendlichen Jogging einen bromierten Energy-Drink zu sich nehmen, dann haben Sie sich den ganzen Tag mit Brom vollgepumpt und dazu beigetragen, dass Jod aus Ihren Geweben ausgespült wird.

Informieren Sie sich in Teil 4 über weitere Gefahrenquellen.

? **Wenn Bromverbindungen wirklich so gefährlich sind, warum sind sie dann nicht längst von der FDA verboten worden?**

! Ein Vertreter der FDA meinte gegenüber Breast Cancer Choices, dass die Behörde Bromide nicht als Problem erachte.

Andererseits wurde Bromid bereits in vielen Ländern verboten. Großbritannien untersagte 1990, dass Bromate dem Brot beigemengt werden, Kanada zog 1994 nach. Schweden ist besonders darum bemüht, Bromide in Flammschutzmitteln zu unterbinden. Seit dem Verbot wird in Schweden viel weniger Bromid in Muttermilch festgestellt. Einige Staaten versuchen, Brom beinhaltende Flammschutzmittel zu verbieten, und die wichtigsten Matratzenerzeuger stellen ihre Produktion um, damit sie den Bedarf an unbedenklichen Matratzen decken können.

? **Wenn ich Bromid in Nahrungsmitteln und Getränken ohnehin vermeide, brauche ich dann trotzdem zusätzliches Jod?**

! Auch wenn Sie kein Bromid über die Nahrung oder Asthmasprays zu sich nehmen, so sind Sie doch bromierten Flammschutzmitteln in Autos, Elektrogeräten, Polstermöbeln, Matratzen und Teppichen ausgesetzt.

? **Beeinflusst Brom die Fruchtbarkeit?**

! Es hat sich herausgestellt, dass Paare mit den höchsten Konzentrationen an bromierten Flammschutzmitteln in der Blutbahn am häufigsten von Unfruchtbarkeit betroffen sind.

? **Kann sich Bromid auf das Geschlecht meines Babys auswirken?**

! Einem Beitrag in der Zeitschrift *Environmental Health* vom Juli 2008 zufolge sind bromierte Brandhemmer (PBDEs) den polychlorierten Biphenylen (PCBs) insofern ähnlich, als nachgewiesen werden konnte, dass Frauen, die hohe Konzentrationen dieser Verbindungen in ihrem Körper aufweisen, mehr weibliche Kinder zur Welt bringen. Bromierte Flammschutzmittel haben sich im Rahmen sorgfältiger Untersuchungen als endokrine Disruptoren herausgestellt, und zwar sowohl bei Menschen als auch bei Tieren.

? **Können bromierte Brandhemmer, die PBDEs beinhalten, meinem ungeborenen Baby schaden?**

! In einer im Jahr 2012 in der Zeitschrift *Environmental Health Perspectives* veröffentlichten Studie beschreibt die federführende Autorin Brenda Eskanazi eindeutige neurologische Entwicklungsverzögerungen: „Wir haben die PBDE-Konzentration sowohl bei schwangeren Müttern als auch deren

Kindern gemessen. Es zeigte sich, dass eine Verbindung zwischen der Konzentration im Mutterleib sowie in den Kindern und einer Verminderung der feinmotorischen Fähigkeiten, der Aufmerksamkeit und des IQs besteht."

? **Kann man auf Golfplätzen mit Bromid in Kontakt kommen?**

! Ja, falls das Pestizid Brommethan (Methylbromid), das in vielen Ländern bereits verboten ist, auf dem Rasen ausgebracht wurde. Eine Hypothese besagt, dass die hohe Brustkrebsrate in Long Island auf die große Anzahl an Golfplätzen, die mit Brommethan kontaminiert sind, zurückzuführen ist.

WEITERE ERFAHRUNGSBERICHTE

Begegnung mit Ted

Steigerung der Libido und der Erektionsfähigkeit durch äußerliche Anwendung von Jod.

Setzen Sie die Einnahme von Jod auf jeden Fall fort, denn die innerliche Anwendung ist auf vielen anderen Ebenen äußerst effizient. Aber durch das Auftragen auf die Haut kann man die Organe direkt und tiefenwirksam erreichen.

Ich habe 20 Tropfen der fünfprozentigen elementaren Jodlösung (die Lugol'sche Lösung sollte auch funktionieren) auf Perineum und einen der beiden Hoden aufgetragen. In der nächsten Nacht war der andere Hoden an der Reihe, sodass 48 Stunden zwischen dem Bestreichen ein und derselben Seite lagen. Auf diese Weise tritt kein Sonnenbrandeffekt auf.

Beim Auftragen ist ein leichtes Brennen zu verspüren, das aber durchaus erträglich ist.

Was die Erektionen betrifft, so traten unglaubliche Ergebnisse auf. Auch die Samenanzahl stieg an.

Durch die ergänzende orale Einnahme von Vitamin K_2 (MK-4) wurde die Erektionsfähigkeit sogar noch besser.

Als ich 15 Milligramm zu mir nahm, steigerte sich die Erektionsfähigkeit nachhaltig – und zwar sieben Minuten nach der Einnahme von Vitamin K_2. Am nächsten Morgen erwachte ich mit einer Erektion, die ich erst durch einen Gang auf die Toilette loswurde. Seltsamerweise musste ich das Vitamin K_2 (MK-4) auf nur fünf Milligramm pro Nacht reduzieren; aber ich nehme an, drei oder sogar ein Milligramm wird bei jüngeren Leuten reichen, denn ich bin jetzt 56.

Jod trage ich immer nur vor dem Schlafengehen auf ...

Ich nehme eine Pipette und fülle sie auf. Dann gebe ich 20 Tropfen zurück in die Flasche, um eine Vorstellung davon zu bekommen, welche Einfüllhöhe einem Volumen von 20 Tropfen entspricht. Auf diese Weise muss man beim Auftragen nicht jeden einzelnen Tropfen abzählen.

Ich fülle also ungefähr 20 Tropfen in die Pipette, die ich in der Mitte des Perineums ansetze, wobei ich mich von hinten nach vorne vorarbeite. Mit vier Fingern streiche ich das Jod über die Innenseite der Beine, das Perineum und eine Seite des Hodensacks.

In der nächsten Nacht nehme ich mir die andere Seite vor. Wenn 48 Stunden abgelaufen sind, wende ich mich wieder derjenigen Seite zu, mit der ich begonnen habe.

Natürlich habe ich weiterhin große Mengen Jod oral zu mir genommen!

Die T2T-Methode habe ich lange Zeit jede Nacht angewendet, im Moment greife ich mehrmals im Monat darauf zurück.

Begegnung mit Nancy

Endometriose heilt. Das Liebesleben ist wiederhergestellt.

Ich bin 34. Nachdem ich Iodoral® während der letzten sechs Monate verwendet hatte, traten keine Schmerzen in Zusammenhang mit meiner Endometriose mehr auf und nach jahrelangen Fehldiagnosen und ärztlicher Gleichgültigkeit ist mein Liebesleben nun wiederhergestellt.

Aus lauter Verzweiflung und mit der Hoffnung auf Hilfe machte ich einen Arzt für Ganzheitliche Medizin bzw. Naturheilkunde ausfindig. Er überprüfte sofort meine Jodkonzentration mit einem einfachen Speichel- und Urintest. Dabei zeigte sich, dass der Jodwert niedriger als 1 ppm war. Ich glaube, der

Normalwert für eine Frau meines Alters liegt ungefähr bei 10 oder 12. Der Arzt setzte mich sofort auf eine hohe Dosis Iodoral®.

Nachdem meine Jodkonzentration regelmäßig überprüft wurde, stieg der Wert an, und meine Schmerzen verschwanden. Zurzeit nehme ich nur ein bis zwei Tabletten pro Tag, um das Niveau meiner Jodsättigung zu halten. In den letzten sechs Monaten war ich schmerzfrei. (Aufgrund der Endometriose hatte ich auch die üblichen anderen hormonell bedingten Probleme, die aber ebenfalls nachgelassen haben.) Trotz meiner Skepsis war ich verzweifelt genug, mich darauf einzulassen.

Ich hoffe, auch andere Menschen können von meinem Bericht profitieren. Der Versuch ist so einfach, und es ist kein Eingriff damit verbunden. Es gibt keine Nebenwirkungen. Suchen Sie einen Naturheilkundler auf, der Ihre Jodkonzentration mittels Speichel- und Urintest messen kann. Wenn er das nicht kann, dann suchen Sie weiter. Es ist wichtig, jemanden zu finden, der weiß, was er tut. Recherchieren Sie im Internet über Jodmangel. Es ist keine Zeitverschwendung. Seit ich Anfang 20 bin, habe ich unnötigerweise an den Symptomen einer Endometriose gelitten. Die Diagnose erhielt ich erst vor zwei oder drei Jahren. Ich weiß, wie sehr diese Erkrankung Ihr Leben beeinträchtigen kann. Sie müssen es einfach ausprobieren. Die Einnahme von Jod hat Wunder gewirkt!

Teil 3

Der ältesten Arznei der Welt auf der Spur

Kapitel 13

Eine Reise zu den Anfängen

Wenn wir wüssten, was wir tun, würden wir das nicht Forschung nennen, oder?

– Albert Einstein zugeschrieben

Dr. David Brownstein bezeichnet Jod als jenen Mineralstoff, der am gründlichsten missverstanden wird.

Das kann man wohl sagen. Wie soll man sich einem Thema nähern, das von beispiellosen Fehlinterpretationen geprägt ist? Womit soll man anfangen? Soziologie und Philosophie hatte ich im Rahmen meiner beruflichen Tätigkeit unterrichtet, aber in den Naturwissenschaften verfügte ich nicht über die geringsten Voraussetzungen. Wenn man davon absieht, dass ich mir die gründliche Fähigkeit erhalten hatte, Ursachenforschung und Haarspalterei zu betreiben, war ich ahnungslos. Aber das sollte mich nicht davon abhalten, tiefer in die Materie einzudringen. Es gab keine Lehrbücher, in denen beschrieben wurde, wie man etwas über Jod lernen konnte – ich war also wohl oder übel auf mich allein gestellt.

Jod war für mein Wohlergehen dermaßen bedeutend geworden, dass ich einfach auf Entdeckungsreise gehen musste, um mehr über dieses Element zu erfahren, das so heilsame Veränderungen herbeiführen konnte. Womit sollte ich beginnen? Gab es viel zu lernen? Ich versuchte, mich daran zu erinnern, wie ich früher vorgegangen war, wenn ich von einem Thema, mit dem ich mich beschäftigen wollte, überhaupt keine Ahnung hatte.

Exkursionsführer? Was ist ein Exkursionsführer? Diese Frage wurde mir im Sommer meines achten Lebensjahres beantwortet: Mein Vater händigte mir damals ein Buch mit dem Titel „Exkursionsführer für das Leben an der Küste“ aus, nachdem er uns Kinder gemeinsam mit der Ausrüstung für einen zweiwöchigen Aufenthalt am Meer ins Auto gequetscht hatte. Er wusste genau, wie er mich während der langen Fahrt auf der New-Jersey-Schnellstraße bei Laune halten konnte. Das Buch enthielt faszinierende Bilder und Skizzen, die den Aufbau der Lebensgemeinschaften im Meer und an der Küste veranschaulichten.

Ich hatte keine Ahnung davon, dass die Natur auf eine Weise organisiert ist, die es gestattete, die Lebensräume der Pflanzen und Tiere zu skizzieren. Auch andere Lebewesen hatten also wie der Mensch ein Zuhause. Das Beste an diesem Naturführer war, dass er mir eine verständliche Anleitung für das Sammeln und Aufbewahren von „wissenschaftlichen Exemplaren" zur Verfügung stellte – so wurde die Fülle bezeichnet, von der meine nackten Füße im Sand umgeben waren.

Wie beobachtet man? Wie stellt man Fragen? Das Buch verlieh meiner Wissbegier eine Struktur. Es stattete mich mit Selbstvertrauen aus.

Laut Exkursionsführer bestand die offizielle Lernmethode darin, eine Forschungsexpedition ins Gelände durchzuführen und nach wissenschaftlichen Exemplaren zu suchen. Damals wusste ich noch nicht, dass es tatsächlich so etwas wie Lernmethoden gab. Ich dachte, Lehrer würden Lesen, Schreiben und Rechnen unterrichten. Punkt. Ich dachte, sie würden das Gehirn mit Informationen füllen. Die Autoren bezeichneten das Buch als Exkursionsführer, weil das Hauptaugenmerk darauf lag, Wissbegierige ins kalte Wasser zu werfen, damit sie selbst herausfinden konnten, welche Möglichkeiten es gab, etwas zu lernen.

Wie beobachtet man? Wie stellt man Fragen? Das Buch verlieh meiner Wissbegier eine Struktur. Es stattete mich mit Selbstvertrauen aus. Ich verinnerlichte meine Aufgabe, krempelte die Ärmel hoch und legte los. Man verwendete ein Fernglas, eine Schaufel und eine Lupe, lernte aber trotzdem, selbst die Augen zu öffnen und zu beobachten. Man kann anderen gerne zusehen, wenn sie etwas beobachten, aber wenn man wirklich etwas lernen will, muss man Eigeninitiative zeigen. Andernfalls erzählen einem die Leute, was es zu sehen gibt, sodass man durch einen Filter blickt und den intellektuellen Hunger mit „vorgekauter Nahrung" stillen muss.

Dem Naturführer zufolge war es wichtig, seine eigenen Forschungsobjekte aufzuspüren, zu bestimmen und sich ihre Geschichte auszumalen. Wow! Das war genau das Richtige für mich. Ich wollte entdecken, wie all diese Lebewesen aus dem Ozean miteinander in Beziehung standen. Würde es schwierig sein? Der Naturführer hatte leider nur rund 200 Seiten. Rückblickend gab es damals zwei Faktoren, die mich besonders prägten und das begünstigen sollten, was ich heute bin und mache:

- Erstens war ich jung genug, um noch neugierig zu sein. Das Lernen war mir in der Schule zu diesem Zeitpunkt noch nicht vergällt worden. Ich fühlte mich in meiner Unerfahrenheit wohl und lernte spielerisch. Niemand hatte mir gesagt, dass ich nicht dazu qualifiziert wäre, auf eigene Faust zu lernen.
- Zweitens bin ich meinen Eltern dankbar, weil sie es zuließen, dass wir Kinder eigenständig lernten. Sie hielten sich heraus.

Am Morgen nach unserer Ankunft rüstete ich mich auf dem schnellsten Weg mit meinem gelben Eimer und einer Schaufel aus, um mich in einen Badeanzug gekleidet von der Veranda unseres Bungalows aus in Richtung Strand aufzumachen.

Meine Mutter rief mir nach, wie sie und all die anderen Mütter es immer tun, wenn sie uns nicht begleiten können: „Geh nicht weiter als bis zu den Knien ins Wasser!"

Die Expedition beginnt

Ich spazierte in meinen Flipflops über den Sand und war fest entschlossen, nach den wissenschaftlichen Exemplaren zu suchen, von denen im Naturführer die Rede war.

Ich grub einige Molluskenschalen aus, die wie Pantoffeln aussahen und auch einige winzige, schillernde Scheiben in der Größe von 25-Cent-Münzen. Ich konnte nicht sagen, ob diese Dinge jemals gelebt hatten oder ob sie womöglich noch immer lebten. Für den letzteren Fall wurde im Buch geraten, die Proben gemeinsam mit Meerwasser in einen Eimer zu geben. Dann jedoch, als ich die Felsen beim Anlegesteg erreichte, bemerkte ich, dass ich in meinen Flipflops Gefahr lief, auszugleiten. Ich versuchte es zwar, stieß mich dabei aber an den Füßen.

Also lief ich schnell zurück nach Hause, um meine Turnschuhe anzuziehen. Weil ich Seetang und Muscheln entdeckt hatte, die auf den Felsen wuchsen, bat ich meinen Vater um ein Spachtelmesser, damit ich die Organismen von ihrer Unterlage ablösen konnte. Wieder wanderte ich in Richtung Küste und erkletterte dort unbefangen die Felsen, eignete mir Napfschnecken, Seetang und Muscheln an und verstaute sie in meinem Plastikeimer. In einer Bucht zwischen den Felsen entdeckte ich ein kleines Gezeitenbecken, das von einer völlig anderen Gemeinschaft an Meereslebewesen bewohnt wurde. Die Organismen unter Wasser erschienen mir makellos und überlebensgroß – wie durch eine Lupe. Sogleich hüpfte ich mit meinen Turnschuhen hinein und begann, Proben aufzusammeln und sie mit Wasser zu bedecken, genauso, wie es im Buch beschrieben war. Aber meine Turnschuhe saugten sich voll und rutschten im knöcheltiefen Wasser. Außerdem war Sand in das Leinengewebe geraten und scheuerte meine Füße auf. In meinen Turnschuhen konnte ich unmöglich die Lebewesen des Gezeitenbeckens erforschen. Ich brauchte Gummistiefel.

Ich lief zurück zum Bungalow, mit klatschnassen Turnschuhen und meinem vollen gelben Eimer: „Mami, die Turnschuhe funktionieren nicht im Wasser. Ich brauche Stiefel." Meine Mutter legte meine Turnschuhe auf die Veranda, um sie in der Sonne trocknen zu lassen und holte meine grünen Froschaugen-Gummistiefel heraus. Ich entleerte meinen Eimer, der mit schleimigen Proben gefüllt war, in eine Emailleschüssel und stellte sie auf der Veranda in den Schatten, damit meine Funde am Leben blieben.

Abermals steuerte ich die Küste an, dieses Mal in einer schicken Kombination aus Badeanzug und Gummistiefeln. Das Wasser zog sich langsam zurück. Ich ignorierte die Blicke der anderen Kinder und überquerte die bei Ebbe schleimigen Felsen, um zum Gezeitenbecken zu gelangen. Ich hüpfte – nun in meinen Stiefeln – ins Wasser und machte mich daran, möglichst viele wissenschaftliche Exemplare herauszuholen. Das Gezeitenbecken war jedoch mit einer derartigen Vielfalt an Lebewesen gefüllt, dass ich nicht alle in meinem Spielzeugkübel unterbringen konnte.

Also ging ich zurück zum Bungalow, während meine Schultern die ersten Anzeichen eines Sonnenbrandes zeigten. „Lynne, du wirst langsam rot. Du brauchst Noxema", sagte meine Mutter, ging ins Haus und kehrte mit einer blauen Dose zurück. Sie verteilte die nach Menthol duftende Creme auf meinen Schultern und in meinem Gesicht. „Das sollte helfen. Machst du Feierabend für heute?"

„Nein, Mami, ich brauche diesmal einen größeren Eimer." Sie blickte sorgenvoll. „Einen größeren Eimer?" Was würde ich in diesem größeren Eimer anschleppen wollen? Ihr kam der Schiffskapitän aus „Der weiße Hai" in den Sinn, der nach seiner ersten Begegnung mit dem gefräßigen Fisch sagte: „Wir brauchen ein größeres Boot."

Andererseits bemerkte sie, mit welcher Leidenschaft ich bei der Sache war. Unter dem Spülbecken fand sie einen Eimer aus Aluminium und sah mich gleich darauf ein weiteres Mal dem Abenteuer entgegenziehen. Mittlerweile stand die Sonne im Zenit, und ihr Licht wurde vom Wasser reflektiert, was das Sehen erschwerte, also neigte ich meinen Kopf nach unten. Ich wollte nicht schon wieder zurückgehen, um eine Sonnenbrille zu holen.

Abermals ging ich die Küste entlang, diesmal unter Stiefelgetrappel, einen Eimer für Erwachsene schwingend und mit einer dicken Schutzschicht aus Noxema auf der Haut. Ich war auf alles vorbereitet. Ich kletterte über die Felsen und hüpfte in das Gezeitenbecken. Über meinem Kopf kreischten Seemöwen, die wussten, dass ich mit ihnen um ihr Mittagessen konkurrierte. Ein gruselig anmutender Pfeilschwanzkrebs flitzte im Wasser davon, aber ich konnte einige benommene Meereskrabben und mindestens zehn verschiedene Seetangarten bergen, daneben eine Porzellanschnecke, Amerikanische Pantoffelschnecken und ein Wellhornschnecken-Gelege. Ich verstaute meine Funde im Eimer und bedeckte sie mit Wasser, sodass sie am Leben blieben. Sie mussten leben, damit ich sie bestimmen konnte. Inzwischen war der Aluminiumeimer halb voll und ich bemerkte, dass ich ihn kaum noch heben konnte. Um meine Fracht zu erleichtern, warf ich einige Exemplare zurück ins Becken. Aber der Eimer verlor dadurch kaum an Gewicht.

Mist. Warum hatte mich niemand gewarnt, dass ein voller 12-Liter-Eimer mehr wiegt als eine Achtjährige tragen kann? Ich musste mit einem Eimer nach Hause trotten, der nur halb mit wissenschaftlichen Exemplaren gefüllt war, darunter ein lustiger grüner Seetang, ein Blasentang. Als ich die Veranda erreichte, schmerzten meine Arme, aber die Frustration verwandelte sich alsbald in Stolz. Ich hatte niemanden gebraucht, der mir erklären musste, wie man Proben sammelt oder der meine Funde für mich nach Hause trug. Es war auch nicht nötig gewesen, mit meiner Expedition so lange zu warten, bis ich mir in allen Einzelheiten sicher war, wie ich vorgehen sollte. Wenn ich gewartet hätte, bis ich geschickt und stark genug gewesen wäre, dann hätte ich wohl niemals damit begonnen und bis heute nicht erfahren, wozu ich fähig war. Am nächsten Tag kehrte ich mit einem weiteren halben Eimer voll wissenschaftlicher Exemplare von der Küste zurück. Und auch am Tag darauf. Ich war in meinem Element.

Abends führte ich meinen Eltern die Fundstücke vor und wiederholte die Namen von jeder Muschel und jedem anderen Lebewesen. „Wie schaffst du es nur, all die Namen zu lernen?“, wollte mein Vater wissen. „Aber ich habe sie nicht gelernt“, antwortete ich. „Ich habe sie nur nachgeschlagen. Alle Bilder befinden sich im Naturführer da drüben.“ „Gut gemacht, Schatz“, sagte er. „Man weiß nie, was sich eines Tages als nützlich erweisen wird.“

Eine weitere Entdeckungsreise

Als einige Jahrzehnte später mein Leben durch das Spurenelement Jod grundlegend verändert wurde, stand mir kein Naturführer zur Verfügung, mit dem ich die Geschichte des Mineralstoffs hätte erforschen können. Als ich zu meiner Expedition aufbrach, hatte ich einige Anhaltspunkte, aber keine Karte, ein paar Bücher, aber keine Fundstücke, ich war mit manchen Theorien vertraut, kannte aber keine Fallbeispiele. Aus dem alten „Merck Manual" erfuhr ich, dass Jod im 19. Jahrhundert das meistverwendete Mittel zur Tumorbehandlung und eine Arznei gegen Lungenkrankheiten, Kropf und sogar Syphilis gewesen war. Aber wie sah es aus, wenn man noch weiter in die Vergangenheit blickte?

- Woher kam Jod? Der Mikronährstoff musste Spuren in Form von Gegenständen und Informationen hinterlassen haben.
- Wo beginnt diese Spur?
- Wann verwendeten die Menschen das allererste Mal Jodprodukte?
- War es mir möglich, einige dieser Jodprodukte auf dieselbe Weise zu finden, wie ich einst meine Fundstücke aus dem Meer gesammelt habe?
- Wie alt sind die ältesten Belege für die Verwendung von Seetang?
- Wenn Jod wirklich so bedeutsam war, warum hatte es in meinem bisherigen Leben keine Rolle gespielt?
- Jod wurde in meiner Generation nicht sehr häufig als Desinfektionsmittel benutzt, ich erinnerte mich jedoch, es gesehen zu haben. Aber wo?

Ich überlegte hin und her. Meine einzige Begegnung mit Jod ging auf das radioaktive Kontrastmittel im Rahmen einer Computertomografie zurück, als ich vor Jahren an nicht enden wollenden Kopfschmerzen gelitten hatte. Dann hatte es da noch irgendeine Polyvinylverbindung gegeben, die Povidon genannt wurde und vor einer Operation auf die Haut meiner Mutter aufgetragen worden war. Wo sollte ich zuerst nach dem Spurenelement suchen?

Ich begann die Exkursion in meinem eigenen Haus, indem ich mir eine verstaubte Flasche Jodtinktur vornahm, die mit einem Totenkopf und gekreuzten Knochen gekennzeichnet war. Sie befand sich ganz hinten in der Hausapotheke, die bis zum Bersten mit Heilmitteln gegen jedes vorstellbare Wehwehchen gefüllt war. Niemand hatte eine Ahnung, woher die Jodtinktur stammte. Ich stieß auch auf ein Milchglasfläschchen mit Iodex-Balsam, dessen Aufschrift vermuten ließ, dass es in den 1950er Jahren angefertigt worden war. Alfhild, meine schwedische Schwiegermutter, hatte auf Iodex geschworen, weshalb sie geprellte und verstauchte Stellen damit einrieb. Nur weil sie eine solche Leidenschaft für Iodex an den Tag gelegt hatte, war es als Erinnerungsstück im Arzneischrank geblieben. Unsere Hausapotheke war alles, was ich benötigte, um meine ersten Funde sicherzustellen. Zwei Exemplare. Nicht allzu viel. Nicht einmal genug, um einen kleinen Eimer zu füllen, aber es war immerhin ein erster Schritt.

Da ich nicht das Geringste über die Anfänge der Jodnutzung in der Kulturgeschichte der Menschheit wusste, blieb mir nichts anderes übrig, als in der Gegenwart zu beginnen und mich in der Zeit zurückzuarbeiten. War ich ausreichend qualifiziert, um dieses Forschungsvorhaben zu beginnen? Während meines Studiums hatte ich ein Buch mit dem Titel „The Historian as Detective" gelesen. Es hatte Studenten dazu ermutigt, Geschichtsforschung zu betreiben und sich mit Primärquellen auseinanderzusetzen, um allgemeine Überzeugungen, die auf Ungenauigkeiten und Gerüchten basierten oder gegenwärtige Vorurteile widerspiegelten, kritisch hinterfragen zu können. „Geschichte", sagte Mr. Sawyer, mein Geschichtslehrer an der Highschool, „hält oft nur ein paar Ereignisse im Leben bedeutender Menschen fest, nicht das, was sich darum herum abspielt." Als „bedeutend" bezeichnete er Staatsoberhäupter, Generäle, Entscheidungsträger. Unter „Menschen" verstand er – wie könnte es anders sein – Männer. Alle übrigen kulturellen Phänomene wurden an den Rand gedrängt. Seltsamerweise wurden die Lebensumstände der meisten Menschen als solch unbedeutende historische Fußnoten erachtet, dass man sie in die Soziologie und Sozialanthropologie abschob – in die sogenannten Nebenfächer, bei denen man zwinkert, wenn sie zur Sprache kommen.

Mein Vorhaben

Howard Zinns Buch „Eine Geschichte des amerikanischen Volkes" ermutigt die Leser, ihre Funde freizulegen und durchzusieben, um eine authentische Geschichte erzählen zu können. Unabhängige Gelehrte gelangen oft an Informationen, die institutionell tätigen Historikern verwehrt bleiben, weil sie nicht unter dem Zwang stehen, etablierte Forschungsmethoden und Lehrmeinungen vertreten zu müssen. Besaß ich überhaupt die notwendige Qualifikation, um die Geschichte des chemischen Elements Jod zu erforschen? Niemand wusste, welche Voraussetzungen notwendig waren, um dieses Ziel zu verfolgen, weil es absolutes Neuland war. Niemand wusste, wie alles begonnen hatte.

Da die Geschichte der Verwendung von Jod unbekannt war, fasste ich den Entschluss, mich von meiner eigenen Hausapotheke aus rückwärts in der Zeit zu bewegen, und zwar zu den Heilkundigen vergangener Jahrhunderte. Von der Gegenwart ausgehend müsste ich die Geschichte rekonstruieren, bis ich in Zeitalter gelangen würde, in denen Jod häufig verwendet worden war. Möglicherweise wäre ich dann in der Lage, das Geheimnis zu lüften, warum Jod während meines ganzen bisherigen Lebens keine Rolle gespielt hatte.

Im Jahr 2005 bereitete ich mich darauf vor, wieder eine Studentin zu sein. Ich traf alle Vorbereitungen für eine Expedition in die Kulturgeschichte des Spurenelements Jod. Ich griff auf jene Werkzeuge zurück, die ich bereits als Kind kennengelernt hatte: Lies alles, was du in der herkömmlichen Literatur finden kannst. Öffne dann deine Augen und blicke über den Tellerrand hinaus. Halte dich vom Gruppendenken fern. Entdecke authentische Beweise auf die Art, die der Naturführer vorgeschlagen hat – durch das Ausgraben von wissenschaftlichen Exemplaren und ihre Untersuchung. Mache dir deine Füße nass und deine Hände schmutzig, wie in den längst vergangenen Tagen am Strand. Dabei stieß ich auf:

- prähistorische Funde
- alte chinesische Medizinbücher
- ägyptische Papyri
- Aufzeichnungen von Apothekern
- alte medizinische Präparate
- Werbeaussendungen
- persönliche Briefe
- Jodmedaillons
- Prostatazäpfchen, die Jod enthalten
- Inhalatoren
- Brustsalben aus dem Jahr 1900

All das half mir dabei, eine Geschichte der Jodverwendung zu rekonstruieren, vom Seetang als natürlichem Heilmittel bis hin zu den unterschiedlichsten Arzneien.

Ich beginne mit der derzeit frühesten dokumentierten Verwendung 15.000 Jahre vor unserer Zeit, gehe aber davon aus, dass zukünftige Sozialanthropologen Hinweise auf die älteste Medizin der Welt entdecken werden, die noch weiter in die Vergangenheit reichen.

WEITERE ERFAHRUNGSBERICHTE

Begegnung mit John

Gesteigerte Energie und keine Migräne mehr seit der Einnahme von Iodoral®.

Folgendes kann ich berichten:

- Steigerung der geistigen und körperlichen Energie: Innerhalb von Stunden nach der Einnahme der ersten Dosis hatte ich mehr Energie zur Verfügung.
- Starke Linderung meiner Migräneschmerzen: Seit frühesten Teenagertagen wurde ich von Migräne geplagt, aber ihre Heftigkeit hat, als ich Ende 50 war, so stark nachgelassen, dass sie nur noch leichte Unannehmlichkeiten bereitet. Seit ich vor über einem Jahr mit der Einnahme von Iodoral® begonnen habe, bin ich eigentlich frei von Kopfschmerzen – bzw. davon, was ich als Kopfschmerzen bezeichnen würde.
- Ich habe versucht, andere zur Jodergänzung zu bewegen, aber niemand wollte sich darauf einlassen. Ich denke, sie halten mich nur für einen weiteren dieser „Vitaminspinner".

Begegnung mit Candace

Depression, Lethargie und ein aufgedunsenes Gesicht verschwinden.

Ich arbeite als Arzthelferin bei einem Osteopathen. Ich bin 24 und sehr niedergeschlagen und teilnahmslos gewesen. In meinem Appartement habe ich jeden Abend ferngesehen. Tagsüber habe ich mich mit Kaffee wach gehalten. Dann sah ich, dass mein Chef in seiner Praxis viel Jod verschrieb und dass es den Patienten daraufhin tatsächlich besser ging. Deswegen habe ich es auch versucht. Es hat mein Leben verändert. Ich habe mehr als 13 Kilogramm verloren und mein Gesicht ist längst nicht mehr so aufgedunsen. Ich habe inzwischen Verabredungen und weiß nicht, was mit mir nicht stimmte bzw. was genau durch das Jod in Ordnung gebracht wurde. Der Arzt glaubt, dass es an der Schilddrüse oder den Nebennieren gelegen haben könnte. Mir ist es eigentlich egal. Aber wenn ich daran denke, dass mir das Jod ausgehen könnte, werde ich nervös. Ich möchte nicht mehr die Person sein, die ich früher war.

Begegnung mit Samantha

Nach neun Monaten sind Uterusmyome und Mastopathie nicht mehr nachweisbar.

Ich gehöre zu denjenigen Frauen, die Uterusmyome sehr erfolgreich mittels Jodergänzung bekämpft haben. Ich verwende die Lugol'sche Lösung, weil sie mehr elementares Jod beinhaltet als SSKI, das nur aus Kaliumjodid besteht. Elementares Jod ist für Frauen, die wie ich an Uterusmyomen oder einer Mastopathie leiden, wirklich wichtig.

Jeden Morgen startete ich mit sechs bis acht Tropfen Lugol'scher Lösung (50 Milligramm Jod / Kaliumjodid) in einem Glas Wasser in den Tag. Ungefähr eine Woche lang hatte ich Entgiftungsreaktionen; trotzdem erhöhte ich die Dosis auf 100 Milligramm pro Tag und die Entgiftungssymptome gingen rasch vorbei. Nach einigen Wochen konnte ich einen dramatischen Rückgang der Mastopathie erkennen, und auch die Myome in der Gebärmutter begannen zu schrumpfen.

Nach sechs Monaten Jodergänzung war die Mastopathie zum Großteil verschwunden; dasselbe galt für die Uterusmyome.

Als ich nach neun Monaten zur Brustuntersuchung ging, war die Mastopathie nicht mehr nachweisbar. Ich hatte auch eine Ultraschalluntersuchung, bei der keine Uterusmyome gefunden werden konnten. Mein Zyklus ist jetzt normal, schmerzfrei und regelmäßig wie ein Uhrwerk.

Begegnung mit Deiter

Weniger Vorhofflimmern. Keine Herpesausbrüche an den Lippen mehr.

Ich nehme eine fünfprozentige Lugol'sche Lösung ein, die ich vorsichtig und kontinuierlich gesteigert habe, sodass ich jetzt bei vier Tropfen pro Tag bin. Ich habe über vier Kilogramm zugenommen, probiere die Leberentgiftung aus und wende das Protokoll mit Magnesium, Salz, Vitamin C und Wasser an. Als einzige Reaktionen habe ich bemerkt, dass ich einen gleichmäßigeren Herzschlag habe, weniger Vorhofflimmern und keine Herpesausbrüche mehr an der Lippe. Auch mein Bart scheint voller geworden zu sein.

Begegnung mit Donna

Die Energie kehrt zurück. Prämenstruelle Müdigkeit ist verschwunden.

Ich entschloss mich dazu, meine Iodoral®-Dosis an einem langen, arbeitsfreien Wochenende von einer halben auf eine ganze Tablette zu erhöhen. Was meine Energie betrifft, so ist der Unterschied erstaunlich! In den letzten beiden Tagen habe ich Gewaltiges im Haushalt geleistet, den Einkauf gemacht und pflege einen sehr kranken Ehemann.

Außerdem bin ich gerade mitten in meiner PMS-Woche, was normalerweise bedeutet, dass ich herumliege und nichts auf die Reihe bekomme.

Ich habe vor, mindestens eine Woche bei dieser Dosis zu bleiben und danach noch eine halbe Tablette zusätzlich zu nehmen. Ich bin nicht sicher, ob ich das Jod jemals auf 50 Milligramm erhöhen werde, aber man weiß ja nie.

Begegnung mit Holly

Trockene Augen und Lubrikationsmangel wurden durch Jod verbessert.

Aus verschiedenen Gründen – das Leben ist verrückt – habe ich die Einnahme von Jod kürzlich zwei Wochen lang ausgesetzt. Und obwohl mir meine Augentrockenheit in der Zeit vor der Jodsupplementierung niemals aufgefallen war, konnte ich jetzt, während ich die Pause einlegte, einen *echten* Unterschied merken.

Meine Augen waren trocken und juckten irgendwie. Als ich die Einnahme von Jod wieder fortsetzte, kehrten die Augen nach mehreren Tagen zu ihrem Normalzustand zurück. Ich wollte im Jodforum darüber berichten und habe es völlig vergessen. (Wie Sie sehen, sollte ich mein Jod wirklich zuverlässiger einnehmen! Immer wenn ich damit aufhöre, gehen bei mir Körper und Geist in die Binsen.)

Wenn ich kein Jod nehme, bemerke ich auch einen Lubrikationsmangel.

Ich erinnere mich daran, vor einer Weile ein Video im Internet gesehen zu haben, das davon handelt, wie Jod auf den Körper wirkt und dass es für alle Organe bzw. Drüsen wichtig ist, die Sekrete abgeben ... also passt es eigentlich zusammen, wenn man darüber nachdenkt. Unsere Augen müssen ständig kleine Mengen an Flüssigkeit abgeben, um feucht zu bleiben. Zwar weiß ich nicht, wie oder warum, aber irgendwie unterstützt Jod den ganzen Körper dabei, Sekrete zu produzieren.

Kapitel 14

Die vergessene Geschichte des Spurenelements Jod

Bei der Lösung eines solchen Problems
kommt es hauptsächlich darauf an, Rückschlüsse zu machen.
Das ist eine sehr nützliche und leicht zu erwerbende Fertigkeit,
aber nur wenige Leute haben Übung darin.

– Sherlock Holmes in Sir Arthur Conan Doyles „Späte Rache" bzw. „Eine Studie in Scharlachrot", Übersetzung von Margarete Jacobi

Die Kulturgeschichte der Verwendung von Jod ist zu schillernd und verwickelt, als dass man sie als chronologische Abfolge von Ereignissen – „zuerst kam dies, dann folgte jenes" – aufrollen könnte. Es gibt zu viele Handlungsstränge, die sich überschneiden: Sie beinhalten militärische Auseinandersetzungen – von den Napoleonischen Kriegen bis hin zum Vietnamkrieg –, Konkurrenzkämpfe unter Medizinern, hemmungslosen Alkoholschmuggel und herzzerreißende Fälle von geistiger Entwicklungsverzögerung. Jod kam auf den Schlachtfeldern des Amerikanischen Bürgerkriegs zum Einsatz und wurde auf geschwollene Brüste gepinselt. Niemand vermag die biochemische Wirkweise von Jod bis in alle Einzelheiten zu überblicken, aber die historische Bedeutung des Spurenelements ist ohne Zweifel groß. Der Leser kann selbst entscheiden, ob die lange Geschichte der Verwendung von Jod die Achtung rechtfertigt, die wir dem violett gefärbten Element entgegenbringen. Ich werde denjenigen Geschichtsepisoden besondere Beachtung schenken, die mich berührt haben. Nehmen Sie mit, was Sie gebrauchen können und lassen Sie den Rest liegen. Für jene, die wenig Lust verspüren, lange Geschichten zu lesen, habe ich eine Zeittafel mit den wichtigsten Ereignissen ans Ende der Ausführungen gesetzt.

Lange bevor Jod im Jahr 1811 als chemisches Element isoliert und entdeckt wurde, war der „älteste Nährstoff der Welt" in organisch gebundener Form in Gebrauch, nämlich angereichert in Seetang. Großalgen, eine andere Bezeichnung für Seetang, können aus evolutionärer Sicht als erste Antioxidantien betrachtet werden. Archäologische Ausgrabungen versetzen uns weit in prähistorische Zeiten zurück, in denen jodreicher Seetang sowohl als Nahrung als auch als Medizin verwendet wurde. Die Fundstellen belegen klar und deutlich, dass Seetang von Heilern zu medizinischen Zwecken genutzt wurde. Die Verwendung von Jod erstreckt sich bis in früheste Zeiten zurück:

- im Jahr 1811 wird Jod entdeckt und isoliert;
- französische Aufzeichnungen desselben Jahres belegen, dass Jod in der Vergangenheit aus Seetang extrahiert wurde;
- das „Shennong bencao jing", das 3.000 Jahre alt sein soll, vermutlich aber um die Zeitenwende herum verfasst wurde, erwähnt Seetang;
- der Papyrus Ebers, der auf 1.600 v. Chr. datiert wird, belegt die Verwendung von Jod in Form von Seetang;
- in Indien ist Jod aus Seetang schon lange vor den ersten schriftlichen Überlieferungen der Ayurvedischen Medizin in Gebrauch.

Seetang in einer 15.000 Jahre alten Medizinhütte

Im Jahr 1975 stolperte ein Student der Veterinärmedizin von der Universidad Austral de Chile während eines Spaziergangs über etwas, das er für einen Rinderknochen hielt. Seine Entdeckung entpuppte sich als Stoßzahn eines Mastodons und wies an einer Stelle, an der Menschen das Fleisch abgetrennt hatten, Schnitt- und Schabspuren auf. Dieser Zufallsfund markierte den Startschuss für ein zehn Jahre währendes Grabungsprojekt, das Tom Dillehay und seine Kollegen durchführten. Sie gruben und gruben. Sie zupften mit Zahnarztbesteck an den Fasern im Boden. Sie siebten, ermittelten das Alter mithilfe der Radiokarbonmethode und gruben weiter. Was sie entdeckten, war ein rund 15.000 Jahre alter Fundplatz, an dem sich einst ein Hüttendorf befunden hatte.

Allein neun Arten Seetang waren unter den Pflanzen- und Tierresten, die bestimmt werden konnten. Als die Wissenschaftler das Material mit dem Mikroskop untersuchten, fanden sie heraus, dass alle neun Spezies vorzügliche Lieferanten von Jod, Zink, weiteren Spurenelementen sowie von Hormonen und Proteinen waren. Archäologen, die sich auf die Analyse von Pflanzenresten spezialisieren, um zu erkunden, wie sich vorgeschichtliche Gesellschaften organisierten, gehören dem Teilgebiet der *Archäobotanik* an. Sie entdeckten, dass diese prähistorischen Menschen Seetang konsumierten, der den Cholesterinstoffwechsel regulierte, die Knochen kräftigte und die Immunabwehr stärkte. Die Funde sind ein Zeugnis dafür, wie kenntnisreich die Menschen der Vorzeit in ethnomedizinischen Belangen waren.

Eines der im chilenischen Monte Verde entdeckten Gebäude lag von den anderen etwas weiter entfernt und wird für eine Medizinhütte gehalten. Dort wurden die Seetange zubereitet. Einige Exemplare wurden in getrocknetem Zustand aufgefunden, was bedeutet, dass sie haltbar gemacht worden waren, andere Seetange wiederum wurden in einer Art und Weise verbrannt, die an die Vorgehensweise von Heilern späterer Epochen erinnert, die mit der Asche mariner Großalgen Kröpfen zu Leibe rückten. Schließlich wurde das Jod im Seetang von den Forschern als der wirksamste Inhaltsstoff identifiziert. Etwas, das von den Archäologen als Kautablette mit antibiotischen Eigenschaften bezeichnet wurde, wies Zahnmarken auf, was darauf hinweist, dass Seetang auch als große Lutschtablette dargereicht worden war. Auf diese Weise war es möglich, dass die heilsamen Komponenten direkt über die Mundschleimhaut unter Umgehung des Verdauungskanals in die Blutbahn gelangen konnten.

Es ist bekannt, dass Jod in seiner isolierten Form den Magen reizen kann. Man könnte nun darüber spekulieren, ob die Lutschtablette entwickelt wurde, um dieses Problem auszuschalten – dasselbe Problem, das Dr. Guy Abraham 15.000 Jahre später lösen sollte, indem er Filmtabletten entwickelte, die für den Magen besser verträglich waren. So treffen also der prähistorische Mensch und Dr. Abraham aufeinander.

Eine weitere bemerkenswerte Entdeckung rund um die vorgeschichtlichen Einwohner von Monte Verde ist, dass sie in einer Region siedelten, die zwar reich an Pflanzen und Tieren war, in der es aber weit und breit keinen Seetang gab. Die nächsten marinen Großalgen waren an der weit entfernten Küste zu finden. Diese frühen Siedler Südamerikas hatten entweder 90 Kilometer nach Westen wandern müssen, um die Algen von der Küste zu holen oder waren auf prähistorische Handelspartner angewiesen gewesen. Diese Tatsache zeigt, wie wertvoll Seetang für ihre Kultur war.

Vom prähistorischen Chile in die Drogerie

Den ergänzenden Materialien von Dillehays Artikel „Monte Verde: Seaweed, Food, Medicine, and the Peopling of South America“ zufolge werden einige der ausgegrabenen Seetangarten auch heute noch von indigenen Menschen verwendet, um Hautausschläge, Entzündungen, Abszesse, Tumoren, Augeninfektionen, Gicht und andere Krankheiten zu behandeln. Ich entdeckte *Gigartina*, eine der Seetanggattungen, die während der Ausgrabungen in Monte Verde aufgefunden worden waren, sogar in einer Filiale der Kette „The Vitamin Shoppe" in Kapselform. Forschungen haben ergeben, dass dieser Seetang jahrtausendelang als ein Immunstimulans und antivirales Mittel in der Traditionellen Chinesischen Medizin genutzt wurde, genauso wie in der Volksmedizin anderer Kulturen. Viele Naturheilärzte und Kräuterkundige unserer Tage empfehlen *Gigartina* – ohne zu wissen, dass prähistorische Völker bereits vor 15.000 Jahren genau dieselbe Algengattung genutzt haben.

Wir drehen das Rad der Zeit nun rasch um mehr als zehn Jahrtausende nach vorne. Jetzt wird die medizinische Verwendung von Seetang auch für die auf schriftliche Quellen angewiesene Geschichtsforschung fassbar. Werke über Kräuter gehörten zu den ersten Büchern überhaupt. Im Alten China, in Ägypten, Indien und Europa wurden sie mit der Hand geschrieben. Meist wurden die auf Papyrusbögen oder auf Schriftrollen festgehaltenen Werke zu dem Zweck verfasst, traditionelle medizinische Behandlungsweisen zu dokumentieren. Oft wurden Zeichnungen hinzugefügt, sodass die Leser die besprochenen Pflanzen auch bestimmen konnten.

Der mythische Kaiser Shennong, der um 2.800 v. Chr. gelebt haben soll, wird als Begründer der chinesischen Kräutermedizin betrachtet. Der Inhalt des um die Zeitenwende verfassten Buches über Heilpflanzen („Shennong bencao jing") entstammte aber wahrscheinlich von Generation zu Generation weitergegebenen mündlichen Überlieferungen, die von Kaiser Shennong zusammengetragen wurden. Hai Tsao, eine Art der Braunalgengattung *Sargassum*, die ebenfalls in Monte Verde gefunden wurde, ist in diesem alten chinesischen Kräuterbuch als ein Mittel gegen Tumoren, Kropf und Tuberkulose aufgelistet. *Laminaria*, ein weiterer brauner Seetang, wird gleichermaßen empfohlen, um Tumoren zu bekämpfen und steht 2.000 Jahre später immer noch im Mittelpunkt wissenschaftlicher Untersuchungen.

Der bekannte Papyrus Ebers wurde Berichten zufolge zwischen den Beinen einer Mumie in einer ägyptischen Grabstätte aufgefunden. Als die rund 20 Meter lange und 108 Kolumnen starke Rolle schließlich von einem ägyptischen Endokrinologen im Jahr 1987 ins Englische übersetzt wurde, erfuhr die wissenschaftliche Welt, dass die Ägypter Seetang gegen Brusttumoren verwendeten. In der alten indischen Heilkunst des Ayurveda wurde ebenfalls Seetang eingesetzt.

Manche Ärzte bezogen sich unter der Bezeichnung „dicker Hals" auf den Kropf. Der antike Arzt Hippokrates (um 460–370 v. Chr.), der als Vater der westlichen Medizin und Urheber des nach ihm benannten Eides – „zuerst einmal nicht schaden" – allseits bekannt ist, verschrieb ebenfalls Seetang. Hippokrates etablierte die Medizin als eine von der Philosophie verschiedene Disziplin, blieb aber dem philosophischen Gebot verpflichtet, Denkirrtümer im Bereich der Medizin zu entlarven. Er forderte eine sorgfältige Dokumentation aller klinischen Beobachtungen sowie ausführliche Fallbeschreibungen, die die gesamte Person betrafen. Dieser ganzheitliche Ansatz war im antiken Griechenland der Behandlungsstandard, trat jedoch im Großen und Ganzen nach seinem Tod zurück. Aber immerhin wurde die Tradition der Schilddrüsenbehandlung mit Seetang von seinen Nachfolgern übernommen.

Die „Materia Medica", eine von Dioskurides verfasste Enzyklopädie der im ersten Jahrhundert unserer Zeitrechnung bekannten Heilmittel, beschreibt Seetang als eine allgemein bekannte Arznei, die jahrhundertelang zur Behandlung aller möglichen Erkrankungen – von Tumoren bis zu Parasitenbefall – eingesetzt wurde.

Im selben Jahrhundert empfahl der Naturforscher Plinius der Ältere verkohlten Blasentang als eine zuverlässige Behandlungsmethode der „Schwellung am Hals". Belegt ist zudem, dass die Ärzte Galen und Avicenna auf dasselbe Heilmittel zurückgriffen.

Es ist schwierig zu entscheiden, ob die Behandlung mit Seetang an einem bestimmten Ort erfunden wurde und sich von dort aus verbreitete, oder ob die Entdeckung an vielen voneinander unabhängigen Orten stattfand. Jedenfalls war die medizinische Verwendung von Seetang in den verschiedensten Kulturen auf der ganzen Welt bekannt.

Ein Schamane namens Seetang-Mann

Manchmal stießen westliche Forschungsreisende oder auch Missionare auf die Seetangmedizin. Als protestantische Missionare im 19. Jahrhundert versuchten, die australischen Aborigines zu bekehren, bauten sie eine Siedlung auf, wo sie die Einheimischen „zivilisieren" wollten. Aber diese vertrauten ihrem Parraitye-orn genannten Schamanen mehr, dessen Name mit „Seetang-Mann" übersetzt werden kann.

Das Wissen um die Verwendung von Seetang verblasste jedoch langsam. Wenn britische Walfänger von ihren dreijährigen Expeditionen zurückkehrten, berichteten sie oft mit Abscheu davon, dass einige „primitive" Völker Seetang aßen. Nicht weniger als ein Drittel der Walfänger starb an Skorbut, ohne zu wissen, dass sich jede Menge Vitamin C in den Meeresalgen befand, die um die Schiffe herum im Wasser trieben.

WEITERE ERFAHRUNGSBERICHTE

Begegnung mit Brittany

Starke Fibromyalgiesymptome und Erschöpfung lassen nach.

Ich bin eine 28-jährige Frau mit drei lebhaften Kindern. Nach der Geburt meines ersten Kindes im Jahr 2003 entwickelte sich im oberen Bereich meines Rückens eine Fibromyalgie. Innerhalb von drei Jahren und nachdem mein zweites Kind auf die Welt gekommen war, verstärkte sich das Leiden weiter, bis ich nur noch einen intensiven, stechenden Schmerz verspürte. Dabei wurden die Krämpfe so heftig und zahlreich, dass ich mich davor fürchtete. Der längste dauerte 14 Stunden und brachte mich in die Notaufnahme. Als es vorbei war, musste ich mich ständig übergeben, schlief eine Woche lang und verlor viereinhalb Kilogramm. Mein letzter Krampf liegt ungefähr sechs Monate zurück. Meistens dauern sie zwei oder drei Stunden, können aber auch länger anhalten. Manchmal hatte ich monatelang überhaupt keinen Krampf und dann gab es Zeiten, in denen sie einmal pro Woche auftraten. Wenn ich „Krämpfe" sage, meine ich das Gefühl, gleichzeitig auf den Solarplexus geschlagen und von einem Lastwagen überrollt zu werden, während jemand langsam ein Messer in die Schulter hinein- und wieder herausdreht. Es war wirklich so schlimm. Ich fühlte mich wie eine 70-Jährige, die im Körper einer 30-Jährigen gefangen war.

Meine Erschöpfungszustände waren so intensiv, dass ich während des Autofahrens einschlief. Wenn ich morgens aufwachte, war schon das Anziehen eine Last. Auch wenn mein Leben harmonisch verlief, ich Kinder und einen wunderbaren Ehemann hatte, verstehe ich nicht, wie ich so viele Jahre durchhalten konnte, während ich mich so schlecht fühlte und *mir niemand half.* Ärzte sind so gleichgültig! Ich nahm neun Kilogramm in sechs Monaten zu, ohne dass ich irgendetwas anders gemacht hätte. Mein Hautbild hatte sich verschlechtert: Die Haut wurde trocken und neigte zu Ausschlägen.

Mir wurde das Schmerzmittel Tramadol verschrieben. Aber als ich nach „Fibromyalgie" im Internet recherchierte, entdeckte ich die Jodtherapie. Weil sie mir preisgünstig erschien, erwarb ich zuerst die Lugol'sche Lösung und wendete sie direkt auf meinem Fuß an. Dann begann ich, Jod oral einzunehmen. Daraufhin veränderte sich alles. Eines Tages bemerkte ich, dass ich vergessen hatte, meine Schmerzmittel zu nehmen.

Innerhalb von zwei Wochen, nachdem ich begonnen hatte, Jod einzunehmen, fühlte ich mich, als hätte ich mir das Leben zurückerobert. Ich bin beschämt, wenn ich daran denke, dass ich so lange Zeit betäubt wie ein Zombie gelebt und nur versucht habe, jeden Tag irgendwie über die Runden zu kommen. Sogar mitten während der Entgiftung habe ich in zwei Wochen mehr geleistet als im letzten Jahr. Ich fühle mich fantastisch! Ich *liebe* das Leben! Ich verliere an Bauchumfang, nicht an Gewicht, aber wen kümmert das? Bei meinem Ehemann habe ich mich ausgiebig dafür entschuldigt, dass ich so überdrüssig und faul gewesen war und habe ihm dafür gedankt, dass er mich so liebt. Praktisch hatte er sich in den letzten drei Jahren, als es mir immer schlechter ging, um mich und unsere drei Kinder gekümmert.

Obwohl ich jetzt so glücklich bin, trauere ich all den verschwendeten Jahren nach.

Ich möchte den Menschen in meiner Umgebung helfen. Ich sehe übergewichtige Frauen und erschöpfte Männer, die mir so leidtun. Ich möchte helfen! Ich bin wach und am Leben! Ich bin sogar klüger als je zuvor. Jetzt begreife ich, dass es dem Allgemeinbefinden abträglich ist, wenn man schlimme Beschwerden einfach hinnimmt, weil man sie auf den Alterungsprozess zurückführt. Eine 60-jährige Frau sollte sich niemals so miserabel fühlen, wie es mir ging.

Gibt es irgendwo andere junge Mütter, die meine Geschichte nachempfinden können? Mein Arzt verschrieb mir unter anderem angstlösende Medikamente und wollte, dass ich Antidepressiva nehme.

Wenn ich jetzt von der Arbeit komme, mache ich gleich das Abendessen für die ganze Familie. Dabei habe ich mittlerweile so viel Energie, dass ich jeden Abend zwei Mahlzeiten zubereiten könnte.

Begegnung mit Sonja

Zahnfleischbluten verschwindet.

Mein größter Erfolg im Zusammenhang mit Jod besteht darin, dass mein lang andauerndes Zahnfleischbluten geheilt wurde. Ein Jahr lang war mein Zahnfleisch zwischen zwei Zähnen irritiert – auch wenn ich die Zähne auf die sanfteste Art und Weise mit Zahnseide gereinigt habe. Meine Zahnärztin tat, was sie konnte, aber mein Zahnfleisch wollte nicht heilen. Mir wurde eine Mundspülung verschrieben, die ich zwei Monate verwendete, ohne dass es irgendetwas genutzt hätte. Ich glaubte sogar manchmal, dass mein Zahn möglicherweise einen versteckten Riss hätte – so groß war der Schmerz.

Nach einer gewissen Zeit kam ich auf die Idee, eine fünfprozentige Lugol'sche Lösung auf die Problemzone aufzutragen. Nur einen Tropfen morgens und abends nach der Reinigung. Nach einer Woche ging es mir bedeutend besser. Ich entdeckte elastische Zahnseide, die, nachdem ich sie ein paarmal benutzt hatte, die Wachsschicht auf dem Faden verlor. Danach tränkte ich ein Stück der Zahnseide in Jod und verwendete es noch einmal für die Problemzonen. Bereits nach einer weiteren Woche war das Zahnfleisch völlig geheilt – nach ungefähr einem Jahr des Leidens. Ich habe die Jodbehandlung beendet (das heißt, die Zahnreinigung mit Jod) und nehme das Spurenelement jetzt auf die übliche Weise ein: morgens zwei Tropfen in einem Glas Wasser und abends einen. Manchmal gurgle ich mit der Lösung, aber ich führe keine örtliche Behandlung mehr durch. Und mein Zahnfleisch ist immer noch gesund.

Mit Jod und Selen mache ich weiter. Ich habe Hashimoto-Thyreoiditis und noch keinen negativen Effekt des Jods bemerkt. Mein TSH-Wert ist möglicherweise ein wenig angestiegen, aber dasselbe gilt für fT4 und fT3 (so viel zur Verlässlichkeit des TSH-Tests) und auch mein Energieniveau ist höher.

Kapitel 15

Ein magischer purpurner Schleier steigt aus der Asche empor

Wir werden nicht nachlassen in unserem Forschen
Und das Ende unseres Forschens ist
An den Ausgangspunkt zu kommen
Und zum ersten Mal den Ort zu erkennen
– T. S. Eliot, „Little Gidding" aus „Vier Quartette",
Übersetzung von Nora Wydenbruck

Niemand vermag eine Geschichte zu erfinden, die so märchenhaft ist wie die Wirklichkeit. Die Entdeckung des chemischen Elements Jod, das bald das Leben so vieler Menschen verändern sollte, erfolgte in derselben Weise, wie ein Zauberer eine geheimnisvolle Flüssigkeit in einen Hut leert, um dann – in einer Glitzerwolke und von einem kräftigen Tusch begleitet – ein weißes Kaninchen hervorzuzaubern. Seit Langem schon hatte man um die heilende Wirkung des Seetangs gewusst, doch niemand konnte ahnen, worauf sie beruhte. Im Jahr 1811 veränderte dann ein chemischer Zwischenfall die westliche Medizin.

Der französische Chemiker Bernard Courtois war in der Familienmanufaktur in Dijon damit beschäftigt, Salpeter herzustellen – ein Ausgangsstoff für die Produktion von Schießpulver, das für die Napoleonischen Kriege benötigt wurde. Eines Tages ging die Holzasche zur Neige, die er üblicherweise als Grundlage verwendete, also besorgte er Seetang, der an den Küsten der Normandie und der Bretagne häufig anzutreffen war. In einem Kupferkessel veraschte er die Braunalgen und schüttete in der Folge zu viel Schwefelsäure auf den Rückstand. Zisch! Ein wunderschöner violetter Dunstschleier breitete sich aus. Der Dampf kristallisierte zu einem glänzenden Pulver, das die Farbe von Grafit annahm.

Sogleich vermutete Courtois, ein noch unbekanntes Element entdeckt zu haben, aber er war zu arm, um weiterführende Versuche finanzieren zu können.

Also händigte er die Kristallproben an wohlhabendere Chemikerkollegen aus, die weitere Experimente durchführen sollten. Noch ahnte er nicht, dass das Übermaß an Schwefelsäure als einer der glücklichsten Zufälle in die Geschichte der Medizin eingehen würde.

Zwei Jahre später sandte Humphry Davy einen Brief an die Royal Society in London, in dem er das neu entdeckte Element „Iodine“ nannte, angelehnt an das altgriechische Wort für „violett“. Im weiteren Verlauf des 19. Jahrhunderts sollten noch viele „Väter der Wissenschaft“ von sich behaupten, an der Bildung des Begriffs „Jod“ beteiligt gewesen zu sein. Courtois, der eine wissenschaftliche Revolution ausgelöst hatte, starb bettelarm, weil er seine Entdeckung nie registrieren ließ.

In den nächsten Jahren setzten viele Ärzte das Halogen bereits im Kampf gegen eine Reihe von Krankheiten ein. Weil verbrannter Seetang und Meeresschwämme seit Jahrtausenden zur Behandlung von Kröpfen verwendet worden waren, schlossen Ärzte in England und Kontinentaleuropa darauf, dass Jod die heilkräftige Komponente in diesen Meeresorganismen sei, die kranke, angeschwollene Schilddrüsen zum Schrumpfen brachte. Die Nachricht verbreitete sich rasch. Tausende Artikel wurden veröffentlicht. Aus den folgenden Jahren ist die Anwendung von Jod gegen so viele Leiden überliefert, dass man sie unmöglich zählen könnte.

1820 – 1900: Jod erobert die Welt

Lungenkrankheiten galten im 19. Jahrhundert als die Geißel Europas. In Fällen, in denen man bislang mit Seetang gute Behandlungserfolge erzielt hatte, standen nun Jodpräparate zur Verfügung. Im Jahr 1829 erfand Jean Lugol, ein Pariser Arzt, eine bald weitverbreitete Jodrezeptur, die als Lugol'sche Lösung bekannt wurde und fünf Prozent Jod sowie zehn Prozent Kaliumjodid, gelöst in destilliertem Wasser, enthielt. Er entwickelte die Lösung zuerst für die Behandlung von Lungenkrankheiten, aber mit der Zeit wurde sie für einfach alles eingesetzt: von der Desinfektion des Trinkwassers bis hin zur Behandlung von Schilddrüsenerkrankungen. Im ausgehenden 19. Jahrhundert war Jod das, was man als Schweizer Messer der Medizin bezeichnen könnte. Francis C. Kelly schreibt in seinem 1961 erschienenen Artikel in den *Proceedings of the Royal Society of Medicine*: „Die Vielfalt an Krankheiten, zu deren Bekämpfung Jod verschrieben wurde, ist verblüffend – Paralyse, Chorea Huntington, Skrofulose, Tränensackfisteln, Taubheit, Wirbelsäulenverkrümmung, Hüftgelenkskrankheiten, Syphilis, akute Entzündungen, Gicht, Wundbrand, Wassersucht, Karbunkel, Nagelbettentzündung, Frostbeulen, Verbrennungen, Verbrühungen, Krupp, Katarrhe, Schnupfen, Asthma, Geschwüre und Bronchitis – um nur einige zu nennen." Er führt in seinem Bericht weiter an, dass zwischen 1820 und 1840 viele Veröffentlichungen erschienen, die Auskunft über die unterschiedlichen Anwendungen gaben.

Albert Szent-Györgyi, der für die Entdeckung von Vitamin C ausgezeichnete Nobelpreisträger des Jahres 1937, erwähnte ein Sprichwort über Kaliumjodid, das unter seinen Ärztekollegen in Umlauf war:

Wenn du nicht weißt, was und warum,
verwende Jod und Kalium.

Wir vergessen oft, dass die Syphilis im späten 19. Jahrhundert halb Europa heimsuchte. Als Vincent van Gogh von dieser Infektionskrankheit geplagt wurde, erwähnte er in einem Brief an seinen Bruder Theo, wie positiv sich sein Jodpräparat auf sein Gehirn und seine Wirbelsäule auswirke. Wir haben keine Ahnung, in welcher Form er das Spurenelement im Frankreich des ausgehenden 19. Jahrhunderts nutzte, aber dafür wissen wir, dass in amerikanischen Apotheken ein Präparat aus Wismut, Ameisensäure und Jodid erhältlich war, um die Läsionen der Syphilis zu heilen. Um spätere Stadien der Krankheit zu behandeln, hatte man giftiges Quecksilber genutzt, bis es im Jahr 1840 durch Kaliumjodid ersetzt wurde. Bis zur Entdeckung von Penicillin im Jahr 1928 fand Kaliumjodid zur Bekämpfung der Syphilis Verwendung. Bei der Durchsicht von Inventarlisten von Apotheken aus dieser Zeit stieß ich auf Tausende von Jodpräparaten, die Ärzte zur Versorgung von Wunden verschrieben hatten.

Brüste mögen Jod

Die Ärzte empfahlen den Frauen, ihre Brüste mit Jod zu bestreichen, wenn sie schmerzten oder sich Zysten in ihnen gebildet hatten. Einige Onkologen injizierten Jodlösungen direkt in Brüste oder Eierstöcke, um gegen Schwellungen und Zysten vorzugehen. Im Jahr 1856 erwähnte der berühmte Chirurg Dr.

Alfred Velpeau Jod in Zusammenhang mit hunderten Fällen von Brustkrebs in seiner Abhandlung „A Treatise on Cancer of the Breast and of the Mammary Region". Sie gehen sicher davon aus, dass diese Berichte über Krankheiten und deren Behandlung in einem nüchternen und akademischen Stil verfasst wurden. Aber vor 150 Jahren zeichnete man Fallstudien noch mit akribischer und mitfühlender Sorgfalt auf. Ärzte dachten über ihre Behandlungsmöglichkeiten nach und teilten ihren Optimismus, aber auch ihre Zurückhaltung mit. Die Herstellung von Jodprodukten zu medizinischen Zwecken erreichte industrielle Ausmaße; es wurden neue Darreichungsformen des Spurenelements entwickelt. Viele Arzneimittelhersteller kreierten ihre eigenen Rezepturen und kombinierten Jod dabei mit anderen Elementen. Die Patienten nahmen die Neuerungen gerne auf und berichteten von ihren Heilerfolgen. Beim Sammeln von Gebrauchsgegenständen und Erinnerungsstücken für das Forschungsprojekt von Breast Cancer Choices erstand ich einen alten Brief, der auf den 31. Mai 1886 datiert und an Mrs. Dr. R. A. Johnston in Wellsville, Ohio, adressiert war. Verschickt hatte den Brief ihre Schwester. Die Verfasserin beschreibt, wie sie sich erfolgreich von Schmerzen befreien konnte, indem sie Jod auf ihre Brüste pinselte, so wie es ihre Schwester, die Ehefrau eines Arztes, empfohlen hatte. Dieses Schriftstück ist insofern von Bedeutung, als es Einblicke in die erfolgreiche medizinische Selbsthilfe von Patienten im späten 19. Jahrhundert gewährt. Es zeigt auch, dass die vielen von Ärzten veröffentlichten Bücher über die Behandlung der Brüste mit Jod weder eine Modeerscheinung noch einen künstlichen Hype oder eine übertriebene Reaktion darstellten. Die Berichte der Patienten über ihre Heilerfolge sind ein beredtes Zeugnis dafür.

Der Amerikanische Bürgerkrieg: Jodkur im Kugelhagel

Als ich im Jahr 2006 auf eBay nach Jodartefakten Ausschau hielt, stolperte ich über eine Jodfeldflasche aus Messing, deren Stempel darauf hinwies, dass sie während des Amerikanischen Bürgerkriegs von Soldaten der Konföderierten benutzt worden war. Später fand ich heraus, dass Soldaten ihre Behältnisse mit Jod zusätzlich zu den mit Wasser gefüllten Feldflaschen als einen wichtigen Bestandteil ihrer Ausrüstung mit sich trugen. Jod wurde benutzt, um Wasser zu desinfizieren und Infektionen zu behandeln, die durch Schusswunden und Komplikationen bei Operationen auf dem Schlachtfeld verursacht und durch die unhygienischen Bedingungen begünstigt wurden. Lange, nachdem ich die Feldflasche für die Artefaktesammlung von Breast Cancer Choices erworben hatte, las ich den Bericht von Francis Kelly über einen Soldaten aus den Südstaaten, der wahrscheinlich eine solche Feldflasche benutzt hatte.

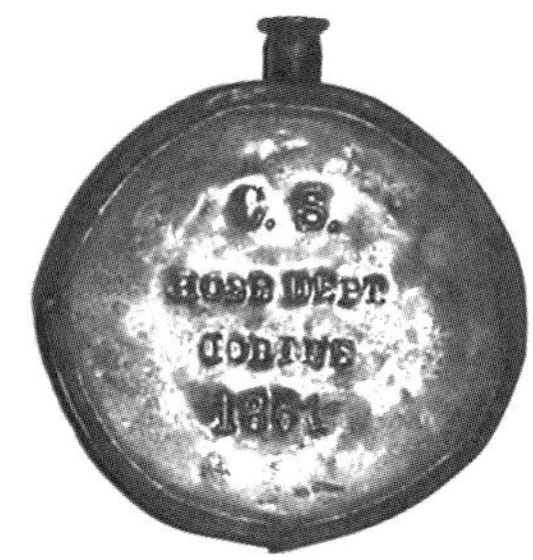

Abbildung 4: Jodfeldflasche der Konföderierten Staaten aus dem Amerikanischen Bürgerkrieg, 1861. (Aus der Sammlung von Breast Cancer Choices)

Kelly erinnert an die Geschichte eines Colonels der Konföderierten namens John B. Gordon, der mehrere Schussverletzungen durch Kanonenkugeln an Arm, Bein, Schulter und Gesicht erlitten hatte. Die Wunden entzündeten sich. Als er in ein Krankenhaus verlegt wurde, verschrieb ihm Dr. Weatherly vom 6. Infanterieregiment aus Alabama für die Behandlung seiner Wunden eine Jodtinktur, die drei bis vier Mal pro Tag aufgetragen werden sollte. Gordon behauptete, dass seine Frau die ärztliche Anweisung missverstanden und das Jodpräparat drei- bis vierhundert Mal täglich angewendet habe. Der Colonel wurde nicht nur wieder gesund, er sollte später auch Gouverneur des Bundesstaates Georgia werden und ein hohes Alter erreichen. Gordon starb im Jahr 1904, genau 40 Jahre nach seinen Erlebnissen im Bürgerkrieg.

Neben ihren mit Wasser gefüllten Feldflaschen führten die Soldaten auch Behältnisse mit Jod als einen wichtigen Bestandteil ihrer Ausrüstung mit.

Jod: das vielseitige Spurenelement

Heute wissen wir, dass Jod mehr als nur ein bloßes Antiseptikum ist. Weiter oben haben wir bereits gehört, dass es Metalle aus dem Körper ausleiten, das Hormonsystem stärken und auch bisher ungeklärte Wirkungen im Gehirn und anderen Organen entfalten kann. An der Wende vom 19. zum 20. Jahrhundert war Jod so populär in der Behandlung von Lungenkrankheiten, dass medizinische Kataloge kunstvolle – „Zerstäuber" genannte – Apparaturen anboten. Den Unterlagen zufolge sollten sie den Atem befreien. Jod leitete Toxine manchmal so effektiv aus den Lungen aus, dass darauf geachtet werden musste, den Entgiftungsvorgang zu drosseln. Dr. Abraham verwendete den

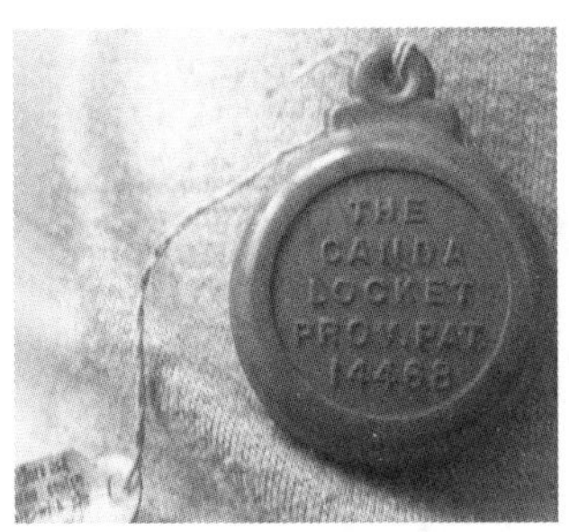

Abbildung 5: In jodgetränkte Baumwolle eingebettetes Jodmedaillon des Roten Kreuzes. (Aus der Sammlung von Breast Cancer Choices)

Begriff „antiobstruktiv", um den Prozess zu beschreiben, mit dem Jod Giftstoffe und Verunreinigungen aus der Blutbahn und den Geweben befördert. Dem Spurenelement wurde allgemein eine virenhemmende Wirkung bescheinigt. Das britische Rote Kreuz stellte sogar Medaillons her, die mit jodgetränkter Baumwolle umhüllt waren.

100 Jahre (kein Tippfehler!) vergingen, bis Salz jodiert wurde

Obwohl der französische Lebensmittelchemiker Jean-Baptiste Boussingault bereits in den 1930er Jahren empfohlen hatte, Speisesalz mit Jod anzureichern, konnte Dr. David Marine erst 1924 durchsetzen, dass das Spurenelement amerikanischem Speisesalz beigefügt wurde. Diese Heldentat glückte ihm, nachdem er ein Experiment an Jugendlichen aus Akron, Ohio, durchgeführt hatte, wo der Boden berühmt-berüchtigt arm an Jod ist: 56 Prozent der Bevölkerung hatten einen Kropf ausgebildet und Mädchen waren, verglichen mit Jungen, dem sechsfachen Risiko ausgesetzt, an einer Struma zu erkranken. Das Experiment bestand darin, dass Forscher ungefähr 2.000 Schülern eine bestimmte Menge Jodid verabreichten. Die Kontrollgruppe, die etwa dieselbe Anzahl Schüler umfasste, erhielt kein Jodid. Nach 30 Monaten hatten 22 Prozent der Schüler, denen kein Jodid verabreicht worden war, einen Kropf entwickelt. In der Jodgruppe waren es nur zwei Prozent.

Innerhalb von weniger als zehn Jahren nach dem Beginn der Jodierung von Salz ging die Kropfhäufigkeit stark zurück. In Detroit verringerte sich der von einer Struma betroffene Anteil der Bevölkerung in den ersten sechs Jahren des Konsums von jodiertem Salz von 9,7 auf 1,4 Prozent.

Von Kragen und Kröpfen

Forscher um Quynh Nguyen stellten in dem Artikel „Iodized Salt and US Development“ fest, dass die amerikanische Armee vor der Jodierung des Speisesalzes viele aus dem Kropfgürtel stammende Rekruten ablehnte, weil sie an einer ausgeprägten Struma litten. Während des Ersten Weltkrieges hatten nahezu 12.000 Einberufene aus der Region einen einfachen Kropf; ein Drittel von ihnen wurde abgelehnt, weil der Hals zu breit war, um die Hemdkragen der Uniform zu schließen. Auch diejenigen Soldaten, die in die Armee aufgenommen wurden, hatten tendenziell dickere Hälse als Soldaten aus anderen Gegenden, weshalb sie weiter geschnittene Hemden benötigten. Nach der Jodierung von Salz wurden weniger Rekruten aus dem Kropfgürtel abgewiesen und die Militärschneider konnten nun Hemden mit engeren Kragen herstellen.

Zu Beginn des 20. Jahrhunderts waren die Nachrichten über den Nutzen des essenziellen Nährstoffs bereits bis in die ländlichen Gebiete South Carolinas vorgedrungen. Dort war man auf den jodreichen Boden derart stolz, dass sogar Spirituosen für den Schwarzmarkt unter dem Slogan „Not a Goiter in a Gallon“ – „Kein Kropf in einer Gallone“ – vermarktet wurden. Um die gesunden landwirtschaftlichen Erzeugnisse zusätzlich zu bewerben, wurde „SOUTH CAROLINA, THE IODINE STATE“ auf Autokennzeichnen gestanzt. Aber nicht überall hat man das Glück, von einem Schamanen wie dem Seetang-Mann behandelt zu werden oder in einem Bundesstaat zu leben, dessen Boden so reich an Jod ist wie jener in South Carolina. In vielen Ländern und Gebieten hat Jodmangel verheerende Ausmaße erreicht. Einer Schätzung aus dem Jahr 1996 zufolge lebten damals in China zehn Millionen Menschen, die aufgrund des geringen Jodgehalts im Boden an geistiger Entwicklungsverzögerung litten.

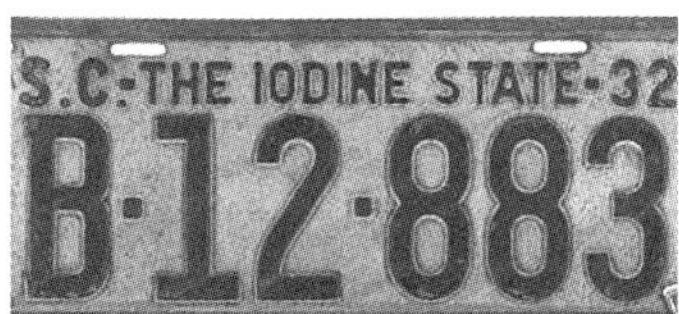

Abbildung 6: Nummernschild aus South Carolina, dem Jod-Bundesstaat, 1932. (Aus der Sammlung von Breast Cancer Choices)

Als der Kinderneurologe Dr. G. Robert DeLong von der medizinischen Fakultät der Duke University im Jahr 1989 erstmals die ländliche chinesische Provinz Xinjiang besuchte, war geistige Entwicklungsverzögerung ein ernstes Problem. Auch andere gesundheitliche Missstände waren weit verbreitet: Fehlgeburten, hohe Kindersterblichkeit, Kümmerwuchs, Taubheit und Totgeburten betrafen große Teile der Bevölkerung. Einige Erwachsene erschienen wie kleine Kinder. Einige Fünfjährige sahen wie Kleinstkinder aus. DeLong zufolge waren die Kinder wahrhaftig in einem traurigen Zustand: „Manche wiesen extreme Formen einer geistigen Entwicklungsverzögerung auf und konnten weder gehen noch stehen und oft nicht einmal sitzen. Auch jene, die keine ausgeprägten Anzeichen für eine physische Beeinträchtigung zeigten, waren kraftlos und hatten einen trüben Blick."

Die Viehherden waren gleichermaßen schwächlich und brachten oft Totgeburten zur Welt, was zur schrecklichen Armut in der Provinz beitrug. Da diese Region Chinas seit den Zeiten Marco Polos im 13. Jahrhundert als ein von „Dorftrotteln" bewohntes Gebiet abgewertet worden war, hatte man die Bevölkerung längst abgeschrieben. Dr. DeLong und seine Kollegen in China prüften und verwarfen viele Möglichkeiten, den Menschen Jod zu verabreichen. Schließlich stachen DeLong die Bewässerungsgräben ins Auge und er kam auf die Idee, Jod ins Wasser zu träufeln. Auf diese Art und Weise würden die Pflanzen das Jod aufnehmen, die Tiere würden die Pflanzen essen, und die Menschen an der Spitze der Nahrungskette würden genügend Jod bekommen.

Wie gingen sie also vor? Ihr Sinn fürs Praktische war gefragt, da nur die einfachsten Mittel zur Verfügung standen. DeLong und seine chinesischen Kollegen stellten ein leeres Ölfass mit einem Fassungsvermögen von ungefähr 200 Litern auf die wackelige Brücke, die über den Bewässerungskanal führte. Danach befestigten sie einige Rohre und Klammern, um eine ununterbrochene Zufuhr sicherzustellen. Als Nächstes füllten sie das Fass mit Kaliumjodat und stellten fest, wie viel Jod die flussabwärts gelegenen Ortschaften erreichte.

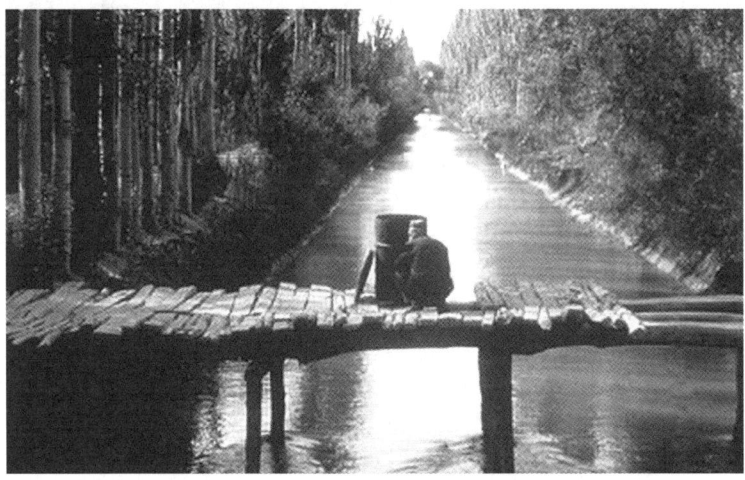

Abbildung 7: Ein Dorfbewohner aus der Provinz Xinjiang bewacht ein Fass, mit dessen Hilfe Jod in den Bewässerungsgraben geträufelt wird. (Mit freundlicher Genehmigung von Shannon Hader)

Als sie damit fertig waren, heuerten sie einen Einheimischen an, der das Fass bewachen sollte, damit es nicht gestohlen wurde. In der Nacht schlief er auf der Brücke, in eine Decke eingerollt. Wenn das Jod aufgebraucht war, füllten die Dorfbewohner das Fass wieder auf.

Wie man die Kindersterblichkeit halbiert

Ein Jahr später zeigten sich folgende Wirkungen:

- Die Kindersterblichkeit war um die Hälfte zurückgegangen.
- Die Schafherden waren um 40 Prozent gewachsen.
- Später vorgenommene Messungen ergaben, dass das durchschnittliche fünfjährige Kind um rund zehn Zentimeter größer war.
- Der durchschnittliche IQ-Wert von Kindern, die nach dem Start des Berieselungsprojekts geboren wurden, war um 16 Punkte höher.
- Es gab 50 Prozent weniger Tot- und Fehlgeburten bei Tieren.

Bis zum Jahr 1997 waren die Thrasher Foundation, die Joseph P. Kennedy Foundation und Kiwanis International aufgesprungen, um das Projekt zu unterstützen. Die Berieselung mit Jod wird nun für 2,6 Millionen Menschen in China durchgeführt. Bereits 13,5 Tonnen Jod wurden in das Wasser von Bewohnern ländlicher Gebiete geträufelt. Und wie hoch sind die Kosten, mit denen ein solch schicksalhaftes, lebensrettendes Projekt verbunden ist? Nicht einmal sechs Cent pro Person. Das ist alles, was es kostet, das Leben von Menschen, die seit fünf Jahrhunderten abgeschrieben worden waren, grundlegend zum Besseren zu wenden.

In Kasachstan sind Gesundheitsbeamte sehr darum bemüht publik zu machen, wie wichtig Jod für die geistige Leistungsfähigkeit ist. Die Botschaft wird von Plakatwänden verkündet. Siebtklässler verteilen Broschüren, die sie eingehend studiert haben. Selbst „Jodman", ein Superheld aus einem Comic, mahnt die Kinder, nicht dumm zu sein und jodiertes Salz zu essen. Aber auch angesichts der vielen Bildungsinstrumente war sich Valentina Sivryukova, Präsidentin der nationalen Vereinigung der kasachischen Wohltätigkeitsorganisationen, niemals sicher, ob die Botschaft durchgedrungen war. Bis sie eines Tages über den Marktplatz spazierte und hörte, wie ein kleiner kasachischer Junge seinen Freund mit den Worten hänselte: „Was ist denn mit dir los? Leidest du an Jodmangel?"

Wie wirken sich 15 IQ-Punkte aus?

Im Kongo reisten Mitarbeiter der Gesundheitsbehörde in entfernte Gebiete, in denen geistige Entwicklungsverzögerung so verheerende Ausmaße angenommen hatte, dass sie den Eindruck gewannen, die beste Möglichkeit, die Bevölkerung mit Jod zu versorgen, bestünde darin, das Spurenelement auf der Basis von Mohnöl zu injizieren. In einem Fall war ein Mann, dessen IQ auf 50 bis 60 geschätzt wurde, aufgrund von Jodmangel geistig so beeinträchtigt, dass er nicht einsehen wollte, dass er Kleidung tragen musste. Seine betagten Eltern schämten sich sehr für ihn und sperrten ihn weg, um die Dorfbevölkerung nicht gegen ihn aufzubringen. Nachdem ihm die Gesundheitsarbeiter eine Injektion des Jod-Mohnöl-Gemischs verabreicht hatten, freundete er sich damit an, dass er seine Kleidung nicht ablegen durfte und war bald darauf fähig, eine Arbeit zu finden, die darin bestand, Ziegel auf einen Lastwagen zu laden. Nicht nur die familiären Finanzen konnten dadurch verbessert werden, sondern auch die Stellung der Familie im Dorf. Seine Eltern gehörten zu jenen, die viele Kilometer zurücklegten, um den Gesundheitsarbeitern dafür zu danken, dass sie ihr Leben zum Positiven gewendet haben.

Bedauerlicherweise war es schwierig, ein Bewusstsein dafür zu schaffen, dass Jod nicht nur in ärmeren Ländern ein Problem ist, wo geistige Entwicklungsverzögerung oder Kretinismus gewaltige gesundheitliche Probleme darstellen. Länder wie Indien sind sich der Bedeutung von jodiertem Salz in einem Maße bewusst, dass man ins Gefängnis wandert, wenn man beim Transportieren oder Verkaufen von geschmuggeltem Salz erwischt wird, das nicht jodiert ist.

Nun sind wir also am Beginn des 21. Jahrhunderts angelangt. Wenn Jodmangel der wichtigste Grund für geistige Entwicklungsverzögerung ist und wenn Jod Brustkrankheiten und viele andere Beschwerden heilen kann, warum wissen wir dann nicht mehr darüber? Warum sehen wir Jod noch immer als Fläschchen mit Totenkopf und gekreuzten Knochen in der Hausapotheke? Wann verschwand das Wissen um das essenzielle Spurenelement aus den medizinischen Universitäten und Bibliotheken? Warum? Wer hat uns das Jod gestohlen?

Medizinische Zeittafel zum Thema Jod

13.000 v. Chr.	Am archäologischen Fundort Monte Verde wird eine Medizinhütte mit Heilmitteln aus Seetang freigelegt, die auf die Zeit um 12.000 v. Chr. datiert wird. Für die ältesten Artefakte der Grabungsstelle wird ein Alter von 13.000 v. Chr. ermittelt.
2700 v. Chr.	Das um die Zeitenwende verfasste chinesische Kräuterarzneibuch „Shennong bencao jing" dokumentiert die Verwendung von Seetang gegen Kropf und Tumoren. Das darin enthaltene medizinische Wissen soll auf jahrtausendelanger mündlicher Überlieferung beruhen und letztlich auf den mythischen Kaiser Shennong zurückgehen.
1550 v. Chr.	Der Papyrus Ebers, ein medizinisches Dokument aus dem alten Ägypten, beschreibt die Verwendung von Seetang gegen Brustkrebs.
460 v. Chr.	Hippokrates, der Begründer der modernen westlichen Medizin, empfiehlt Seetang gegen Kropf.
1. Jh.	Plinius der Ältere, ein Naturforscher, Gelehrter und Schriftsteller, propagiert die Verwendung von Seetangasche gegen Kropf.
3. Jh.	Galen von Pergamon verwendet Seetang gegen Kropf.
4. Jh.	Der chinesische Alchemist Ge Hong setzt ebenfalls Seetang gegen Kropf ein.
Mittelalter	Avicenna empfiehlt Seetang.
1779	In Großbritannien wird die geheime Zutat des „Coventry Remedy" veröffentlicht: Es handelt sich um gebrannten Schwamm (*Spongia usta*).
1811	Bernard Courtois entdeckt das Element Jod, als er versucht, Schießpulver aus Seetangasche herzustellen.
1813	Die Entdeckung eines neuen Elements wird von Humphry Davy bestätigt und bekannt gegeben, nachdem unter konkurrierenden Wissenschaftlern aus Großbritannien und Kontinentaleuropa ein Streit darüber ausgebrochen war, wer die Bedeutung von Courtois' zufälliger Entdeckung zuerst erkannt habe.

1813	Das neu entdeckte Element wird von Joseph Louis Gay-Lussac aufgrund des violett gefärbten Dampfes offiziell mit dem Namen „Jod“ bezeichnet.
1815–1816	William Prout beansprucht für sich, als erster Arzt Jod bei der Behandlung von Kröpfen eingesetzt zu haben.
1819	Coindet führt Jodtinktur offiziell als ein wirksames Heilmittel gegen Kröpfe ein und behauptet, dass das Präparat innerhalb einer Woche Besserungen herbeiführen kann, was 75 Jahre später bestätigt wird.
1820er	Lungenleiden werden durch die Inhalation von jodhaltigen Dämpfen behandelt (davor wurde Seetang in den Krankenzimmern verstreut). Es folgen viele Publikationen, da Lungenkrankheiten in Europa sehr häufig sind. Inhalationsgeräte und Jodmedaillons erscheinen auf dem Markt.
1821	François Magendie, Vertreter der um die Jahrhundertwende entstandenen Pariser Schule, nimmt Jod in ein Arzneibuch auf. Ärzte wenden Jod bei jeder erdenklichen Krankheit an: Kehlkopfdiphterie, Asthma, Gicht, Taubheit und Geschwüre, um nur einige zu nennen.
1829	Der Arzt Jean Guillaume Lugol erfindet die Lugol'sche Lösung, um sie im Kampf gegen Tuberkulose, die damalige Geißel Europas, einzusetzen. Die Lugol'sche Lösung entwickelt sich zum bevorzugten Heilmittel und wird bald auch gegen andere Krankheiten eingesetzt.
1830	Sir Charles Sycamore veröffentlicht Fallstudien, die die Wirksamkeit der Inhalation von Jod und des Schierlings bei Tuberkulose veranschaulichen.
1830er	Die Jodanwendung bei Syphilis im Tertiärstadium ist weitverbreitet. Weil Jod in der Lage ist, syphilitische Läsionen zu heilen, werden Gehirnoperationen ohne vorherige Jodanwendung als schlechte ärztliche Praxis eingestuft. Der an Syphilis erkrankte Vincent van Gogh schreibt seinem Bruder Theo: „Du musst dieses Zeug ausprobieren. Es hilft wirklich.“ (Übersetzung aus dem Französischen durch die Autorin).
1831	Jean-Baptiste Boussingault schlägt die Jodierung von Salz vor, um der Kropfbildung vorzubeugen. Es wird 100 Jahre dauern, bis die Idee umgesetzt wird.

1831	Der Begriff „Jodmangel“ wird eingeführt.
1840er	Dr. Jean Velpeau et. al. veröffentlichen Fallstudien über die Anwendung von Jod bei Erkrankungen der Brüste und der Eierstöcke.
1840er	Um Brustschmerzen entgegenzuwirken, wird Jod lokal auf den Brüsten angewendet.
1851	Auf der ersten Weltausstellung im Crystal Palace im Hyde Park (London) präsentieren zehn Pharmaunternehmen zahlreiche Jodpräparate.
1860er	Die Soldaten im Amerikanischen Bürgerkrieg tragen Feldflaschen bei sich, die mit Jodlösung gefüllt sind. Im Ersten und Zweiten Weltkrieg sowie im Vietnamkrieg befindet sich Jod sowohl in jedem Feldlazarett als auch in den Erste-Hilfe-Kästen der Soldaten. Jod, Verbandsmull und Sicherheitsnadeln sind bei der Erstversorgung auf dem Schlachtfeld nicht wegzudenken.
1862	Erstnachweis für die Verwendung von Jodtinktur als Antiseptikum im Krieg. Die Feldflaschen enthalten große Mengen Jod.
1864	Die Erstausgabe des Britischen Arzneibuches veröffentlicht eine Auswahl von 14 Jodpräparaten. Als Darreichungsformen von Jod werden Bäder, Tabletten, Tropfen, örtliche Anwendungen, Injektionen, Ionisierung und Elektrophorese, Seifen, Salben, Sirupe, Wein, Puder, Zäpfchen und Dampf dokumentiert.
1883	Ein Artikel uber die erfolgreiche Heilung einer Talgzyste nach einer Jodinjektion erscheint.
1899	Das „Merck Manual“ bezeichnet Jod als die am häufigsten verwendete Substanz bei der Behandlung von Tumoren.
1899	Jodzäpfchen gegen Hämorrhoiden und Erkrankungen der Prostata werden hergestellt.
1900	Jodsalben sind allgemein verbreitet und werden gegen Schmerzen der Brust und anderer Körperteile eingesetzt.
1910	Das britische Rote Kreuz verteilt Medaillons, die in einen jodgetränkten Stoff eingehüllt sind, um zu verhindern, dass Keime eingeatmet werden.

1913–1930	Edward Calvin Kendall, Arzt an der Mayo Clinic, zeigt, dass das Schilddrüsenhormon Thyroxin bis zu 65 Prozent Jod enthält.
1924	In Michigan (USA) setzt David Marine durch, dass Kochsalz jodiert wird. Ausschlaggebend dafür ist sein Nachweis, dass Schulkinder weniger häufig einen Kropf entwickeln, wenn sie zusätzliches Jod zu sich nehmen. Die US-Armee bestellt Hemden mit einem kleineren Halsausschnitt, weil der Konsum von jodiertem Salz die Häufigkeit von Struma-Erkrankungen verringert hat.
1930er	In South Carolina wird der Jodreichtum des Bodens entdeckt, weshalb sich dieser Bundesstaat auf Autonummernschildern als „Jod-Bundesstaat" bezeichnet. Schwarzbrenner prägen den Slogan „Not a Goiter in a Gallon" („Kein Kropf in einer Gallone"), mit dem sie auf das Selbstverständnis des Bundesstaates anspielen.
1948–1961	Jan Wolff und Israel Chaikoff veröffentlichen Artikel, in denen sie aufgrund der Ergebnisse von Experimenten mit Ratten behaupten, große Mengen von Jod seien gefährlich für die Schilddrüse. Obwohl dieser Sachverhalt nie überprüft wird, beeinflusst er drei Generationen von Medizinstudenten.
1956	Das internationale Arzneistoff- und Arzneimittelverzeichnis nennt 1.700 anerkannte Namen für Heilmittel und Eigenmarken, die Jod enthalten.
1961	Francis C. Kelley macht sich in einem Schreiben an die Royal Society of Medicine Gedanken über die Zukunft der medizinischen Verwendung von Jod: „Und was die Zukunft betrifft, so kann niemand vorhersagen, wie man in 100 Jahren über Jod denken wird. Wenn ich die Ereignisse der Vergangenheit als Grundlage heranziehe, kann ich höchstens die Vermutung äußern, dass der Prozess des Forschens, der Neubewertung, Überarbeitung und Verfeinerung andauern wird, sodass sich im Jahr 2061 einige gegenwärtige Anwendungen von Jod als kurzlebig erwiesen haben werden, während neue Vorzüge, von denen man jetzt noch nichts ahnt, hervortreten werden. Wir können es getrost unseren Nachfolgern überlassen, Zeugen der Überraschungen zu werden, die die Zeit noch zu bieten haben wird."

2000	Dr. Guy E. Abraham leitet ein Forschungsprojekt zum Thema Jodmangel in die Wege und arbeitet zu diesem Zweck die Geschichte der Jodforschung auf.
2005	Der Artikel „The Wolff-Chaikoff Effect: Crying Wolf?" von Guy E. Abraham wird publiziert.
2005	Dr. Jorge Flechas hält auf der Cancer Control Convention in Los Angeles einen Vortrag über Jod und verbreitet Dr. Abrahams Werke.
2005	Im September des Jahres informiert Lynne Farrow Krebs-Selbsthilfegruppen über Dr. Flechas' Vortrag und Dr. Abrahams Schriften und beginnt, Recherchen für das Jodforschungsprojekt von Breast Cancer Choices durchzuführen.
2006	Im Januar ruft Zoe Alexander die Jodgruppe von Yahoo ins Leben.
2006	Im März veröffentlicht Zoe Alexander die Website Iodine-4Health.com als Forschungsarchiv zum Thema Jod. Unter der URL **http://IodineResearch.com** wird die Website im Oktober 2006 neu gestaltet.
2006	Laura Olsson, Steve „Trapper" Wilson und Chris E. Vulcanel gründen das Curezone-Jodforum.
2006	Im November hält Dr. Brownstein den Vortrag „Iodine: The Most Misunderstood Nutrient" am American College for Advancement in Medicine (ACAM). Im selben Jahr erscheint sein Buch „Iodine: Why You Need It, Why You Can't Live Without It".
2006–2007	Das Curezone-Jodforum beschäftigt sich mit Recherchen zum Thema Jod und beginnt, einschlägige Fragen und Antworten zu sammeln.
2007	Im Februar findet in Scottsdale der erste Jodkongress statt. Dr. Shevin veröffentlicht auf der Website von Breast Cancer Choices das Protokoll für die Salzkur zur Milderung der Entgiftungssymptome während der Jodsupplementierung.
2007	Breast Cancer Choices veröffentlicht das Jodprotokoll gemäß den Empfehlungen, die auf dem Kongress in Scottsdale abgegeben wurden.
2007	Im Oktober findet der zweite Jodkongress in San Diego statt.

2007	Breast Cancer Choices ruft ein Jodforschungsprojekt ins Leben, in dessen Rahmen Daten über den Jodgehalt im Urin von Brustkrebspatientinnen gesammelt werden.
2007	Weitere Online-Gruppierungen und Websites beginnen, sich mit Jodmangel zu beschäftigen.
2007 bis heute	Jod wird im Radio, Fernsehen, in Internetvideos und auf weiteren Kongressen thematisiert.
2012	Die Website **http://IodineResearch.com** wird der Jodbewegung als Netzwerkressource gestiftet. Auf der Seite werden sowohl Forschungsmaterialien zusammengetragen, die das Vermächtnis der Jodbewegung dokumentieren sollen, als auch von Experten begutachtete Studien veröffentlicht. Die Website soll die Aktivitäten von Zoe Alexanders früherer Homepage Iodine4Health.com fortsetzen.

WEITERE ERFAHRUNGSBERICHTE

Begegnung mit Virginia

Jahrelange Leiden verbessern sich Schritt für Schritt.

Seit Ende letzten Jahres lese ich mir die Beiträge im Jodforum durch. Die Informationen, auf die ich dort gestoßen bin, haben mir so sehr geholfen! Beim Lesen habe ich viel darüber erfahren, wie die Menschen auf die Einnahme von Jod reagieren und bei der Entgiftung vorgehen. Vielen Dank an alle! Das ist meine Geschichte:

Seit ich 24 bin, leide ich an einer Schilddrüsenunterfunktion. Es fing alles sehr langsam an, zuerst war ich nur müde. Nach ungefähr fünf Jahren brach mein seelisches Gleichgewicht zusammen. Ich war paranoid, schreckhaft, furchtsam und unglücklich. Ein Freund sagte zu mir, dass ich immer müde wäre. Er hatte Recht. Noch hatte ich nicht begriffen, dass ich weitaus müder war als jeder gesunde Mensch. So schleichend ging der Verfall vor sich.

Ich wurde immer kränker ... oft hatte ich Schmerzen. Alles tat weh: meine Gelenke, meine Muskeln, meine inneren Organe – einfach alles. Und ich war immer noch schrecklich müde. Ich wollte überhaupt nichts mehr tun. Keine Geburtstagsfeiern besuchen, keine Spaziergänge machen, einfach gar nichts.

Meine Symptome waren: Allergien (Heuschnupfen, Staubmilbenallergie, Parfumunverträglichkeit, Verdacht auf Hashimoto-Thyreoiditis); eine schlimme Candidainfektion (Vagina, Darm und Mund); Menstruationsschmerzen, die vom Uterus und dem Kreuz den ganzen Rücken hinauf bis zur Schulter und zum Hals hin ausstrahlten; die Augenbrauen fielen im äußeren Bereich aus; ich bekam rasch einen Sonnenbrand und hörte schlecht (besonders in Gruppen); Tinnitus; schlechtes Kurz- und Langzeitgedächtnis (ich konnte keinen Topf auf den Herd stellen und weggehen, um irgendetwas anderes zu tun, weil er sonst angebrannt wäre); Muskelzucken am Augenlid; Konzentrationsschwierigkeiten (ich konnte keiner Unterhaltung, keinem Film oder Buch folgen); schmerzende Fußsohlen; alle Gelenke fühlten sich an, als würden sie brennen; Schmerzen im Darm, die sich bei Druck verschlimmerten; die geringste körperliche Anstrengung oder Hausarbeit hatte einen erhöhten Puls, starkes Schwitzen, ein rotes Gesicht, Muskelschmerzen und Sehnenentzündungen zur Folge; ein Überbein auf der Rückseite der Hand; Schmerzen im linken Knie, die sich vom allgegenwärtigen Gefühl des Brennens unterschieden; Rachen- und Gaumenmandeln sowie Lunge entzündeten sich regelmäßig (einmal im Monat); Gewichtszunahme (bis auf 95 Kilogramm); ich vertrug keine Kohlenhydrate (auch nicht Vollkorn oder Bohnen); Atemlosigkeit nach nur drei Stufen Treppensteigen; Fieberblasen auf der Unterlippe, die sich bis hin zum Kiefer ausbreiteten; Depression. In dieser Zeit ging ich ein paar Mal zum Arzt. Er sagte mir, ich solle es langsamer angehen.

Mit 34 Jahren wog ich 95 Kilogramm, war immer müde, aufgedunsen, litt die ganze Zeit unter Schmerzen, vertrug überhaupt keine Kohlenhydrate (inzwischen hatte ich die Atkins-Diät gemacht, weil Kohlenhydrate Herzrasen verursachten und in mir das Gefühl auslösten, sterben zu müssen), konnte nicht klar denken, verhielt mich irrational und wälzte düstere Gedanken in meinem Kopf (eben so, wie sich eine Depression anfühlt).

Wiederum suchte ich einen Arzt auf, und da ich gerade umgezogen war, handelte es sich diesmal um einen anderen. Auch er meinte, ich solle mich schonen. Ich antwortete, dass ich mich gleich in einen Sarg legen könnte, wenn ich noch weniger machen würde. Aus lauter Frustration fing ich an zu weinen. Es war das erste Mal, normalerweise weine ich nie. Wahrscheinlich um mich loszuwerden, „erlaubte" er mir, ein Blutbild machen zu lassen. Als die Ergebnisse da waren, stand fest, dass ich eine Schilddrüsenunterfunktion hatte. Ich war sehr erleichtert, dass etwas gefunden wurde. Ich war ja so ahnungslos ...

Im Alter von 34 Jahren wurden mir Schilddrüsenhormone – ausschließlich T4 – verschrieben. Weil der Arzt sehr wenig über Erkrankungen der Schilddrüse wusste, verschrieb er mir sofort eine hohe Dosis. Daraufhin fühlte ich mich so krank, dass ich nicht einmal mehr eine Meile gehen konnte. Jede Anstrengung führte zu Atemlosigkeit und extremen Schmerzen. Ab diesem Zeitpunkt konnte ich nicht mehr arbeiten. Mein damaliger Chef war sehr verständnisvoll. Bisher hatte ich mich nicht oft krank gemeldet, sondern einfach gleich nach der Arbeit ins Bett gelegt. Ein ganzes Jahr lang konnte ich meinem Beruf nicht nachgehen. Ich lag einfach nur auf der Couch oder im Bett und fühlte mich elend.

Nach etwa einem Jahr ging es mir ungefähr ebenso schlecht wie vor der T4-Behandlung. Ich begann wieder zu arbeiten, musste mich aber immer noch gleich nach der Arbeit schlafen legen. Ich las einiges über Schilddrüsenunterfunktion und beschloss, es mit getrocknetem Schilddrüsenextrakt zu versuchen. Weil mein Arzt meinte, dass diese Form der Medikation zu unzuverlässig wäre, fragte ich, ob ich stattdessen und zusätzlich zu T4 auch T3 nehmen dürfe. Auch das hielt er für Unsinn. Aber diesmal ließ ich nicht locker und bat um eine Überweisung zu einem Spezialisten (in Holland benötigt man einen Überweisungsschein). Ich hatte mich bereits für einen bestimmten Arzt entschieden, und so gab er nach. Obwohl der Spezialist ebenfalls glaubte, dass die Einnahme von T3 zwecklos wäre, verschrieb er mir das Hormon.

T3 gab mir meine Denkfähigkeiten zurück. Es führte auch dazu, dass ich weniger fror. Das erste Mal, als ich T3 einnahm, strömte eine Art elektrischer Impuls in meine Zehen, Finger und den Kopf hinein. Aber obwohl es sehr half, blieben mir die anderen Symptome erhalten.

Im Lauf der Jahre musste ich meine T4-Dosis von 100 auf 137 Mikrogramm erhöhen. Mein TSH-Wert konnte nicht mehr gemessen werden. Der Arzt sagte, ich hätte eine Überfunktion. Ich widersprach und erwiderte, dass es sich um eine Unterfunktion handeln müsse; denn ich hatte immer noch die klassischen Symptome (z. B. Kältegefühl) einer Unter- und nicht diejenigen einer Überfunktion.

Die Liste meiner Symptome war immer noch dieselbe und mir ging es zunehmend schlechter. Ich wurde jeden Monat krank. Es begann immer mit meinen Rachen- und Gaumenmandeln und dann war die Lunge an der Reihe. Nur eine Woche im Monat war ich frei von diesen Beschwerden. Es erschöpfte mich. Noch dazu war ich nach wie vor müde, hatte Gelenkschmerzen und Benommenheitssymptome, die sich seit der T3-Einnahme zwar gebessert hatten, aber nicht völlig verschwunden waren. Um nicht krank zu werden und wenigstens ein bisschen Kraft zu haben, musste ich um acht Uhr zu Bett gehen und bis um halb sieben schlafen.

Ich informierte mich weiter über die Schilddrüsenunterfunktion in der Hoffnung, irgendetwas zu entdecken, was ich tun könnte. Und um ehrlich zu sein: Ich wollte meinem Hausarzt entkommen, der mich dazu drängte, meine T4-Dosis zu senken.

Ich stellte fest, dass ich höchstwahrscheinlich an einer Quecksilbervergiftung litt, als mich jemand darauf aufmerksam machte, dass meine gesundheitlichen Probleme vielleicht mit Quecksilber in Zusammenhang stehen würden. Deshalb fing ich an, Selen einzunehmen. Selen steigerte mein Wohlbefinden und ließ mich klarer denken. Als ich mich über Quecksilbervergiftung informierte, stieß ich auf Jod. Ich versuchte es mit Braunalgen, aber sie bewirkten nicht viel. Dann, im Oktober 2011, entdeckte ich die Curezone-Website.

Im November 2011 begann ich mit der Einnahme der Lugol'schen Lösung. Zweimal am Tag nahm ich 50 Milligramm zu mir. Daraufhin entwickelte ich eine Überfunktion, also senkte ich meine T4-Dosis. Weil dieser Effekt jedoch nur temporär war, kehrte ich zur ursprünglichen Dosis von 137 Mikrogramm zurück. Es war so eine Enttäuschung! Danach las ich Dr. Brownsteins Buch, in dem er schrieb, dass es bis zu drei Jahre dauern könne, bis eine signifikante Verbesserung der Schilddrüsenfunktion erkennbar wäre. Also musste ich geduldig sein, was nicht meine Stärke ist. Ich begann auch wieder zuzunehmen.

Meine Candida hasste die Lugol'sche Lösung richtiggehend – und deswegen liebte ich sie. Ich nahm auch die Begleitnährstoffe zu mir.

Nachdem ich eine Menge im Curezone-Forum gelesen hatte, entschied ich, meine Joddosis durch die Einnahme einer gesättigten Kaliumjodidlösung (SKII) zu erhöhen. Jetzt nahm ich 100 Milligramm der Lugol'schen Lösung und 50 Milligramm SKII ein. Wieder entwickelte ich eine Überfunktion und senkte die T4-Einnahme. Dieses Mal musste ich das T4 nicht wieder erhöhen und war jetzt auf 125 Mikrogramm T4 pro Tag. Das T3 nehme ich immer noch. Ich möchte es nicht verringern, denn seine Halbwertszeit liegt bei nur einem Tag, während T4 eine Halbwertszeit von einer Woche hat.

28. Februar 2012: Ich nehme jetzt 150 Milligramm Lugol'sche Lösung und 300 Milligramm SKII am Tag zu mir. In meinem Körper verändert sich einiges:

Die Flecken auf meinen Händen verschwinden. Meine Allergien sind weg. Der Schmerz im linken Knie ist nur mehr ungefähr halb so schlimm wie zuvor. Ich verliere Gewicht, aber nicht nur das: Mein Körper beginnt sich zu verändern. Das Gesicht ist nicht mehr aufgedunsen. Meine Muskeln melden sich zurück. Ich bin viel glücklicher! Mein Kopf ist wunderbar klar. Meine Füße schmerzen nicht mehr. Mein Puls ist niedriger geworden (außer in Zeiten einer Schilddrüsenüberfunktion). Jetzt mache ich gern Besuche. Ich habe viel mehr Energie und wenn ich müde werde, setze ich mich gerade einmal eine Viertelstunde nieder und bin dann in der Lage, weiterzugehen. Als ich noch unter Schilddrüsenunterfunktion litt, brachte das Ausruhen nichts. Die Gelenke brennen nicht mehr. Die Mandelentzündung ist viel besser, wenn auch noch nicht geheilt. Letzte Woche stiegen mein Mann und ich auf einen Hügel, und ich konnte mit ihm Schritt halten, ohne zu keuchen oder Herzrasen zu bekommen.

Unter folgenden Symptomen leide ich noch immer: Menstruationsschmerzen. (Ich habe kürzlich gelesen, dass es an einem Mangel an Vitamin B_{12} liegen könnte. Deswegen habe ich Dr. Brownsteins Buch zu diesem Thema bestellt.) Ich bekomme entsetzliche Kreuz- und Schulterschmerzen. Diese Schmerzen habe ich auch noch eine Woche lang, nachdem die Menstruation aufgehört hat. Auch ist die Periode unregelmäßig. Ich denke, die Candidainfektion ist fast unter Kontrolle. Manchmal ist mein Puls noch zu hoch, und Kohlenhydrate vertrage ich noch immer nicht. Ich habe nach wie vor ein schlechtes Kurzzeitgedächtnis. Mein Darm schmerzt und ich habe häufig Durchfall.

Vieles ist besser, aber ich bin noch nicht dort angekommen, wo ich hin möchte. Andererseits bin ich seit 15 Jahren krank und Jod nehme ich erst seit vier Monaten zu mir. Der Erfolg ist erstaunlich!

Kapitel 16

Wer hat das Jod aus meiner Hausapotheke gestohlen?

Durch *Zweifeln* kommen wir nämlich zur *Untersuchung*;
in der Untersuchung erfassen wir die *Wahrheit*.
– *Pierre Abélard, „Sic et non"*

Die Entdeckung von Penicillin und die Synthese von Sulfonamiden führten dazu, dass Jod nach dem Zweiten Weltkrieg als Mittel gegen Infektionskrankheiten an Bedeutung einbüßte. Die Einführung dieser Antibiotika erklärt jedoch nicht, warum das Spurenelement auch in anderen Anwendungsbereichen, in denen es sich über ein Jahrhundert lang bewährt hatte, in Vergessenheit geriet. Als ob man die alten Bücher alle zugleich zugeschlagen hätte. Eines Tages war es auch damit vorbei, dass meine Schwiegermutter ihren Tiegel mit Iodex-Balsam bei Walgreens kaufen konnte. Den Ärzten war Jod bald nur noch als Desinfektionsmittel bei Operationen oder als Bestandteil von radioaktiven Kontrastmitteln bekannt. Und die meisten Nichtmediziner meiner Generation lernten das Halogen lediglich in Gestalt des braunen Fläschchens in der Hausapotheke kennen, auf dem ein Totenkopf mit gekreuzten Knochen prangte.

Wohin verschwand die Fülle an Wissen aus der medizinischen Literatur? Warum ging sie uns verloren?

Rufen Sie sich bitte in Erinnerung, wie lang die Liste mit Krankheiten und Beschwerden ist, von der wir hier sprechen – von Allergien über Kropf bis hin zu Prostataentzündung. Jod konnte doch unmöglich über Nacht seine heilende Wirkung eingebüßt haben. Es muss andere Gründe geben, die zum Verschwinden des überlieferten Wissens beigetragen haben. Wie konnte es sein, dass sich Jod von einem Heilmittel, das gegen Dutzende Beschwerden eingesetzt worden war, in eine giftige Substanz verwandelt hatte? Warum nur wandte sich die ganze Welt urplötzlich gegen das Spurenelement?

Wer hat uns das Jod gestohlen? Im Jahr 2005 verfasste Dr. Guy Abraham ein Paper, in dem er diese Frage beantwortete: „The Wolff-Chaikoff Effect: Crying Wolf". Darin weist er auf einen einflussreichen wissenschaftlichen Artikel aus dem Jahr 1948 hin, der die Vertreter der Schulmedizin letztlich davon überzeugt hatte, dass Jod gefährlich sei und die Funktion der Schilddrüse von Menschen beeinträchtige, die das Spurenelement in größeren Mengen konsumieren würden.

Dr. Abraham zeigt auf, dass die Autoren nur durch einen Irrtum zum Schluss gekommen sein konnten, Jod würde bei Ratten zur Entwicklung eines Kropfes führen, wenn diese das 20-Fache der empfohlenen Tagesdosis zu sich nähmen. *Außerdem hatten sich die Verfasser nicht einmal die Mühe gemacht, den Schilddrüsenhormonspiegel der Nagetiere festzustellen. Sie lieferten auch keine Beweise für eine Vergrößerung der Schilddrüse oder andere Beschwerden.*

Die Wolff-Chaikoff-Hypothese

Im Jahr 1969 bekräftigte Dr. Wolff seinen Trugschluss, indem er in einer weiteren Publikation die Ergebnisse der Tierversuche auf die Verhältnisse beim Menschen übertrug. In der Zwischenzeit war er von der Universität Berkeley an die National Institutes of Health gewechselt, was seiner Studie zusätzliches Gewicht verlieh. Die Fehlinterpretation der beiden Physiologen war mittlerweile derart verbreitet und einflussreich, dass man sie institutionell absegnete und für ihre furchteinflößende Entdeckung den Begriff „Wolff-Chaikoff-Effekt" prägte. Auch die Lehrbücher der Medizin griffen die Fehleinschätzung auf und beeinflussten dadurch mindestens drei Generationen von Ärzten.

Niemand überprüfte jemals die zugrunde liegenden Fakten oder wiederholte den Versuch, weshalb die Warnung vor der ergänzenden Jodeinnahme zur schulmedizinischen Maxime erhoben wurde.

Die Folge war, dass die Erforschung des Spurenelements in Zusammenhang mit der Physiologie des Menschen praktisch zum Erliegen kam. Über den legendären Wolff-Chaikoff-Effekt hatte ich in den verschiedensten Quellen gelesen, in Lehrbüchern genauso wie auf *Wikipedia*. In meiner Gegenwart hatte ihn jedoch noch nie jemand ins Spiel gebracht, um vor den Gefahren von Jod zu warnen.

Als an einem Märztag um acht Uhr morgens mein Telefon klingelte, war es dann so weit. Am anderen Ende der Leitung meldete sich ein Arzt aus Connecticut, der sagte, dass eine Patientin, die in der Datenbank unseres Jodforschungsprojekts registriert sei, in seinem Behandlungszimmer sitze. Ihr TSH-Wert (Thyroidea-stimulierendes Hormon) befinde sich außerhalb des Referenzbereichs und er habe die Befürchtung, dass sie durch die Einnahme von Jodpräparaten eine erhebliche Schilddrüsenunterfunktion entwickelt habe. Er teilte mir mit:

> „Barbara hatte immer ein Bauchgefühl dafür, was ihr gut bekommt, deshalb rufe ich Sie an, bevor ich ihr Jodpräparat absetze."

Ich wollte wissen, ob es noch weitere Hinweise auf eine Hypothyreose gebe, was er verneinte: „Sie hat nie besser ausgesehen und sich auch noch nie besser gefühlt." Ich antwortete, indem ich einen Artikel von Dr. Jorge Flechas mit meinen eigenen Worten zusammenfasste und ausführte, warum der TSH-Spiegel während der Jodsupplementierung Werte außerhalb des Normbereichs annehmen könne, und dass diese Abweichung höchstwahrscheinlich keine Schilddrüsenunterfunktion widerspiegele.

> „Miss Farrow, es gehört zu den grundlegenden Gesetzen der Physiologie, dass Jod die Funktion der Schilddrüse einschränkt."

Ich musste seine Worte erst auf mich wirken lassen, weil mir das verhängnisvolle Vermächtnis von Wolff und Chaikoff niemals zuvor so unverblümt und unmittelbar zu Ohren gekommen war.

Ich machte ihn auf Dr. Abrahams Publikation über den Wolff-Chaikoff-Effekt aufmerksam und versprach, ihm Dr. Flechas' Artikel über die theoretischen Grundlagen der Interpretation des TSH-Spiegels zu faxen. Abschließend bat ich ihn, mir seine Einschätzung der Zusammenhänge per Email mitzuteilen. Er erklärte sich dazu bereit, und einen Monat später erreichte mich eine Nachricht, in der er sich bei mir dafür bedankte, dass ich ihn auf Wolff-Chaikoff, die Interpretation des TSH-Spiegels sowie auf Dr. Abrahams Online-Jodprojekt hingewiesen hatte.

Diese ernüchternden Worte über die von Jod ausgehende Gefahr von einem Arzt zu hören, der gleichzeitig so wohlmeinend war, dass er eine Nichtmedizinerin um Informationen bat, beeindruckte mich sehr. Das verheerende Vermächtnis des Wolff-Chaikoff-Artikels war nicht in den medizinischen Bibliotheken archiviert und vergessen worden. Es war quicklebendig und wohlauf – in Connecticut und wahrscheinlich auch überall sonst auf der Welt. Die Ansicht, dass „Jod die Funktion der Schilddrüse einschränkt“ wurde noch immer als unverrückbares Gesetz der Physiologie geltend gemacht und war nach wie vor Teil der schulmedizinischen Praxis. *Nur hatte es sich als unzutreffend herausgestellt: Es war weder grundlegend noch ein Gesetz.* Es war nicht mehr als die Hypothese eines Meinungsbildners, dem die Empfehlungsschreibung der Universität Berkeley und der National Institutes of Health nicht unbedingt zum Nachteil gereichten. Weil blindes Vertrauen nach dem Motto „Sie werden schon wissen, was sie tun“ um sich griff, waren sich bald alle einig, dass eine weiterführende Erforschung des Spurenelements Jod für die Humanmedizin nichts brächte. Zugegeben, das klingt weit hergeholt, aber es trifft den Nagel auf den Kopf.

Wenn Jod hilfsbedürftigen Patienten aufgrund zweier unbestätigter wissenschaftlicher Artikel für Jahrzehnte vorenthalten wurde, müssen wir das Gesundheitssystem dafür verantwortlich machen, weil es zulässt, dass unbestätigte Studien über die Behandlung von Patienten bestimmen.

Ja, das ist eine *Anschuldigung*. Wie konnte es überhaupt zu einem solchen Reinfall kommen? Kümmerte es wirklich niemanden? Wie vielen Menschen wurde durch diesen von der Schulmedizin begangenen Diebstahl Schaden zugefügt? Mir? Ihnen? Unseren Kindern?

> „Es ist das gemeinsame Merkmal aller wichtigen wissenschaftlichen Revolutionen, dass sie unsere arroganten Vorstellungen von der zentralen Stellung des Menschen im Kosmos eine nach der anderen vom Sockel stoßen.“
>
> *Stephen Jay Gould, „Ein Dinosaurier im Heuhaufen“,*
> *Übersetzung von Sebastian Vogel und*
> *Cornelia Holfelder-von der Tann*

Dr. Abrahams Neubewertung löst eine Revolution aus

Dr. Guy Abraham, ein ehemaliger Professor für Geburtshilfe, Gynäkologie und Endokrinologie an der UCLA School of Medicine, hielt seine Entdeckung nicht zurück, sondern veröffentlichte mehrere Artikel zum Thema Jodmangel, wobei er sich die Mitautorenschaft zweier hervorragender Ärzte – Dr. Jorge Flechas (North Carolina) und Dr. David Brownstein (Michigan) – sicherte. Seit 2005 haben die drei leidenschaftlichen und engagierten Mediziner ein Werk geschaffen, das die bestehenden Ansichten über Jod revolutioniert hat.

Das war auch deshalb möglich, weil ihre Denkansätze im Laufe der letzten sieben Jahre von zahllosen Patienten und Ärzten bestätigt wurden.

Wären diese Entdeckungen 20 Jahre früher gemacht worden, hätte die Revolution nicht in diesem Ausmaß stattfinden können, weil es damals noch kein Internet gegeben hatte. Kein weit verzweigtes Netzwerk von Patienten-Selbsthilfegruppen. Keine rasche Kommunikation zwischen Ärzten. Die Ansichten Dr. Guy Abrahams und seiner Kollegen über die Vorzüge der Jodsupplementierung wären sang- und klanglos auf medizinischen Kongressen diskutiert worden. Bestenfalls wäre das Halogen von einigen verständigen Ärzten aufgrund seiner offensichtlichen Vorzüge verwendet worden. Oder es wäre wieder von der Bildfläche verschwunden, ohne Spuren zu hinterlassen. Trotz guter Heilerfolge wären die Ergebnisse eingeschränkt worden durch

- die geringe Anzahl an mit der modernen Jodforschung vertrauten Ärzten
- sowie die Tatsache, dass diese Ärzte möglicherweise kritischen Stimmen Gehör geschenkt und sich bei der Dosierung von Jod sehr vorsichtig verhalten hätten. Die wahren Vorzüge des Spurenelements wären womöglich für weitere 20 Jahre nicht ans Licht gekommen.

Dr. Guy Abraham und seine Weggefährten gingen hinaus in die medizinische Fachwelt und brachten das Thema Jodmangel bei Kongressen aufs Tapet. Sie konnten sich auf viele Fallbeispiele berufen, in denen Jod bei Brustkrankheiten, Depressionen, hohem Insulinspiegel und anderen Beschwerden geholfen hatte. Patientenaktivisten, die diese Veranstaltungen besuchten, erstatteten in ihren Online-Communities Bericht darüber. Bald fanden sich Gleichgesinnte, die sie bei ihren Recherchen unterstützten. Die Aktivisten arbeiteten alle Artikel von Dr. Abraham durch und überprüften die Zitate. Sie hörten sich Dr. Flechas' Radiointerviews an. Sie lasen das Buch von Dr. Brownstein. Online-Communities wie Breast Cancer Choices machten sich daran, das Thema zu recherchieren, indem sie sowohl den historisch belegten Einsatzmöglichkeiten des Spurenelements nachgingen als auch den mysteriösen politischen Entscheidungen hinsichtlich der medizinischen Verwendung von Jod. Diese Communities widmeten sich auch den möglichen Gefahren der Jodsupplementierung: War das Spurenelement unbedenklich? Wenn ja, welche Krankheiten und Beschwerden konnte man damit heilen bzw. lindern? Oder war die Einnahme doch riskant? Waren bereits Jodergänzungsprodukte erhältlich, die im großen Maßstab und nachweislich positive Wirkungen erzielen konnten? Was beruhte auf Tatsachen, was war erdichtet?

Die Jodrevolution beruht auf zwei voneinander abhängigen Komponenten: dem Vordenker und der Basisbewegung, die Dr. Abrahams Auffassungen bestätigte.

Da die Teilnehmer an Online-Diskussionen meist anonym bleiben, wurden die Berichte, die eine positive Wirkung von Jod nahelegten, bald infrage gestellt, was die Aktivisten nur noch mehr ansporne, Fakten in Erfahrung zu bringen. Im Jahr 2006 hatten sich bereits die ersten Online-Gruppen gebildet, die sich ausschließlich mit Recherchen zum Thema Jod befassten. Zoe, eine ehemalige Professorin für Psychologie, gründete die Yahoo-Jodgruppe, die später von anderen weitergeführt wurde. Das Curezone-Jodforum wurde beinahe zeitgleich von Steve Wilson, Laura Olsson und Chris E. Vulcanel ins Leben gerufen. Die Mitgliederzahlen schossen in die Höhe, als sich positive Ergebnisse einstellten und alle von der Begeisterung angesteckt wurden. Wie nicht anders zu erwarten, prognostizierten mehrere „Internetexperten", dass alle Jodanwender innerhalb von sechs Monaten aufgrund des berühmt-berüchtigten Wolff-Chaikoff-Effekts sterben würden. Doch die aufgeschlossenen Diskussionsteilnehmer experimentierten weiter, unterstützten einander und sammelten Beweise. Einige von ihnen verfügten über einen medizinischen Hintergrund, der es ihnen ermöglichte, die Belege in der medizinischen Fachliteratur zu beurteilen. Laura Olsson recherchierte unermüdlich auf dem Gebiet der historischen Sozialanthropologie. Ihr Blog **http://iodinehistory.blogspot.com** enhält viele wertvolle Informationen, die ohne ihre Forschungsbemühungen verloren gegangen wären. Neue Informationen breiteten sich rasch aus und konnten verifiziert werden, was nur noch mehr Begeisterung auslöste. Es versteht sich von selbst, dass der Wolff-Chaikoff-Effekt gegen den Forschungseifer der Internet-Selbsthilfegruppen nicht bestehen konnte.

Solidarität und Respekt zwischen den verschiedenen Online-Foren und ihren Webmastern wuchsen, und alle waren bereit, voneinander zu lernen. Auch Ärzte begannen vom Informationsaustausch der Patienten zu profitieren. Breast Cancer Choices schenkte diesen Medizinern viel Beachtung und stellte ihre Kontaktinformationen in einem internationalen Verzeichnis der Ärzte, die mit der modernen Jodforschung vertraut sind, zusammen.

Die Jodbewegung entreißt das Spurenelement dem Vergessen

Ein offenbar willkürliches Element, zusammengesetzt aus persönlichen und historischen Zufälligkeiten, ist immer ein konstitutiver Bestandteil der Überzeugungen, für die eine bestimmte Wissenschaftlergemeinschaft zu einer bestimmten Zeit eintritt.

– Thomas S. Kuhn, „Die Wissenschaftsphilosophie“,
Übersetzung von Paul Hoyningen-Huene

Im Jahr 1980 mussten sich noch mehr Patienten mit den Gegebenheiten im Gesundheitswesen abfinden, da die zugelassenen Ärzte über ein Wissensmonopol verfügten und der Zugang zu medizinischen Informationen beschränkt war. Bis 2005 hatte das Internet dieses Monopol auf medizinisches Wissen dank einer Vielzahl an verfügbaren Quellen längst gestürzt. Den Anfang hatte die Online-Datenbank der National Library of Medicine **Pubmed.com** gemacht, sodass nun unzählige Quellenangaben für alle verfügbar waren.

Innerhalb weniger Jahre hatte Google alte medizinische Werke digitalisiert, die von Bibliotheken auf der ganzen Welt eingescannt worden waren, und dadurch eine Vielzahl an Forschungsmaterialien online gestellt. Alte Zeitungen und Magazine konnten nun nach Stichworten durchsucht werden. Diese Quellen verliehen den Patientenselbsthilfegruppen mannigfaltige Denkanstöße und veränderten unseren Zugang zum medizinischen Wissensschatz.

Im Jahr 1980 hätte es diese überwältigende Anzahl an Patientenaktivisten, die bereit waren, Fakten zu überprüfen und zu experimentieren, noch nicht gegeben. Die vielen Mitwirkenden ermöglichten nicht nur das gründliche Sammeln von Belegen, sondern sorgten auch dafür, dass die Stimme der Bewegung als selbstbewusst und glaubwürdig wahrgenommen wurde, sodass die Botschaft verbreitet werden konnte.

Als die Jodbewegung auf **http://breastcancerchoices.org** Fuß fasste, fragte Karen, ein Mitglied unseres Thinktanks von Breast Cancer Choices: „Wenn

Jod so wirksam ist, warum wird es dann nicht von der Life Extension Foundation verkauft?" Ich erinnere mich, damals geantwortet zu haben, dass es sich nur um eine Frage der Zeit handle. Und das sollte sich bewahrheiten: Die Lugol'sche Lösung und Iodoral® sind aufgrund der gestiegenen Nachfrage mittlerweile fast überall erhältlich.

Vor den Zeiten des Internets hätte es wohl 20 bis 30 Jahre gedauert, um ein etabliertes medizinisches Konzept zu stürzen. Durch das Internet war es nun möglich, dass ein Netzwerk von gut informierten Patienten weitaus rascher eine Revolution im medizinischen Denken auslöste.

Die Basisbewegung holt sich das Jod zurück

Bauschen wir die Angelegenheit nicht künstlich auf, wenn wir Dr. Abrahams Kritik an den vorherrschenden Jodmythen als revolutionär bezeichnen? Thomas S. Kuhn, dem Autor von „Die Struktur wissenschaftlicher Revolutionen" zufolge bezieht sich das Wort „Revolution" auf eine Machtverschiebung, der eine Änderung im Denken zugrunde liegt. Das neue Denken ermöglicht die Überwindung etablierter Annahmen, sodass ein Perspektivwechsel stattfinden kann, der wiederum den Boden für subversives Handeln bereitet.

Das sogenannte grundlegende Gesetz der Physiologie, dass Jod die Funktion der Schilddrüse einschränken könne, wurde infrage gestellt, verworfen und komplett umgeschrieben.

Der Vordenker Dr. Guy Abraham analysierte die Studien, die dem Wolff-Chaikoff-Effekt zugrunde lagen und konnte dabei die Beobachtungen und Überlegungen, die ihren Weg in die medizinischen Lehrbücher gefunden hatten, nicht nachvollziehen. Angesichts der historischen Bedeutung des Spurenelements erachtete er den Wolff-Chaikoff-Effekt als ein Intermezzo in der Medizingeschichte, als eine Phase, in der sich für kurze Zeit eine falsche Ansicht durchgesetzt hat. Laut Thomas S. Kuhn tendieren Ärzte dazu, die Vergangenheit nicht ernst zu nehmen. Sie glauben an die Gegenwart, nicht an die Vergangenheit. Ihre Fachkenntnisse begreifen sie im Allgemeinen als Resultat einer Entwicklung, in der Zufälle keine Rolle spielen.

Der Einfluss einer außer Kontrolle geratenen miserablen Idee kann mehrere Generationen lang andauern – bis sie von jemandem infrage gestellt wird. In unserem Fall war es Dr. Guy Abraham, der auf das unzutreffende Konzept hinwies und sich daranmachte, es zu entlarven, sodass es schließlich überwunden werden konnte. Ärzte wie David Derry (Kanada), der das Buch „Breast Cancer and Iodine" verfasste oder Jonathan Wright, der Kaliumjodid in seiner Praxis anwendete, unterstützten Dr. Abraham bei seinem Unterfangen. Obwohl beide positiv gegenüber der Jodsupplementierung eingestellt waren, konnten sie sich nicht wie Dr. Abraham dazu durchringen, die Autorität des Wolff-Chaikoff-Effekts bis in die letzte Konsequenz zu hinterfragen.

Die historische Bedeutung der Abkehr vom Wolff-Chaikoff-Effekt

Die Jodbewegung löste eine geistige Revolution aus – nicht nur, weil Dr. Abraham ein Umdenken in Gang gesetzt hatte, sondern vor allem deswegen, weil er einen radikalen Wandel herbeigeführt hatte. „Jod" wurde *neu definiert*: Das Gift verwandelte sich in einen essenziellen Nährstoff mit lebensverändernden Vorzügen. Aus einer verstaubten Flasche in der hintersten Ecke der Hausapotheke, auf der ein Totenkopf mit gekreuzten Knochen abgebildet war, wurde ein Ergänzungsmittel, das die Kunden in den Reformhäusern nur so aus den Regalen rissen. Die Jodbewegung hat sich Dr. Abrahams Forschungsergebnisse zunutze gemacht und neue Wege entdeckt, um die reichhaltige Geschichte der 15.000 Jahre alten Jodmedizin wiederzubeleben. Wir haben uns das Wissen über Jod zurückgeholt. Zigtausende Mitglieder der Jodbewegung sind ein lebendiges Argument gegen den Wolff-Chaikoff-Effekt. „Historiker müssen die Vergangenheit aufgreifen und auf die Gegenwart wirken lassen", schreibt Thomas S. Kuhn. Allerdings werden Rekonstruktionen in der Medizin belächelt. Nach wie vor wird vorausgesetzt, dass eine Idee zwangsläufig richtig sein muss, wenn sie neu ist. Als Dr. Abraham belegte, dass Jod sich in den 150 Jahren seiner Verwendung als ungefährlich erwiesen hatte, zweifelte er dadurch auch das Diktum der Gesundheitsindustrie an: dass alles, was neu ist, auch besser sein muss. Die lange Geschichte der Jodanwendung verlieh der Basisbewegung zusätzlichen Schwung. Je mehr historische Details man zutage förderte, desto überzeugender wurden die Argumente, die für eine Verwendung von Jod sprachen.

Wann immer ich einen Vortrag zum Thema Jod halte, teilen mir meine Zuhörer mit, dass sie die Informationen über die historische Verwendung des Spurenelements am einprägsamsten finden. Sie behalten die Jodfeldflasche aus dem Bürgerkrieg in Erinnerung, die ich hochhalte, und auch das Jodmedaillon, das bei Grippeepidemien vom britischen Roten Kreuz verwendet wurde. Sie vergessen nicht so leicht, was der an Syphilis erkrankte Vincent van Gogh seinem Bruder über die lindernde Wirkung von Jod mitteilte. Sie erinnern sich auch an den 140 Jahre alten vergilbten Brief einer Frau, in dem sie ihre Schwester wissen ließ, wie sehr das Spurenelement gegen ihre Brustschmerzen geholfen hatte.

Wolff und Chaikoff lösten eine Prohibitionsbewegung aus, die in vollkommenem Gegensatz zu den Überlieferungen der vorangegangenen 100 Jahre stand, in deren Verlauf die heilenden und manchmal sogar wunderbaren Eigenschaften von Jod in so vielen Büchern beschrieben worden waren.

Wie konnten Wolff und Chaikoff angesichts dieses Widerspruchs einen derartigen Umschwung in der medizinischen Lehrmeinung herbeiführen? Wie viele Frauen und Männer mussten leiden oder gar sterben, weil die Schlussfolgerungen der beiden Autoren bald zu den Grundlagen der Physiologie gezählt wurden? Können wir etwas daraus lernen, dass die Wahrheit ans Tageslicht gekommen ist? Die Antwort ist ein entschiedenes Ja. Wir müssen auch in Zukunft darauf achten, den Anfängen zu wehren. Es ist durchaus möglich, dass ähnlich hanebüchene Überzeugungen auch andere Bereiche der Medizin betreffen, in denen ebenfalls viel auf dem Spiel steht. Der Wolff-Chaikoff-Effekt dominierte fünf Jahrzehnte lang das medizinische Denken und ist nun ein Auslaufmodell. Aber wahrscheinlich wird es noch einige Jahre dauern, bis auch die letzten Nachzügler die Belege und klinischen Berichte überprüft haben werden.

Künftige Forscher werden klar sehen können, dass sich der Wolff-Chaikoff-Effekt in das Wolff-Chaikoff-Intervall verwandelt hat – in einen Zeitabschnitt, in dem eine zweifelhafte Hypothese die medizinische Forschung und Praxis beeinflussen konnte. Wenn Ärzte ihren Fachkollegen nicht blind vertraut hätten, dann wären unzählige Patienten vor großem Schaden bewahrt worden.

Gedanken und offene Fragen

- Gibt es in den medizinischen Lehrbüchern weitere zweifelhafte Annahmen, die voll und ganz anerkannt, gleichzeitig aber grundfalsch sind? Wie lange wird es dauern, bis ein Umdenken einsetzt? Wer bringt den Mut auf, falsches Lehrbuchwissen infrage zu stellen und den Anfeindungen zu trotzen?
- Umdenken ist gleich Verhaltensänderung ist gleich Korrektur der Verhältnisse ist gleich Machtverschiebung. Die Widerlegung der Wolff-Chaikoff-Hypothese könnte sich als Schlüsselereignis für die Anzweiflung weiterer autoritärer Positionen entpuppen. Wenn der schulmedizinische Konsens in diesem Fall so falsch sein konnte, womit muss noch gerechnet werden? Wie viele Menschen wurden geschädigt oder mussten gar ihr Leben lassen?
- Das Ende des Wolff-Chaikoff-Intervalls stellt für jene eine wichtige Lernerfahrung dar, die den Mut besitzen, an ihre eigenen Beobachtungen und Gedanken mehr zu glauben als an das, was ihnen als unverrückbarer Grundsatz vorgelegt wird.

WEITERE ERFAHRUNGSBERICHTE

Begegnung mit Don

Nach Erfolgen bei der Behandlung seiner Fibromyalgie wird die Lugol'sche Lösung auf die Hoden angewendet.

Aufgrund meiner Fibromyalgie nehme ich Jod seit mehreren Jahren oral ein. Es half wirklich, obwohl ich eine Weile brauchte, bis ich bei der 50-Milligramm-Dosis angelangt war, denn ich wollte kein Salzwasser schlucken. Dann fand ich heraus, dass man das Meersalz auch in Gelatinekapseln füllen kann, anstatt eine Salzlösung zu trinken.

Weil ich neulich davon erfuhr, dass man die Lugol'sche Lösung zur lokalen Behandlung direkt auf den Hodensack streichen kann, beschloss ich, es auch einmal zu versuchen. Ich trug jeweils einen Tropfen auf, den ich mit der Jodsalbe von Laura's Organics vermischt hatte. Erst als ich bei 15 Tropfen angekommen war, fühlten sich meine Genitalien etwas eigenartig an. Meine Organe schienen wach zu werden. Ich hoffe, dass sich Forscher dieser Sache annehmen werden. Während Frauen über den Erfolg der Jodanwendung bei typisch weiblichen Problemen berichtet haben, zögern die Männer noch. Ich würde mir wünschen, dass mehr Männer diese Methode ausprobieren und ihre Erfahrungen mitteilen.

Begegnung mit Joan

Ein dyshidrotisches Ekzem heilt.

Ich nehme Jod, um zu verhindern, dass der Brustkrebs wiederkehrt. Als ich begonnen habe, Jod anzuwenden, habe ich viele Beobachtungen gemacht; allerdings habe ich die meisten vergessen.

Ich leide jedoch an einer Krankheit, die in Großbritannien den Namen „Pompholyx" trägt. Wenn ich nicht regelmäßig mindestens zwei Tropfen der Lugol'schen Lösung anwende, breitet sich das Ekzem auf meinen Fingern und Füßen aus. Aber es verschwindet immer, wenn ich die Jodbehandlung wieder aufnehme. Neulich habe ich hoch dosiertes MSM (Methylsulfonylmethan) ausprobiert – ich wollte wieder einmal ein Experiment wagen – und das Ekzem tauchte in ziemlich aggressiver Form erneut auf. Ich erhöhte meine Joddosis, fand das richtige Gleichgewicht – und weg war das Ekzem.

Mittlerweile wendet auch mein Neffe Jod erfolgreich gegen sein Ekzem an.

Begegnung mit Melinda

Nebenhöhlen- und Allergieprobleme haben sich mit einer kostengünstigen Alternative erledigt.

Als ich die Diagnose Schilddrüsenkrebs erhielt und weil mir Stephanie B. von Jod erzählt hatte, begann ich 50 Milligramm Iodoral® einzunehmen. Wegen meiner finanziellen Situation verwendete ich es nur sporadisch.

Als dann auch Brustkrebs diagnostiziert wurde, steigerte ich die Dosis auf 200 Milligramm.

Ich hatte schon immer Probleme mit den Nebenhöhlen, die für gewöhnlich mit einer oder zwei Entzündungen im Frühling und dann wieder im Herbst verbunden sind. Ich habe viele Allergien. Der zeitige Beginn der Pollensaison in diesem Jahr hätte mir früher große Probleme beschert, aber diesmal habe ich es mit links geschafft. Jetzt bin ich aufgrund meiner Finanzen wieder bei 100 Milligramm. In der Regel gebe ich ungefähr 42 Dollar monatlich für DeHist aus, ein natürliches Antihistamin, um nicht von Nebenhöhlenentzündungen heimgesucht zu werden.

Begegnung mit Alice

Kalkeinlagerungen in der Brust, Raynaud-Syndrom, Kältegefühl, Haarverlust – alles bessert sich bzw. heilt.

Vor ungefähr 18 Monaten habe ich mit der Jodeinnahme begonnen. Damals entschied ich, trotz verdächtiger Kalkeinlagerungen keine stereotaktische Biopsie vornehmen zu lassen. Ich ließ einen Jodsättigungstest machen. Obwohl ich nur einen leichten Mangel hatte – ungefähr 15 Prozent – riet mir der Arzt, täglich 100 Milligramm Jod und auch die ATP Cofactors® einzunehmen – für den Fall, dass ich Krebs im Frühstadium hätte.

Vor ungefähr sechs Monaten hatte ich eine Sonografie des betreffenden Bereichs und es stellte sich nach einer gewissenhaften Untersuchung heraus, dass keine Kalkeinlagerungen mehr vorhanden waren. Eine Mammo grafie ließ ich nicht durchführen, weil ich das nicht mehr machen möchte, aber ich weiß, dass die Kalkeinlagerungen, die man auf meinem letzten Mammogramm entdeckt hatte, auch auf dem Ultraschallbild sichtbar waren. Die Thermografie zeigte ebenfalls eine Besserung des betroffenen Bereichs und ein Nachlassen der Entzündungen an.

Jod hat wahre Wunder vollbracht. Die Mastopathie wird immer besser. Ich glaube, dass ich möglicherweise eine träge Schilddrüse hatte, was auf dem Blutbild nicht zu erkennen war, denn meine Füße sind nicht länger kalt, das Raynaud-Syndrom ist verschwunden und mein Haarverlust hat fast aufgehört.

Jetzt nehme ich täglich 50 Milligramm Iodoral® ein, denn es wird wahrscheinlich noch ein paar Jahre dauern, bis meine Mastopathie völlig ausgeheilt ist. Zwar habe ich auch andere Maßnahmen ergriffen, über die ich mich informiert hatte, aber ich denke, Iodoral® hat den größten Beitrag zum Erfolg geleistet. Ich hoffe, dass meine Geschichte anderen helfen kann.

Ich danke Ihnen und allen anderen Beteiligten für ihr Engagement.

Kapitel 17

Wer hat das Jod aus meinem Essen gestohlen?

Weltweite Studien haben ergeben, dass der IQ-Wert von Babys, deren Mütter während der Schwangerschaft zusätzliches Jod erhalten haben, in der Regel um 20 bis 30 Punkte höher liegt als derjenige ihrer Eltern.

– Dr. Jorge Flechas

Das National Center for Health Statistics, eine Regierungsbehörde, die unter anderem die Versorgung der US-Bevölkerung mit Nährstoffen untersucht, berichtete davon, dass der Durchschnittsbürger im Jahr 2000 nur noch ungefähr *halb* so viel Jod mit seinem Urin ausschied wie in den Jahren 1971 bis 1974.

Nach 1972: Jod verschwindet aus dem Brot

Wissenschaftler sind der Meinung, dass der Rückgang der Jodkonzentration im Harn darauf zurückzuführen sei, dass Brot und Backwaren seit Anfang der 1970er Jahre nicht mehr mit dem essenziellen Nährstoff angereichert werden.

Noch in den 1960er Jahren beinhaltete die durchschnittliche Scheibe Brot 150 Mikrogramm des Spurenelements in Form von Kaliumjodat. Das bedeutet, dass bereits eine Brotscheibe die empfohlene Tagesdosis (RDA) enthielt. Gesundheitsbehörden und Ernährungswissenschaftler sprechen sich für die ergänzende Einnahme von Jod aus, wobei eine ausreichende Versorgung mit dem Nährstoff nur sichergestellt ist, wenn er Grundnahrungsmitteln beigefügt wird. In den Zeiten, in denen Kaliumjodat dem Brot beigemengt wurde, nahm der durchschnittliche Konsument ein Milligramm Jod zu sich, indem er täglich mehrere Scheiben Brot in Form von Sandwiches, Toast oder anderen Backwaren verzehrte. Diese Menge genügte, um die reibungslose Funktion der Schilddrüse zu gewährleisten. Es kommt hinzu, dass Jodat vom Körper gut aufgenommen werden kann und nebenbei ein hervorragender Teigverbesserer ist.

Wir warten noch auf einen Rechercheur, der die Akten von Großbäckereien überprüft, um herauszufinden, warum Jod plötzlich aus den meisten Backwaren verschwunden ist. Hatte irgendeine Behörde die Befürchtung, dass von dem Spurenelement – angesichts des Wolff-Chaikoff-Effekts – eine Gefahr ausging?

Ein Kongressbericht des Food and Nutrition Board der amerikanischen Akademie der Wissenschaften (NAS) aus dem Jahr 1970 mit dem Titel „Iodine Nutriture in the United States" weist entschieden darauf hin, dass im Brot enthaltenes Jod möglicherweise nicht ungefährlich und Jodsalz deswegen vorzuziehen sei. Die Wissenschaftler berichten weiter, dass es aufgrund der guten Versorgungslage mit Jod schwieriger geworden sei, radioaktive Kontrastmittel für medizinische Untersuchungen zu verwenden. Die nuklearmedizinischen Marker könnten nicht in die zu untersuchenden Gewebe eindringen, da diese bereits mit Jod gesättigt seien. Funktionierten radioaktive Untersuchungsmethoden also nur dann, wenn die Menschen an Jodmangel litten? Wurde hier ein Kurswechsel in der Gesundheitspolitik vorgeschlagen, der auf eine Verringerung des Jodkonsums abzielte, um bessere diagnostische Bilder zu erhalten? Es sieht so aus, als ob aussagekräftige Aufnahmen als wichtiger erachtet wurden als eine hinreichende Jodversorgung.

Der Bericht diente anscheinend dem Zweck, die hinterlistige, in das Mäntelchen des öffentlichen Interesses gehüllte Frage aufzuwerfen, ob Jodat im Brot gefährlich sei.

Die Lösung des Problems wird gleich mitgeliefert, indem Jodsalz als ideale Jodquelle angepriesen wird. Noch Anfang der 1980er Jahre wurden unsinnige Behauptungen aufgestellt. Das US-Landwirtschaftsministerium teilt in dem Bericht „The Fortification of Foods: A Review" mit, dass das Desinfektionsmittel Jod bereits „seit Langem als *letal* gilt" [Hervorhebung durch die Autorin] und dass die US-amerikanische Bevölkerung mehr als genug Jod aus anderen Quellen beziehe, weshalb man auf Brot als Jodlieferant verzichten könne. Das Spurenelement „sollte durch andere Inhaltsstoffe ersetzt werden, die weniger bis gar kein Jod enthalten, wann immer dies möglich ist".

Letal? Gibt es Belege dafür, dass Menschen von dem essenziellen Spurenelement nur so dahingerafft wurden? Nein.

Dessen ungeachtet war es nun vorbei damit, dass Backwaren mit Jod angereichert wurden. Die Bäckereien mögen befürchtet haben, verklagt zu werden, falls ein Konsument das von ihnen erzeugte Brot für eine Erkrankung verantwortlich machen sollte, zumal zwei offizielle Organisationen den Nährstoff als gefährlich diffamiert hatten. Mit dem Strom zu schwimmen ist immer einfacher als sich der Meinungsmache zu widersetzen oder den Tatsachen auf den Grund zu gehen.

Was könnte noch katastrophaler sein als das Versiegen der wichtigsten Jodquelle? Ganz einfach: Brot und Mehl mit dem *Jodantagonisten* Kaliumbromat zu versetzen. Diese Kursänderung trat in den frühen 1970er Jahren in Kraft. Wie wird Jod von Brom aus dem Weg geräumt? Die beiden Halogene konkurrieren um dieselben Rezeptoren im Körper, und nach dem fliegenden Wechsel als Mehlbehandlungsmittel konnte Brom nun auch noch das bisschen Jod, das aus anderen Nahrungsquellen stammte, von den Andockstellen verdrängen.

Bromat war bereits früher als Mehlbehandlungsmittel verwendet worden, aber erst als sich die Ressentiments gegenüber Jod mehrten, ersetzte es seinen Konkurrenten in größerem Ausmaß. *War das Verschwinden von Jod aus unserer Nahrung eine direkte Folge des Wolff-Chaikoff-Denkens?*

Was die Beimischung von Bromat betrifft, so scheinen die Bäcker diese Entscheidung nicht in böser Absicht getroffen zu haben. Bromat war bereits als geeignetes Mehlbehandlungsmittel bekannt gewesen und konnte hinsichtlich seiner Eigenschaft, ansehnliche Backwaren hervorzubringen, mit Jod verglichen werden. Und dass die Belastung mit Toxinen durch das zusätzliche Brom in Flammschutzmitteln weiter verschärft wurde, konnten die Bäcker kaum vorhersehen.

Der Schwindel mit dem jodierten Salz

Wann immer jemandem zu Ohren kommt, dass ich gerade über Jod schreibe, ist er oder sie darüber höchst erstaunt, weil die meisten Menschen davon ausgehen, dass es nicht viel über dieses Spurenelement zu wissen gibt. Neulich saß ich während einer vierstündigen Zugfahrt zwischen Boston und New York neben einem gepflegten Mann, der im *Wall Street Journal* blätterte. Auf einer Seite seiner Reisetasche war der Schriftzug „Clifford" aufgedruckt, und er telefonierte im Viertelstundentakt mit einer Frau, die er Buffy nannte. Als ich meinen Kopf nach vorne beugte, um Notizen zu machen, wollte er von mir wissen, woran ich schreiben würde. „An einem Buch über Jod", lautete meine Antwort. „Oh, darüber weiß ich einfach alles", meinte er. „Ich verwende stets jodiertes Salz, obwohl Buffy das rosa Himalayasalz bevorzugt." Ich kann mich in solchen Situationen nur schwer zurückhalten. Meine diplomatische Hälfte will nicht näher auf das Thema eingehen. Meine aktivistische Hälfte wiederum will laut aufschreien: „Jodiertes Salz? Soll ich Ihnen etwas über jodiertes Salz erzählen? Bringen Sie mich ja nicht auf die Palme, was jodiertes Salz betrifft!" Für gewöhnlich verliert die diplomatische Hälfte den Kampf, und ich lasse alles stehen und liegen, um über jodiertes Salz zu wettern. So bin ich eben.

Wie viel Jod glauben Sie, ist in jodiertem Speisesalz enthalten? Und wie viel davon kann unser Körper aufnehmen? Weiß es jemand? Weiß es wirklich niemand?

Die Jodkrise, in der wir gerade stecken, ist zu einem großen Teil dem Schwindel mit jodiertem Salz geschuldet – der sich in der Regierungsempfehlung niederschlägt, dass jodiertes Speisesalz unsere Versorgung mit Jod sicherstellen könne.

Niemand kann die Antwort auf diese Frage wissen, weil wir durch irreführende Informationen einem dreifachen Schwindel aufgesessen sind. Gesundheitsaktivisten müssen die Richtlinien der Regierung deswegen infrage stellen, weil sie auf unzutreffenden Informationen und unbewiesenen, gefährlichen Annahmen beruhen. Der Artikel „Iodine Nutrition: Iodine Content of Iodized Salt in the United States" von Dasgupta et al. beschäftigt sich mit der Jodkluft. „Kluft" bezieht sich auf den Unterschied zwischen der Menge an Jod, von der behauptet wird, sie sei in jodiertem Speisesalz vorhanden und jener Menge, die zum Zeitpunkt des Verbrauchs gemessen werden kann. Ebenso weisen die Forscher darauf hin, dass sich Kochsalz, also Natriumchlorid, nicht für die Anreicherung mit Jod eignet, weil Chlor in seiner Eigenschaft als Halogen mit Jod konkurriert und die Wirkung des Spurenelements einschränkt.

- **Schwindel Nummer eins**. Ein Gramm Jodsalz sollte durchschnittlich 75 Mikrogramm Jod enthalten. Die Messungen, die zu dieser Angabe führen, werden jedoch bereits in der Fabrik vorgenommen. Wenn das Salz das Lebensmittelgeschäft erreicht, hat sich die Hälfte des Jods in der verschlossenen Packung bereits verflüchtigt – oder ist, wie Physiker sagen würden, in die Luft sublimiert. Befindet sich die Packung endlich in Ihrer Küche, dann macht sich beim Öffnen – „schwupps" – weiteres Jod auf und davon. Je länger Sie das Kochsalz aufbewahren, umso mehr Jod entweicht. Das Jod im Speisesalz ist unbeständig. Dasgupta et al. berichten, dass es zwischen 20 und 40 Tage dauert, bis eine geöffnete Packung Kochsalz die Hälfte des zugesetzten Jods wieder verliert. Wie lange lagert Ihr Salz bereits in Ihrer Speisekammer?

Wenn Sie also berücksichtigen, dass Jod in die Luft entweicht, wissen Sie, dass die offiziellen Angaben über den Jodgehalt im Salz graue Theorie sind. Die Menge an Jod, die dem Produkt beigefügt wurde, hat mit dem, was wir tatsächlich erhalten, wenn wir das Salz auf unser Essen streuen, nur noch wenig zu tun. Rechnen Sie selbst nach. Wir können also folgern, dass niemand so recht weiß, wie viel Jod man schlussendlich aus jodiertem Kochsalz erhält, weil es zu viele Unwägbarkeiten gibt. Wurde das Salz lange gelagert? Leben Sie in feuchtwarmen Klimaverhältnissen? Wie lange haben Sie das Salz in Ihrem Küchenregal aufbewahrt, während die Joddämpfe in alle Himmelsrichtungen entwichen sind?

- **Schwindel Nummer zwei**. Aber nehmen wir an, Sie als durchschnittlicher Konsument stehen vor der Morton-Fabrik und erhalten das frischeste Salz mit dem unter den gegebenen Umständen höchstmöglichen Gehalt an Jod. Wie viel erhalten Sie wirklich? Auch aus hochkonzentriertem Salz ist Jodid nur zu zehn Prozent „bioverfügbar", was bedeutet, dass nur ein geringer Anteil davon von Ihrem Körper aufgenommen werden kann. Zwar wird dem Salz einiges an Jod beigemengt, aber erinnern Sie sich daran, dass es sich bei Kochsalz um Natrium*chlorid* handelt. Chlor ist im Periodensystem der Elemente – genauso wie Jod – ein Mitglied der Hauptgruppe der Halogene. Aufgrund der chemischen Verwandtschaft besteht Konkurrenz um dieselben Rezeptoren. Chlor hat also die Fähigkeit, den positiven Eigenschaften von Jod *entgegenzuwirken*. Rechnen Sie das bitte wieder selbst durch. Sie absorbieren nur zehn Prozent von dem, was die Arbeiter bei Morton in ihre Salzpackung füllen. Anders als das Kaliumjodat, das dem Mehl zugesetzt wird, kann das Kaliumjodid im Salz vom Körper nicht optimal aufgenommen werden. Es besteht kein Zweifel daran, dass Sie einen Teil des Jods im Kochsalz absorbieren können, aber es gibt keine Garantie, dass dieser Teil ungehindert an den richtigen Platz gelangt.

- **Schwindel Nummer drei**. Nehmen wir nun aber an, sie sind eine *Frau* und schnappen sich direkt vor der Fabrik die frische Ware, die jedoch nur zu zehn Prozent bioverfügbar ist. Besteht die Möglichkeit, eine ausreichende Menge Jod zu erhalten, wenn Sie beispielsweise *ein halbes Kilogramm Kochsalz am Tag verzehren*? Nein. Nicht, wenn Sie eine Frau sind. Im Salz befindet sich nämlich Kalium*jodid*, das günstig für die Schilddrüse ist. Aber Ihre Brüste und Eierstöcke benötigen sowohl *Jod* als auch *Jodid*. Dieses Mal können wir die Mathematik beiseiteschieben und geradewegs zur Biochemie übergehen. Frauen nehmen allzu oft das „falsche Jod“ zu sich.

Gibt es also irgendeinen triftigen Grund dafür, in dieser Zeit der Jodkrise raffiniertes, jodiertes Salz zu sich zu nehmen? Die Antwort lautet:

1. Nur im Notfall, wenn Sie dringend Salz benötigen und keinen Zugang zu einem unbehandelten Produkt haben.
2. Nur wenn Sie es nicht schaffen, Jod ergänzend einzunehmen.

Jodiertes Salz als ausschließliche Jodquelle zu nutzen, ist nur dann anzuraten, wenn es keine Alternative gibt, beispielsweise, wenn man es sich nicht leisten kann, andere Möglichkeiten der Jodsupplementierung wahrzunehmen. Salz wurde ursprünglich mit Jod versetzt, um der Ausbildung von Kröpfen vorzubeugen, nicht mehr. Dieser Mindestanspruch an jodiertes Salz entspricht dem „Kropf-Standard“, spiegelt aber nicht die Bedürfnisse anderer Organe wider. Durch diese Taktik der bloßen Kropfprävention wird die Latte von der Regierung auf eine enttäuschend niedrige Höhe gelegt, wenn man bedenkt, dass Jod für die Behandlung von so vielen anderen Krankheiten hilfreich ist. Wer mit Jod knauserig ist, der spart am falschen Ort und wird irgendwann die Rechnung in Form von weitaus teureren Behandlungen präsentiert bekommen. Es gilt auch zu berücksichtigen, dass raffiniertes Salz mit umstrittenen Antiklumpmitteln versetzt wird, die Aluminium enthalten. Auf Salzprodukte, die mit Aluminium „verfeinert“ sind, kann ich dankend verzichten – vor allem dann, wenn ich nicht genügend Geld angespart habe, um mir die Pflege für eine zukünftige Alzheimererkrankung leisten zu können.

WEITERE ERFAHRUNGSBERICHTE

Begegnung mit Marla

Eine fibrozystische Brusterkrankung heilt, die mit Entzündungen und Knötchen einherging. Die Lebenskraft kehrt zurück.

Ich möchte Ihnen von meinen Erfahrungen mit Iodoral® berichten. Iodoral® war für mich das nützlichste Produkt, das ich jemals verwendet habe. Ich hatte Mastopathie – also knotige, entzündete Brüste, wie mein Frauenarzt es bezeichnete. Er sagte, dass die Mastopathie nicht wirklich Schaden anrichte, sondern nur Schmerzen verursache. Nun ja, ich denke, das ist Unsinn. Ich habe selbst begonnen zu recherchieren, was darauf hinauslief, dass ich eine Chiropraktikerin wegen eines Rückenproblems aufsuchte. Ich sollte mich auf den Bauch legen, weil sie meine Wirbelsäule einrenken wollte – Wahnsinn, wie meine Brust dabei schmerzte! Das war eindeutig der „Höhepunkt" in meinem Patientenleben. Die Chiropraktikerin führte eine manuelle Lymphdrainage durch und setzte mich auf Iodoral®. Zwar linderte die Drainage meine Schmerzen mit sofortiger Wirkung, aber sie kamen innerhalb von ungefähr 24 Stunden zurück.

Ich setzte die Iodoral®-Einnahme fort. Mein Ehemann war der Erste, der einen Unterschied bemerkte und ihn mit Iodoral® in Verbindung brachte: Nach ungefähr drei Wochen habe ich mich einfach gut gefühlt. Wirklich gut. Ich hatte Energie, fühlte mich erfolgreich und unternehmungslustig. Es war nicht das vom Kaffeekonsum bekannte Gefühl der Nervosität, sondern dasjenige, das eine normale, 30-jährige Frau haben sollte. Und meine Libido war ebenfalls wieder da (das war es nämlich, was mein Ehemann bemerkt hatte). Vor der Iodoral®-Einnahme wollte ich einfach nicht mit meinem Mann schlafen. Ich wollte, dass ich es wollte; aber ich hatte keine Lust. Doch plötzlich wollte ich wirklich!

Wie ging es mit meinen Brüsten weiter? Normalerweise setzten meine Brustschmerzen exakt zehn Tage vor dem Beginn meiner Periode ein und waren sehr heftig. Im zweiten Monat war es vorbei mit den Schmerzen. Sie blieben völlig aus. Und solange ich Iodoral® einnehme, bleibt das so. Wenn ich es nicht tue, melden sie sich sofort zurück. Meine Mutter erkrankte mit 38 an Brustkrebs. Jetzt bin ich 35, habe die Verantwortung für meine

Gesundheit übernommen und werde mich nicht stillschweigend in eine Opferrolle ergeben! Ich danke Gott und Ihnen für Ihre Arbeit im Dienst der Heilung! Ich denke, dass es abgesehen von Brust- und Schilddrüsenkrebs noch viele weitere Anwendungsmöglichkeiten für Iodoral® geben wird.

Begegnung mit Lydias Tochter

Langsame Verbesserung der Antikörperwerte bei einer Hashimoto-Thyreoiditis.

Meine Tochter leidet an Hashimoto-Thyreoiditis. Deswegen gab ich ihr Iodoral®, wobei ich die Dosis langsam auf 150 Milligramm steigerte. Die Zahl der Antikörper verminderte sich anhaltend. Anfangs wollte ich meiner Tochter kein Jod geben, weil immer wieder vor der Einnahme von Jod bei Hashimoto-Thyreoiditis gewarnt wird. Ich war sehr nervös, aber nun bin ich so froh, dass wir es getan haben.

Begegnung mit Abby, Priscillas Hündin

Eine Zyste verschwindet.

Meine Hündin Abby hatte einige Jahre lang einen dicken Knoten bzw. eine Zyste auf ihrem Rücken in der Nähe des Schwanzes. Mein Tierarzt meinte, dass es sich um eine Talgzyste handle und riet mir, sie zu lassen, wie sie sei und sie nicht auszudrücken (was ich auch nicht tat). Vor einem Monat, nach dem Besuch beim Tierarzt, trug ich etwas Lugol'sche Lösung auf den Bereich auf, um zu sehen, was passieren würde. In der letzten Woche fiel mir auf, dass die Zyste größer und weicher zu sein schien. Heute bemerkte ich, dass sie aufgeplatzt war und sich von selbst entleerte. Vorsichtig drückte ich den verbliebenen Eiter heraus, reinigte die Stelle mit Wasserstoffperoxid und tupfte ein bisschen mehr Lugol'sche Lösung darauf. Nun ist der Knoten weg und ihr geht es großartig! Jod ist ein fantastisches Mittel!

Kapitel 18

Die Perfect-Storm-Theorie der Entstehung von Brustkrebs

Der Mangel an Jod im menschlichen Körper fördert Krebs.
– *Dr. Jorge Flechas*

Würden Sie das als *normal* bezeichnen?

Ich – eine Frau, die den Brustkrebs überwunden und ein Drittel ihres Lebens damit verbracht hat, Recherchen und Forschungen darüber anzustellen, was bei der Behandlung von Brusterkrankungen alles schiefgehen kann – wurde wiederholt von Experten in die Irre geführt. Zu häufig schenkte ich dem, was mir erzählt wurde, Glauben. Wenn meine Brüste schmerzempfindlich oder geschwollen waren, wollte man mir weismachen, dass vorübergehende Schmerzen und Schwellungen normal wären. Dieser „normale" Zustand war so weitverbreitet, dass man ihm sogar einen Namen gegeben hatte: „benigne Brusterkrankung". Ich hatte meine Zweifel daran, dass ein Leiden, das mit „benigne" beginnt und mit „Erkrankung" endet, als *normal* bezeichnet werden kann. Als ich dieses linguistische Problem zur Sprache brachte, erklärte man mir, dass „benigne Brusterkrankungen" normal wären, weil sie so *häufig* vorkämen.

Vor hundert Jahren, als halb Europa von der Syphilis heimgesucht wurde, wäre kein Mensch auf die Idee gekommen, diese Krankheit als normal zu bezeichnen.

Wenn eine Krankheit so häufig auftritt, wäre es dann nicht folgerichtig, sie als Epidemie zu bezeichnen? Oder als massive Bedrohung der öffentlichen Gesundheit? Seit wann ist „häufig" mit „normal" gleichzusetzen? Prüfen Sie nach, was ich sage. Eine häufig auftretene, benigne Krankheit, die als normal angesehen wird – das ist doch ein doppeltes Oxymoron, oder?

Leider war ich damals noch jung und unerfahren. Als die Ärzte mir ihre Sicht der Dinge in Gestalt eines doppelten Oxymorons erläuterten, war ich noch zu arglos, um Experten und ihre Anschauungen infrage zu stellen. Mein gesunder Menschenverstand schien sich zu verabschieden, wenn ich auf jemanden traf, der ein Klemmbrett in Händen hielt oder einen weißen Kittel trug. „*Sie werden schon wissen, was sie tun*", davon war ich felsenfest überzeugt.

Erst als ich meine eigenen, unabhängigen Recherchen begann, enthüllte ich die Tatsache – erbrachte den Nachweis –, dass sich gutartige Brusterkrankungen zu Krebs entwickeln können. Ich konnte nun ermessen, wie sehr man mich mit dem Mythos „benigne Brusterkrankungen sind normal, weil sie so häufig vorkommen" hinters Licht geführt hatte. Die Forschungsergebnisse sprechen eine klare Sprache: Brustkrebs sucht uns häufig nicht unvermittelt heim, sondern kündigt sich durch kranke und entzündete Brüste an. Nicht jede Veränderung der Brust entwickelt sich eines Tages zu Krebs, aber benigne Brusterkrankungen bergen ein hohes Risiko. Die Forschungsabteilung der Mayo Clinic fand heraus, dass nahezu ein Drittel der Frauen, bei denen eine atypische Hyperplasie – sie zählt zu den benignen Brusterkrankungen – diagnostiziert wurde, innerhalb von 25 Jahren an Brustkrebs erkrankt.

Was führt dazu, dass sich Brüste entzünden und krank werden? Da dieses Leiden so häufig auftritt, sollte man meinen, Wissenschaftler würden ihm mehr Beachtung schenken und Ursachenforschung betreiben, um zu ergründen, warum und wann die Brüste einer Frau erkranken.

Haben Sie jemals einen Arzt fragen hören: „Worauf könnte die Erkrankung Ihrer Brust zurückzuführen sein?" oder „Welchen Schadstoffen sind Sie ausgesetzt gewesen?" Schulmediziner wollen höchstens wissen: „Wo haben Sie sich denn dieses Virus eingefangen?" oder „Wo haben Sie sich bloß damit angesteckt?" Wenn Ihre Diagnose auf Mesotheliom lautet, dann werden die Ärzte selbstverständlich danach fragen, ob Sie mit bestimmten Karzinogenen in Kontakt gekommen sind. Ist jemals in der langen Geschichte der Menschheit eine Frau gefragt worden, warum ihre Brüste geschwollen, schmerzempfindlich oder voller Knoten sind? Geben Sie mir Bescheid, wenn Sie andere Erfahrungen gemacht haben.

Im besten Fall verschreiben Ärzte entzündungshemmende Präparate wie Nachtkerzenöl oder Ibuprofen oder raten ihren Patientinnen, auf Koffein zu verzichten. Aber durch den Einsatz dieser „Trostpflaster“ wird das Leiden übertüncht. Wenn eine dieser Strategien Linderung schaffen sollte, dann um den Preis, dass die zugrunde liegende Krankheitsursache ausgeblendet wird. Entzündungen gehen durch die Verwendung von entzündungshemmenden Medikamenten zurück oder dadurch, dass man weniger Kaffee trinkt, weil er den Körper entwässert. Aber warum trat die Entzündung ursprünglich auf? Dr. David Brownstein würde in diesem Fall sagen:

„Fibrozystische Mastopathie ist kein Ibuprofen-Mangelsyndrom.“

Unsere Kultur wurde einer Gehirnwäsche unterzogen, indem man uns eingebläut hat, kranke Brüste wären normal und Brustkrebs würde urplötzlich zwischen zwei Mammografien entstehen: An einem Tag erfreuen sich Ihre Brüste bester Gesundheit, und dann erscheint aus heiterem Himmel ein hässlicher, weißer Fleck auf dem nächsten Mammogramm. Wissenschaftler gehen davon aus, dass sich Brustkrebs oft sieben oder mehr Jahre lang entwickelt, bevor er entdeckt wird – dennoch hat sich der moderne Mythos, Krebs würde einschlagen wie der Blitz, hartnäckig gehalten. Diese irreführende Botschaft wird beispielsweise von der Kampagne „Breast Cancer Awareness Month®“ vermarktet, die jährlich im Oktober stattfindet. Ja, sie haben richtig gelesen. Das Zeichen am Ende weist auf ein eingetragenes Warenzeichen hin. Breast Cancer Awareness Month® ist eine registrierte Handelsmarke von Astra-Zeneca, einem Pharmaunternehmen, das Brustkrebsmedikamente herstellt. „Awareness“ ist eine Milliarden Dollar schwere Industrie.

Aber wofür soll hier ein Bewusstsein entwickelt werden? Für die Ursache? Mitnichten. Der Oktober könnte genauso gut zum „Monat der Mammografie“ erklärt werden – basierend auf dem Mythos, dass Brustkrebs über Nacht zuschlägt, einfach so. Die Brustkrebsindustrie ist darauf angelegt, dass immer aufwendigere und bessere Verfahren ersonnen werden, um den Brunnen abzudecken, nachdem das Kind bereits hineingefallen und ertrunken ist. Man will bloß den Brunnen absichern und nicht das Kind retten. Die Konzerne hätten sich keinen schlechteren Zeitpunkt aussuchen können, um durchaus vermeidbare Risikofaktoren wie benigne Brusterkrankungen zu ignorieren – denn diese stellen eine wachsende Bedrohung dar. Dr. Jorge Flechas berichtet davon, dass bei Autopsien entdeckte benigne Erkrankungen der Brust von 23 Prozent im Jahr 1928 auf 89 Prozent im Jahr 1973 angestiegen sind. Nicht jede gutartige Brustveränderung entwickelt sich zu einer voll ausgebildeten Krebserkrankung. Aber es gibt viele Frauen, bei denen es sich genau so verhalten hat. Dr. Lynn Hartmann, Onkologin an der Mayo Clinic, erforscht die

Risikofaktoren für die Fortentwicklung benigner Brustkrankheiten. Das *New England Journal of Medicine* berichtet, dass Hartmann und ihr Team Frauen mit benignen Brusterkrankungen 15 Jahre lang begleiteten, um herauszufinden, wie viele von ihnen – im Vergleich zu Frauen ohne diese Diagnose – Brustkrebs entwickelt haben. Frauen, bei denen „proliferative" (wuchernde) benigne Brustkrankheiten diagnostiziert worden waren, hatten ein 1,88-faches Risiko, an Brustkrebs zu erkranken. Frauen, die an einer noch aggressiveren benignen Brustkrankheit – der atypischen Hyperplasie – litten, hatten das 4,24-fache Risiko, Brustkrebs zu bekommen wie Frauen ohne benigne Brustkrankheiten in ihrer Krankengeschichte. Die Gefahren der gutartigen Brusterkrankungen gelangen also Stück für Stück an die Öffentlichkeit. Dr. Hartmann arbeitet nun als leitende Forscherin zum Thema „Benigne Brusterkrankungen: Entwicklung einer molekularen Prognose des Brustkrebsrisikos", wofür sie ein Stipendium des US-Verteidigungsministeriums erhalten hat.

Die Medizin entwickelt sich nur langsam weiter. Die meisten von uns wollen allerdings nicht 15 Jahre warten, bis die Wissenschaft uns mitteilt, dass kranke Brüste nicht normal sind. 1970 erkrankte eine von 20 Frauen an Brustkrebs, im Jahr 2000 ist es bereits eine von acht gewesen. Die Frauen, denen die Diagnose „invasiver Brustkrebs" gestellt wird, werden immer jünger. Wie ist es möglich, dass die Brüste junger Frauen so früh von Krankheiten betroffen sind? Man könnte meinen, dass junge Brüste noch gar nicht weit genug entwickelt sind, um krank zu werden. Wenn wir davon ausgehen, dass es mindestens sieben Jahre dauert, bis die meisten Fälle von Brustkrebs erkennbar sind, heißt das dann, dass er in naher Zukunft auch bei 30- oder gar 20-jährigen Frauen entdeckt werden wird?

Brustkrebs war früher eine Krankheit älterer Frauen. Das sei heute anders, berichtet Jennifer, eine junge OP-Schwester: „Seit ich zwölf bin, haben mich meine Brustschmerzen davon abgehalten, jemanden zu umarmen." Wird sie später Brustkrebs bekommen? Was geht hier vor? Wodurch kann der Anstieg der Brustkrebsfälle erklärt werden? Welche anderen Krebsarten sind auf dem Vormarsch? Die Zahl der Erkrankungen mit Schilddrüsenkrebs hat sich seit 1975 um 182 Prozent erhöht. Von dieser Krankheit sind mehr Frauen als Männer betroffen. Frauen haben aufgrund ihrer Brüste und Eierstöcke einen höheren Bedarf an Jod. Frauen mit größeren Brüsten benötigen noch mehr Jod. Gibt es vielleicht auch ein Perfect-Storm-Szenario für Schilddrüsenkrebs? Diese Organe sind ebenfalls von gutartigen Knoten und Zysten betroffen. Was also haben Brüste, Eierstöcke und die Schilddrüse gemeinsam?

Alle drei Organe sind von Jod abhängig, um sich entwickeln und gesund bleiben – das heißt, Nährstoffe aufnehmen und Giftstoffe ausleiten – zu können.

Ohne eine ausreichende Jodversorgung scheinen sich Brüste und Eierstöcke zu verstopfen und anzuschwellen. Die Zellmembranen büßen ihre Funktion ein. Toxische Flüssigkeiten stauen sich an oder sammeln sich in Zysten. Giftstoffe verursachen Vergrößerungen und Entzündungen. Krankes, fibröses Gewebe entwickelt sich. Knoten entstehen und beginnen zu wachsen. Im schlimmsten Fall werden fibrozystische Brüste so hart wie Stein. Das Organ, das Säuglinge nähren sollte, droht an Giftstoffen zu ersticken.

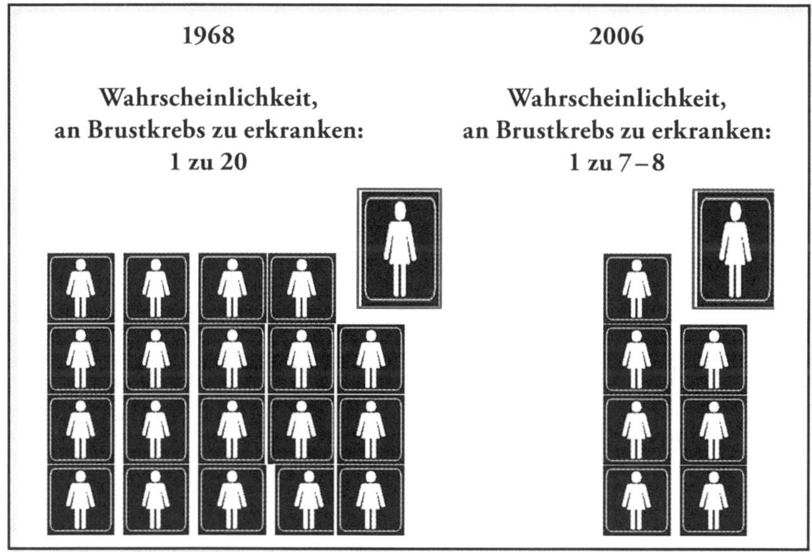

Abbildung 8: Anstieg der Brustkrebsrate, seit Jod im Mehl durch Brom ersetzt wurde. Warum steigt die Brustkrebsrate an?

Brom vergiftet die Jodrezeptoren

Aber warten Sie. Was wäre, wenn ein bestimmtes Toxin, das Jod entgegenwirkt, sich in Brüsten, Eierstöcken und Schilddrüse breitmachen und das schützende Jod aus den Geweben verdrängen würde? Wenn dieses Gift in weiterer Folge verantwortlich dafür wäre, dass die Gewebe nicht ausreichend mit Nährstoffen versorgt sind und Körperflüssigkeiten nicht reibungslos zirkulieren können? Wenn dieses Gift ab den 1970er Jahren in die Umwelt gelangt wäre – als Bestandteil von Flammschutzmitteln, Pestiziden und Lebensmitteln? All das könnte auf die große Familie der Bromverbindungen zutreffen. Wäre das Element Brom dazu in der Lage, schwerste Jodmangelerscheinungen auszulösen, indem es Jod auf zellulärer und molekularer Ebene einfach verdrängt? Die Antwort lautet schlicht: Ja.

Wenn zwei Elemente im Körper sich auf diese Weise in die Quere kommen, sprechen Biochemiker von einer „kompetitiven Hemmung". Dominiert Brom, weicht Jod zurück – es kommt zu Jodmangel. Die Zellen werden vergiftet und entzünden sich. Auch wenn die Vergiftungshypothese erst am Anfang ihrer Erforschung steht, wird diese dennoch intensiv betrieben, da die Vergiftung mit Brom reversibel ist.

Niemand wird über Nacht von Brom überrascht und vergiftet. Normalerweise sammelt sich das Halogen jahrelang im Körper an. Bromierte Flammschutzmittel werden in der toxikologischen Fachsprache als „persistent" bezeichnet, was bedeutet, dass sie den Körper nicht über die üblichen Stoffwechselwege verlassen, wie es bei anderen Giften der Fall ist. Manche Bromverbindungen setzen sich in den Geweben fest und bleiben dort für eine lange Zeit.

Was passiert mit dem Jod im Körper, wenn wir Brom unbemerkt aus der Luft, dem Boden, Autos, Matratzen usw. aufnehmen? Dominiert Brom, geht die Menge an Jod im tierischen und menschlichen Körper zurück.

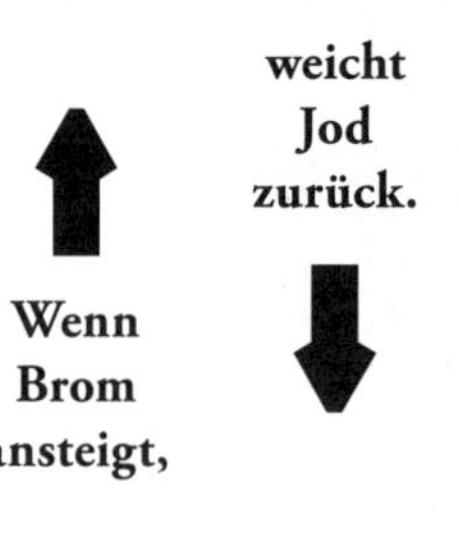

Abbildung 9: Bromiddominanz führt zu Jodmangel

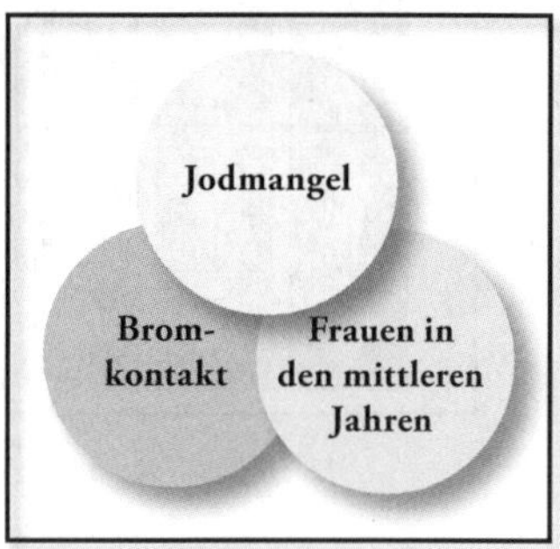

Abbildung 10: Die Perfect-Storm-Theorie der Entstehung von Brustkrebs

Die 1970er Jahre: Der „Perfect Storm“ braut sich zusammen

Ich habe die Perfect-Storm-Theorie der Entstehung von Brustkrebs entwickelt, als ich beobachtete, dass bromierte Flammschutzmittel und Pestizide ungefähr zur selben Zeit eingeführt wurden, zu der Jodat im Brot durch Bromat ersetzt wurde. Auch der Anstieg der Brustkrebsrate stimmt damit zeitlich überein.

Der Begriff „Perfect Storm“ beschreibt Ereignisse, die unabhängig voneinander auftreten und allein relativ unbedeutend sein können, im Zusammenspiel aber katastrophale Folgen haben – eine „Verkettung unglücklicher Umstände“.

- **Ereignis 1** fand in den 1970er Jahren statt, als unsere wichtigste Jodquelle aus der Nahrung versiegte, weil Jodat nicht länger Mehl, Brot und Backwaren beigemengt wurde. Ereignis 1 für sich genommen wäre schon schlimm genug gewesen.
- **Ereignis 2** brach über uns herein, als Kaliumbromat, eine Bromverbindung, dem Mehl zugesetzt wurde. Ein Jodantagonist wurde also eingeführt, um Jod zu ersetzen. Ereignis 2 führte zu einer Verschlimmerung der Folgen von Ereignis 1. Das wenige Jod, das die Menschen durch den Verzehr von Eiern und Meereslebewesen noch aufnahmen, wurde durch bromiertes Mehl aus dem Körper verdrängt.
- **Ereignis 3** verschlimmerte die Situation weiter, denn die Bromierung der Vereinigten Staaten hörte beim Mehl nicht auf. In die Perfect-Storm-Theorie der Entstehung von Brustkrebs fließt eine weitere große Brominvasion der 1970er Jahre mit ein: die Einführung von bromierten Flammschutzmitteln im großen Stil. Feinstaub und Dämpfe aus Flammschutzmitteln entweichen Gegenständen wie Teppichen, Polstermöbeln, Plüschtieren, Matratzen, Autos und Elektrogeräten, die wir allesamt tagtäglich verwenden.

  Nachdem wir diese Verunreinigungen eingeatmet haben, gelangen sie in unsere Blutbahn und werden in den Drüsen, im Gehirn und anderen Geweben abgelagert. Obwohl in Staub enthaltene Flammschutzmittel als gefährlichste Bromquelle einzustufen sind, gibt es noch unzählige andere Wege, auf denen Bromverbindungen unseren Körper infiltrieren können, beispielsweise durch bromierte Pflanzenöle (BVOs), die in bestimmten Limonaden, Sportgetränken und Nahrungsmitteln enthalten sind. Wir sind von Brom umzingelt, einem heimtückischen Element, von dem bekannt ist, dass es uns betäubt, die Schilddrüsenfunktion unterdrückt, die Fruchtbarkeit beeinträchtigt und darüber hinaus geistige Störungen verursacht. Bromierte Flammschutzmittel werden sogar in Muttermilch nachgewiesen. In vielen Ländern sind Bromide verboten, nicht aber in den USA – warum eigentlich?

Der Trend, Salz zu vermeiden und die Ansicht, dass Jod ein chemischer Lebensmittelzusatz sei, gingen Hand in Hand. Überzeugen Sie sich selbst in Ihrem Supermarkt. Nur die Hälfte des angebotenen Salzes ist jodiert. Einige Menschen glauben, dass Jod ein synthetisches Zusatzmittel sei. Aber auch wenn man sich für jodiertes Speisesalz entscheidet, kann der Körper das darin enthaltene Jod nicht annähernd so gut absorbieren wie es beim Mehl der Fall ist. Das Gefühl der Sicherheit, das jodiertes Salz dem Konsumenten verleiht, ist trügerisch. Im Jahr 2000 fand das National Center for Health Statistics heraus, dass die Menschen um 50 Prozent weniger Jod konsumierten als noch vor 30 Jahren.

Der fliegende Wechsel, den Jod und Brom vollzogen hatten, sollte sich verheerend auswirken, da Jod das Nachsehen hatte. Wenn wir mit Brom in Kontakt kommen, vermindert sich die Menge an Jod, die uns zur Verfügung steht, um unsere Brüste zu schützen und zu stärken. Flüssigkeiten sammeln sich an und Zysten entwickeln sich, um Toxine einzuschließen. Hormonrezeptoren büßen ihre Funktion ein. Brusterkrankungen verschlimmern sich.

Welches billige, in der Anwendung unkomplizierte chemische Element stellte sich als Mittel heraus, das benigne Brusterkrankungen in einem Zeitraum zwischen einem Tag und drei Monaten lindern kann?

Jod.

Wir wissen das nicht nur aus medizinischen Studien, sondern von tausenden Frauen, die ihre Erfahrungen mit Jod dokumentiert haben. Wir wissen es auch aus den klinischen Berichten hunderter Ärzte, die mit der modernen Jodforschung vertraut sind. Als Dr. Michael Schachter, Facharzt für Integrative Medizin, im Jahr 2010 einen Vortrag zum Thema Jod auf einem Kongress des American College for the Advancement of Medicine hielt, wollte er von den Zuhörern wissen, wie viele von ihnen ihren Patienten Jod verschrieben. Die Hälfte der Ärzte hob die Hand!

Als ich bekannt gab, dass ich an einem Buch über Jod arbeite und nach Erfahrungsberichten von Jodanwendern suche, erreichten mich so viele Emails von Patientinnen mit Brusterkrankungen, die teils von lebenslangen Beschwerden geheilt worden waren oder sich zumindest wesentlich besser fühlten, dass ich unmöglich all die beeindruckenden und herzerwärmenden Fallgeschichten unterbringen konnte.

Indem Jod dabei hilft, Brom aus dem Körper auszuleiten, trägt es zusätzlich zur Brustgesundheit bei. Hier tritt die Perfect-Storm-Theorie der Entstehung von Brustkrebs auf den Plan. Es ist die Geschichte von einem Gift und seinem Gegengift.

- **Ereignis 4** kommt schließlich ins Spiel, wenn die Frauen, die der Babyboom-Generation angehören oder jünger sind, in die Wechseljahre kommen und sich ihr Hormonhaushalt verändert. Besonders in dieser Phase sind sie darauf angewiesen, dass ihre Hormonrezeptoren funktionieren und ihr Brustgewebe frei von Giftstoffen ist. Frauen mittleren Alters haben ein besonders hohes Risiko, an Brustkrebs zu erkranken und sind stärker gefährdet, eine durch Bromverbindungen ausgelöste endokrine Störung zu entwickeln.

Die Wirkmechanismen von Jod

Jod wirkt auf so vielfältige Weise, dass es nach wie vor unklar ist, was genau es in jeder einzelnen Situation bewerkstelligt. Das gilt auch für die Brust. Dr. Guy Abraham berichtet davon, dass der Ausdruck „deobstruent" (befreiend, öffnend, abführend und erweiternd) im 19. Jahrhundert von Ärzten verwendet wurde, um zu beschreiben, dass Jod Infektionen, Schwellungen, Hautanomalien, hormonelle und andere Störungen „unterdrückt". Seit damals hat die Wissenschaft gelernt, wie essenziell der Nährstoff Jod sowohl für die Entwicklung als auch für die Regeneration von gesunden, kräftigen Organen ist. Denn wie ein Arzt es einmal formuliert hat, steht fest, dass Brüste Jod mögen. Einer Studie zufolge, die vom Pionier der Jodforschung Dr. Bernard Eskin im Jahr 1974 durchgeführt wurde, nahmen kranke Brüste zweimal so viel radioaktives Jod auf wie gesunde.

Können wir diesem „Perfect Storm" Einhalt gebieten? Können wir das Brustkrebsrisiko verringern, indem wir die miteinander verketteten Ereignisse, die diese lebensbedrohliche Krankheit verursachen, ausschalten?

Die Lösung des Problems besteht darin, aktiv zu werden. Lassen wir den „Perfect Storm" gar nicht erst aufkommen. Geben wir dem Jodmangel keine Chance. Bringen Sie mehr darüber in Erfahrung. Warten Sie nicht.

Forscher haben folgende Wirkungen von Jod auf die Brust festgestellt:

- **Wenn Nagetieren das Jod in der Nahrung verweigert wurde, entwickelten sie Schwellungen, Knoten und benigne Brusterkrankungen.**
- **Nagetiere, denen die brustkrebsverursachende Substanz DMBA verabreicht worden war, entwickelten KEINE Tumoren, wenn sie ausreichend mit Jod versorgt wurden.**
- **Jod führt zu einer Desensibilisierung von Östrogenrezeptoren in der Brust.**
- **Als Wissenschaftler (Vega-Riveroll et al.) einer Gruppe von Brustkrebspatientinnen Jod nach einer Biopsie verabreichten, führte das Spurenelement (1) zum Zelltod von Krebszellen, (2) zu einer Reduktion der Teilungsaktivität von Krebszellen und (3) zur Verringerung der Größe und Zahl der Blutgefäße, die das Tumorgewebe versorgten; außerdem verringerte Jod die Produktion von Östrogen im Fall einer Überfunktion der Eierstöcke.**

WEITERE ERFAHRUNGSBERICHTE

Begegnung mit Felicia

Nächtliche Schweißausbrüche in den Wechseljahren hören auf.

Mein Arzt erzählte mir, dass Jod alle Hormonrezeptoren normalisieren würde. Möglicherweise ist das der Grund, weshalb das nächtliche Schwitzen, das zu meinen Wechseljahresbeschwerden gehörte, vollkommen aufgehört hat.

Begegnung mit SuAnn

Ein Muttermal löst sich von ihrer Brust, ihre Brustentzündung ist nicht mehr nachweisbar, Brustkrebs ist nicht wieder aufgetreten.

Ich kann über drei Erfolgsgeschichten im Zusammenhang mit der Verwendung von Jod berichten:

Ich hatte ein kleines Muttermal bzw. eine Wucherung auf der Haut über meinem linken Brustimplantat. Zwei Jahre lang bestrich ich es von Zeit zu Zeit mit einer zweiprozentigen Lugol'schen Lösung. Es löste sich ab und seitdem muss ich mir keine Sorgen mehr machen, dass sich das Muttermal zu Krebs fortentwickeln könnte.

Im Jahr 2009 ließ ich eine Thermografie durchführen, die auf einen Gefahrenherd in meiner rechten Brust hinwies. Mittlerweile zeigen meine jährlichen Thermogramme dort keine Entzündungen mehr an. Ich nehme Iodoral® einschließlich der Begleitnährstoffe und bestreiche meine Brust mit Lugol'scher Lösung.

Seit meiner linksseitigen Mastektomie vor drei Jahren ist der Brustkrebs nicht wieder aufgetreten, was ich auf Iodoral® und die Lugol'sche Lösung zurückführe.

Begegnung mit Jane

Schilddrüsenknötchen und -zysten sind nicht mehr sichtbar.

Ich kann Ihnen berichten, dass meine Schilddrüsenknötchen und -zysten auf meinem letzten Ultraschallbild nicht mehr sichtbar waren. Für eine Weile werde ich kein Ultraschallbild zur Verfügung haben, um auch meinen Uterusmyomen beim Schrumpfen zusehen zu können. Sobald ich einen Beleg erhalte und den Ausdruck im Gesicht meines Arztes für Geburtshilfe und Gynäkologie gesehen habe, kontaktiere ich Sie.

Begegnung mit Jo

Libido und Motivation kehren zurück.

Nachdem ich zum ersten Mal 40 Milligramm der Lugol'schen Lösung zu mir genommen hatte, fühlte sich mein Herzschlag eigenartig an, als ich zu Bett ging. Deshalb nahm ich mir für den nächsten Tag eine Reduktion der Dosis auf 20 Milligramm vor. Aber dann wachte ich nach einem erotischen Traum auf und war immer noch „interessiert", was für mich wirklich fantastisch war, weil ich schon längere Zeit keine Lust auf Sex gehabt hatte. Danach war ich in der Lage, Frühstück zu machen, zu duschen, mich anzuziehen, eine viel befahrene Straße zu überqueren, um einen Brief einzuwerfen und eine Meile zur Zoohandlung und wieder zurück zu gehen. Das klingt zwar nicht nach großen Aktivitäten, ist aber tatsächlich eine bemerkenswerte Verbesserung. Ich hatte diese Dinge seit längerer Zeit aufgeschoben und erst an diesem Tag fühlte ich mich dazu in der Lage.

Begegnung mit Greg

Zahnfleischbluten und schmerzendes Zahnfleisch werden durch die Jodanwendung bei der Zahnreinigung geheilt.

Ich glaube, dass ich mein Zahnfleischbluten und mein gereiztes, entzündetes Zahnfleisch dadurch loswurde, dass ich in Jod getränkte Zahnseide verwendete. Über ein Jahr lang hatte ich mehr oder weniger stark darunter gelitten. Mit der jodgetränkten Zahnseide ging ich dem Problem auf den Grund. Nach nur einer Woche und zweimaliger Zahnreinigung pro Tag waren all meine Schmerzen und auch das Zahnfleischbluten verschwunden. Jetzt benutze ich keine jodgetränkte, sondern normale Zahnseide, um zu sehen, ob das Problem zurückkehrt oder nicht (ich drücke die Daumen).

Begegnung mit Maddy

Eine auf dem Mammogramm entdeckte Zyste, die nach einer Krebserkrankung auftrat, verschwindet.

Ich bin eine 60-jährige Brustkrebsüberlebende und Krebsberaterin. Vor 15 Jahren hatte ich Brustkrebs; meine linke Brust wurde operativ entfernt. Danach – im Jahr 2008 – entdeckte ich eine Zyste in meiner erhaltenen Brust. Auf dem Mammogramm erschien sie umfangreich und ich konnte sie auch fühlen. Weil ich besorgt war, dass der Krebs wiederkehren könnte, probierte ich unterschiedliche Sachen aus. Nichts funktionierte. Durch Lynnes Breast Cancer Think Tank erfuhr ich von Funahashis Tierversuchen mit Jod und Progesteron. Funahashi kam zu dem Ergebnis, dass Progesteron dabei hilft, Jod zu den richtigen Zellen zu lenken. Deswegen nahm ich 50 Milligramm Iodoral® ein und wendete die Lugol'sche Jodlösung mit einem Wattestäbchen im Bereich der Zyste auf meiner Brust an. Nachdem die Lösung von meiner Haut absorbiert worden war, trug ich noch einen Cremetupfer natürliches Progesteron auf.

Innerhalb von 48 Stunden begann die Zyste zu schrumpfen. Aus diesem Grund reduzierte ich die Iodoral®-Dosis auf 25 Milligramm. Das war eine schlechte Idee, denn die Zyste wurde wieder größer. Doch als ich mich wieder ans Protokoll hielt, verschwand die Zyste. Mein Arzt konnte auf den Brustbildern nichts mehr finden. In den Bericht schrieb er, dass die Zyste verschwunden sei. Ich überließ meine gesamte Dokumentation Lynne, die meine Brustbilder auf ihren Folien zeigt, wenn sie einen Vortrag hält.

Begegnung mit Marjorie

Die Geschichte von einem Brustknoten in der Größe eines Fünf-Cent-Stückes, Fibromyalgie und anderen wichtigen Beobachtungen (mit freundlicher Genehmigung leicht bearbeitet aus Marjories Blog übernommen).

http://thisissogood.wordpress.com/2012/02/10

Im Jahr 2005 (damals war ich 28) entdeckte ich einen kleinen Klumpen in meiner linken Brust. Zu dieser Zeit war ich von den konventionellen

Ansichten völlig überzeugt. Ich verließ mich auf fettarme Ernährung und Vollkornprodukte, weil sie gesund für das Herz sein sollten, absolvierte pulsgesteuertes Training im Fitnesscenter und die westliche Medizin schien mir auf alle Fragen eine passende Antwort zu haben. In Panik rief ich meine Ärztin an und kam zur Brustuntersuchung. Sie stimmte mir zu, dass das Klümpchen eine Anomalie sei und schickte mich sofort zur Mammografie. Bis zur Untersuchung war ich nervlich bis zum Zerreißen angespannt und während der Mammografie wäre ich beinahe in Ohnmacht gefallen. Ich denke, es lag an der Kombination von Schmerz (oh mein Gott!) und Furcht.

Natürlich sahen sie etwas auf den Aufnahmen! Mir wurde gesagt, dass ich zu einem Chirurgen gehen sollte, um die weitere Vorgehensweise zu besprechen. Er teilte mir mit, dass ich eine Mastopathie hätte und dass das gefundene Klümpchen ein Fibroadenom wäre. Zwar sei es kein Krebs, aber es sollte entfernt werden, denn andernfalls könnte es bis zur Größe eines Softballs anwachsen. Ich geriet noch mehr in Panik. Deswegen stimmte ich zu, es ambulant entfernen zu lassen. Während der Operation war ich wach, und der Arzt zeigte mir den entnommenen Klumpen. Er war kaum so groß wie eine kleine Murmel. Dann wurde er zur Untersuchung weggebracht, und ein paar Tage später erhielt ich den Anruf, dass alles in Ordnung wäre. Puh!

Aber wieso ist es überhaupt passiert? Was kann ich dagegen unternehmen? Werde ich mich in Zukunft einer Operation nach der anderen unterziehen müssen? Die Antworten erfolgten in dieser Reihenfolge: Wir wissen es nicht; nein, halten Sie die Situation aber durch regelmäßige Mammografien unter Beobachtung; ja, denn Sie können Brustknoten nicht ignorieren. Fabelhaft. Ich verhielt mich wie ein artiges Mädchen und ging weiter regelmäßig zur Brustuntersuchung, routinemäßiger Mammografie und zahlreichen Sonografien. In dieser Zeit traten keine verdächtigen Klumpen oder Knoten auf. Nach der zweiten Mammografie begann ich mich zu widersetzen. Mein Schulmediziner machte den Vorschlag, bis zum Alter von 40 Jahren damit aufzuhören, solange ich regelmäßig zur Brustuntersuchung ginge. Ich war einverstanden.

Mittlerweile hatte ich chronische Kreuzschmerzen entwickelt. Im Jahr 2009 begann ich nach alternativen Behandlungsmethoden für meine Schmerzen zu suchen, weil es der Schulmedizin nicht gelungen war, meine Symptome zu lindern. Ich hatte fantastisches Glück mit einem Arzt für Ganzheitliche Medizin und bat ihn, mich an eine Hausärztin zu überweisen, die ebenfalls holistische Medizin praktizierte. Ich war jetzt eine überzeugte Anhängerin der Alternativen bzw. Ganzheitlichen Medizin und der Naturheilkunde. Im April 2011 brachte ich all meine Aufnahmen in ihre Praxis und unterzog mich einer ärztlichen Untersuchung, um mich als neue Patientin aufnehmen zu lassen. Wir besprachen meine Krankengeschichte im Hinblick auf die fibrozystische Brustveränderung. Als sie meine Brüste untersuchte, stellte sie keine Anomalien fest, ordnete aber jährliche Untersuchungen an (sie empfahl mir, meine Brüste weiterhin regelmäßig untersuchen zu lassen). Einen Monat später entdeckte ich in meiner rechten Brust ein Klümpchen von der Größe eines Fünf-Cent-Stückes. Oh nein, jetzt ging das schon wieder los ... Ich machte einen Termin bei meiner neuen Ärztin aus, und in der einen Woche bis zum Besuchstermin wuchs das Klümpchen fast bis zur Größe eines 25-Cent-Stückes an. Ich erinnerte mich an alles, was mir diesbezüglich in der Vergangenheit gesagt worden war und redete auf die Ärztin ein, dass ich weder eine Operation noch eine Mammografie durchführen lassen wollte. Sie hörte mir zu und zerstreute dann rasch meine Bedenken: Es sollte keine Mammografie geben und es bestünden sehr große Chancen, dass sich auch die Operation vermeiden ließe.

Der erste Schritt wäre eine thermografische Aufnahme meiner Brust. Die Thermografie sei völlig nichtinvasiv, schmerzlos, im Ergebnis mit einem Mammogramm vergleichbar und käme ohne Röntgenstrahlung aus. Die Prozedur werde (natürlich) nicht von der Versicherung bezahlt, aber ich war bereit, 100 Dollar für meinen Seelenfrieden und für einige Antworten hinsichtlich meines Gesundheitszustandes auszugeben. Wie erwartet, fiel das Ergebnis, was Krebs betraf, negativ aus, aber positiv in Bezug auf ein neues Fibroadenom.

Der zweite Schritt bestand in der ergänzenden Einnahme von hoch dosiertem Jod (50 Milligramm Iodoral®) und 100 Mikrogramm Selen. Aus irgendeinem Grund ließ mich das panisch werden. Die in den USA empfohlene Tagesdosis für Jod liegt bei 150 Mikrogramm. Wäre es nicht ein Risiko, so viel einzunehmen? Welche Nebenwirkungen sind bekannt? Hat die Einnahme langfristige Konsequenzen?

Meine Ärztin versicherte mir, dass es keinen Grund gebe, sich Sorgen zu machen. Obwohl ich ihr vertraute, war ich immer noch verunsichert. Ich eilte nach Hause und begann, über die Einnahme von Iodoral® und fibrozystische Brustkrankheiten zu recherchieren. Ich entdeckte beinahe nichts. Was ich im Internet fand, war ziemlich entmutigend. Frauen berichteten, dass sie Iodoral® probiert und keine Verbesserung ihrer Symptome erzielt hätten. Zur selben Zeit, als all das passierte, wurde eine Arbeitskollegin und Freundin von Alex wegen Brustkrebs im von Dr. David Brownstein geleiteten Center for Holistic Medicine in West Bloomfield (Michigan) behandelt. Sie erwarb für mich sein Buch mit dem Titel „Iodine: Why You Need It, Why You Can't Live Without It", in das ich mich vergrub, sobald ich es ihr aus der Hand gerissen hatte. Ich kann an dieser Stelle weder in wissenschaftliche Details gehen noch dem Buch gerecht werden. Stattdessen will ich darauf hinweisen, dass Brüste und Schilddrüse zwei der wichtigsten Jodspeicherorgane des Körpers sind. Befinden sie sich in einem fehlerhaften oder ausgezehrten Zustand, sind diese Gewebe für Krankheiten prädestiniert – das schließt fibrozystische Brustkrankheiten und Brustkrebs mit ein. In Dr. Brownsteins Buch ist ein ganzes Kapitel diesem Thema gewidmet.

Deswegen entschied ich, es mit der ergänzenden Jodeinnahme zu versuchen. Ich hatte die Anweisung erhalten, 50 Milligramm Iodoral® und 100 Mikrogramm Selen sechs Wochen lang einmal täglich einzunehmen. In den darauffolgenden sechs Wochen sollte ich die Iodoral®-Dosis auf die Hälfte, also auf 25 Milligramm, reduzieren und die Seleneinnahme wie gehabt fortsetzen. Nach diesem Zeitraum sagte mir meine Ärztin, dass ich die Iodoral®-Dosis wiederum halbieren (12,5 Milligramm) und mit dem Selen weitermachen sollte. Das sei meine Erhaltungsdosis.

Ich habe mich danach gerichtet. Und wissen Sie was? *Es funktionierte!!!* Binnen mehrerer Wochen war das Klümpchen kleiner, weniger verdichtet und nicht mehr so schmerzempfindlich. Innerhalb eines Monats war es nur noch halb so groß wie vor der Supplementierung. Nach zwei Monaten war es *verschwunden*. Weg – ohne Schmerz, ohne Stress, ohne invasive Prozedur. Warum hat es funktioniert? Hier ein Auszug aus Dr. Brownsteins Buch „Iodine: Why You Need It, Why You Can't Live Without It":

> „Tierversuche haben eindeutig gezeigt, dass ein Jodmangel die Struktur und Funktion der Brüste verändern kann. Aufgrund meiner eigenen Forschungsergebnisse und Studien pflichte ich mehreren Forschern bei, dass Jodmangel ein kausaler Faktor bei der Entstehung von Brustkrebs und fibrozystischer Brusterkrankung ist. Ich halte es für erforderlich, dass Frauen ihren Jodspiegel testen lassen, und dass, falls ein Mangel nachgewiesen wird, die Jodsupplementierung aufgenommen werden sollte.
>
> Die Brüste gehören zu den wichtigsten Jodspeicherorganen des Körpers. Bei Jodmangel konkurrieren Schilddrüse und Brüste um das

wenige, verfügbare Jod. Das Resultat ist eine Erschöpfung der Schilddrüse und der Brüste, was den Weg für andere Erkrankungen bereiten kann, so zum Beispiel für Kropf, Schilddrüsenunterfunktion, Autoimmunerkrankungen der Schilddrüse, Brustkrankheiten wie Krebs oder Mastopathie. Zusätzlich werden auch andere Drüsengewebe wie die Eierstöcke, die Organe mit der zweithöchsten Jodkonzentration im Körper, vom Jodmangel in Mitleidenschaft gezogen.

Brüste und Schilddrüse sind nicht die einzigen Organe mit Jodbedarf; denn es wird auch von der Prostata, dem Gastrointestinaltrakt, den Speicheldrüsen, den Knochen und dem Bindegewebe benötigt. Falls Sie über einen dieser Körperteile verfügen und ihn gesund erhalten möchten, sollten Sie sicherstellen, dass Ihre Nahrung ausreichend Jod enthält."

Das war meine Geschichte. Ich denke, es war wichtig, sie mitzuteilen. Ich litt schon lange, bevor ich mit der Paläo-Ernährung begann, an einer fibrozystischen Brustkrankheit, aber ich denke, es ist wichtig darauf hinzuweisen, dass diese Form der Ernährung generell arm an Jod ist. Die meisten von uns ziehen das Bretonische Meersalz dem jodierten Tafelsalz vor, nachdem wir die Umstellung vorgenommen haben. Der Verzicht auf verarbeitete und verpackte Lebensmittel reduziert auch die Einnahme von jodiertem Salz. Unser Boden – besonders in den Staaten des Mittleren Westens – ist jodarm, was bedeutet, dass unsere Pflanzen- und Tierprodukte keine gute Jodquelle darstellen. Fisch ist eine geeignete Jodquelle, und Algen sind fabelhaft, aber diese Lebensmittel landen beim Durchschnittsamerikaner nicht regelmäßig genug auf dem Tisch.

Ich kann Ihnen nur ans Herz legen, nach einem Arzt für Ganzheitliche Medizin oder einem Naturheilkundler zu suchen, der Ihnen dabei helfen kann, Ihren Jodspiegel zu messen und Ihren Bedarf an zusätzlichem Jod festzustellen. Ich würde Ihnen nicht empfehlen, das alles auf eigene Faust zu machen, da Ihr Arzt wahrscheinlich Ihre Schilddrüsenfunktion während der Supplementierung unter Beobachtung halten möchte.

Ich möchte noch auf etwas anderes hinweisen: Ich arbeite in der Gesundheitsbranche und stecke jeden Tag bis zum Hals in der konventionellen, westlichen Schulmedizin. Ich bin davon überzeugt, dass es bewundernswerte Praktiken und Fortschritte der Schulmedizin gibt, die unsere Lebensqualität stark verbessert haben. Dennoch hat dieses Fachgebiet auch seine Defizite, und meine Geschichte ist ein Beispiel dafür. Wir sollten nicht die

Symptome behandeln, sondern die Ursachen erforschen und beseitigen. Können wir auf eine andere Weise jemals wirklich geheilt werden? Drehen wir uns sonst nicht nur im Kreis?

Kapitel 19

Es geht weiter – die Überwindung der Jodkrise

Der Wahrheit ist allezeit nur ein kurzes Siegesfest beschieden zwischen den beiden langen Zeiträumen, wo sie als paradox verdammt und als trivial gering geschätzt wird.

– Arthur Schopenhauer, „Die Welt als Wille und Vorstellung“

Sie sind gerade dabei, das Buch „Die Jodkrise“ zu Ende zu lesen. Wie können Sie nun selbst aktiv werden? Inzwischen haben Sie ein Bewusstsein für das Problem entwickelt, und das ist stets der erste Schritt hin zu einer positiven Veränderung.

- Welche Erfahrungen werden Sie mit dem Spurenelement Jod machen?
- Werden Sie sich den Herausforderungen dieser Jodkrise stellen?
- Werden Sie angesichts dieser verhängnisvollen Entwicklung im Gesundheitswesen eine individuelle Lösung für sich selbst finden können?
- Werden Sie dazu beitragen können, das medizinische Rätsel aufzuklären, wer uns das Spurenelement gestohlen hat?
- Werden Sie die Erkenntnisse für sich selbst nutzbringend anwenden können?
- Werden Sie einen Gesundheitsplan entwerfen, der Ihren persönlichen Wünschen und Bedürfnissen entspricht, nachdem Sie all die lebensverändernden Erfahrungsberichte gelesen haben?
- Werden Sie sich auf Ihre eigene Entdeckungsreise begeben, um das Spurenelement Jod besser kennenzulernen?

Schließen Sie sich anderen Menschen an, wenn Sie sich eingehender mit dem Thema beschäftigen wollen und ergreifen Sie die Initiative, indem sie über Ihre Probleme und Lösungsvorschläge sprechen. Erzählen Sie von dem chinesischen Dorf, in dem die Kinder seit mehr als 500 Jahren unter keinen Umständen wachsen wollten und die Ziegen tot zur Welt kamen. Sprechen Sie über die

Mutter von drei Kindern, die das Bett nicht mehr verlassen konnte; über den jungen Mann, der seiner Familie schließlich doch noch eine Hilfe war; oder über die Frauen, die sich letztlich von Ihren Brustschmerzen befreien konnten.

Jeder, der durch Jod Linderung oder Heilung erfahren hat, trägt mit seinem eigenen Erfahrungsschatz zu den schon vorhandenen positiven Forschungsergebnissen bei. Indem wir uns austauschen, werden wir die Jodkrise gemeinsam überwinden. Denn es ist doch so, dass wir – auch wenn Jodmangel pandemische Ausmaße angenommen hat – unseren Schmerz allein empfinden, jeder für sich. *Sich auszutauschen ist die einzige Möglichkeit.* Glücklicherweise können wir uns dabei des Internets bedienen – ein Privileg der gegenwärtigen Generationen auf dieser von Problemen erschütterten Welt. Wenn auch nur ein Mensch von seinem chronischen Leid befreit werden kann, weil Sie die Informationen weitergeben, auf die Sie in diesem Buch gestoßen sind, dann hat sich die Lektüre bereits gelohnt.

Rufen Sie sich die bedenkliche Tatsache in Erinnerung, dass die meisten Ärzte und Wissenschaftler sich nicht offen gegen den derzeitigen „Behandlungsstandard" – die empfohlene Tagesdosis für den essenziellen Nährstoff – aussprechen können. Wie konnte es dazu kommen? Das bedingungslose Festhalten an Richtlinien ist nur möglich, wenn man die Augen vor der Wirklichkeit und den Menschen verschließt, denen die lebensverändernde Wirksamkeit von Jod zugutekam. Die meisten approbierten Ärzte hängen dem überkommenen Mainstreamdenken an, weil der persönliche Preis zu hoch wäre, den sie zahlen müssten, wenn sie über positive, wirksame Entdeckungen berichten würden, die das gegenwärtige Denken infrage stellen.

Es ist notwendig, dass wir jene Ärzte unterstützen, die diskret über Jodmangel aufklären. Leider kann die Entdeckung eines wirksamen Heilverfahrens eine ganze Karriere ruinieren oder eine Approbation gefährden. Die Geschichte ist voll von Beispielen für konservatives – besser noch: reaktionäres – Denken, das sich bedeutenden Entdeckungen entgegenstellte, die von hellwachen und weitsichtigen Menschen gemacht wurden – Lösungen für uralte Probleme, die unsägliches Leid versursacht hatten.

Denken Sie beispielsweise daran, dass Dr. Semmelweis im 19. Jahrhundert lächerlich gemacht wurde, als er Ärzten empfahl, sich die Hände zu waschen, bevor sie dabei halfen, Babys zur Welt zu bringen, um so die Mütter vor dem Tod durch das Kindbettfieber zu bewahren. Welch Paradoxon: Je bedeutender die lebensverändernden Erkenntnisse eines Arztes oder Wissenschaftlers sind, umso vorsichtiger muss er sein.

Das Privileg, die Botschaft zu verbreiten, kommt daher den Laien zu – der Gemeinschaft der Patientenselbsthilfegruppen. Die Erfolgsgeschichten, die uns hier offenbart wurden, haben es verdient, mehr Menschen zu erreichen und viel weiter verbreitet zu werden. Wie in diesem Buch skizziert wurde, sind die Eckpunkte, an denen die Jodkrise festzumachen ist, seit Jahrzehnten bekannt. Ich ermuntere Sie, Ihr Wissen über Jod an Ihre Freunde und Ihre Familie weiterzugeben. Berichten Sie anstelle der Ärzte und Naturwissenschaftler über den Jodmangel, weil sich diese nicht in der Position befinden, um von der Schulmedizin abweichende Überzeugungen verbreiten zu können.

Mir als Journalistin und naturwissenschaftlicher Amateurin ist es jedoch möglich zu sagen: „Beschäftigen Sie sich mit dem, was meine Weggefährten zutage gefördert haben." Überprüfen Sie die Fakten, hinterfragen Sie das, was ich sage. Lernen Sie. Denken Sie alles noch einmal durch. Niemand kann mich feuern, weil ich das überkommene Mainstreamdenken in Bezug auf Jod anzweifle. Niemand wird mich meiden. *Niemand wird Sie meiden.* Wir wissen nun, dass es zu viele von uns gibt.

Mit diesem Buch konnte ich meiner Begeisterung darüber Ausdruck verleihen, dass Jod mein Leben und dasjenige vieler anderer Menschen verändert hat. Wenn Sie dasselbe Bedürfnis haben, sagen Sie einfach Ihre Meinung. Wir müssen Veränderungen einfordern. Es steht zu viel auf dem Spiel: Wir können es uns nicht leisten, zurückhaltend zu sein.

- *Warnen Sie andere!* Die derzeit empfohlene Tagesdosis für Jod beträgt 150 bis 200 Mikrogramm. Das ist zu wenig in unserer mit Bromverbindungen verseuchten Welt. Kontaktieren Sie die zuständige Behörde in Ihrem Land und fragen Sie dort nach, ob man die Empfehlung nicht überdenken will.

- *Verwehren Sie sich dagegen!* Die viel beworbene Ansicht, dass jodiertes Salz ausreichende Mengen des Spurenelements enthält, um einen optimalen Gesundheitszustand zu gewährleisten, *ist völliger Unsinn*. Verwehren Sie sich dagegen. Tatsächlich weiß niemand, wie viel Jod wirklich im Speisesalz ist, da es beginnt, sich zu verflüchtigen, sobald die Packung geöffnet ist.

- *Teilen Sie alles mit!* Erzählen Sie von der allgegenwärtigen Belastung unserer Nahrung und Umwelt durch Bromverbindungen. Diese Inhaltsstoffe können eine weitere Ursache für die gegenwärtige Jodkrise sein.

- *Verteilen Sie es!* Geben Sie dieses Buch an Ihre Ärzte weiter. Erzählen Sie Ihnen, dass Sie das Spurenelement selbst ausprobieren wollen.

Ebenso wie meine Freunde aus der Basisbewegung führe ich eine langfristige Informationskampagne durch. Wir werden das Vermächtnis dieser Bewegung nicht aus den Händen geben.

Besuchen Sie für weitere Informationen **http://IodineResearch.com**, oder werfen Sie einen Blick auf meine Homepage **www.LynneFarrow.net**.

Ich suche weiterhin nach Erfolgsgeschichten von Menschen, die Jod ergänzend eingenommen haben, um die Auswirkungen der individuellen Verwendung zu dokumentieren.

Falls Sie mir Ihre persönliche Geschichte mitteilen wollen, mailen Sie sie bitte an Lynne@LynneFarrow.net.

Teil 4

Hilfsquellen

Weiterführende Informationen

Der Jodsättigungstest

Dr. Guy E. Abraham und seine Mitarbeiter haben diesen 24-Stunden-Urintest verwendet und für hilfreich empfunden, um den Versorgungsstatus eines Patienten zu beurteilen.

Der Test beruht darauf, dass der Großteil der zu Testbeginn eingenommenen 50 Milligramm Jod innerhalb von 24 Stunden wieder mit dem Urin ausgeschieden wird, falls der Körper des Patienten ausreichend mit Jod versorgt ist.

Im Fall eines Jodmangels verbleibt ein erheblicher Anteil der eingenommenen Dosis im Körper des Patienten. Die Jodkonzentration im Harn fällt dementsprechend niedriger aus.

Die Pioniere der Jodforschung sind der Ansicht, dass der betreffende Patient bei jedem Testergebnis, das eine geringere Jodsättigung als 90 Prozent anzeigt, die ergänzende Einnahme von Jod in Erwägung ziehen sollte.

Ergänzender Hinweis, der auf den Jodkongress 2007 zurückgeht: Es ist möglich, dass der Jodsättigungstest trotz eines Leidens, das mit Jodmangel in Zusammenhang steht – beispielsweise Erkrankungen der Schilddrüse oder der Brust – normale Ergebnisse liefert. Das kann durch einen Defekt der Transportproteine, die Jod in die Zellen schleusen (Natrium-Jodid-Symporter), bedingt sein. In diesem Fall wird das verabreichte Jod nicht aufgenommen, sondern passiert den Körper und gelangt direkt in den Urin.

Daher zeigt das Testergebnis eine ausreichende Jodversorgung an. In solchen Fällen empfehlen die Ärzte eine dreimonatige Jodsupplementierung mit anschließender Testwiederholung. Weil die ergänzende Einnahme von Jod die Aufnahmefähigkeit verbessert, sollten sich die Testwerte danach (dem Krankheitsbild entsprechend) zuerst verringern und anschließend stetig ansteigen.

Den Teilnehmern am Jodforschungsprojekt empfiehlt Breast Cancer Choices, den Test bei FFP Labs durchzuführen, um zu gewährleisten, dass die in unsere Datenbank eingespeisten Testergebnisse unter vergleichbaren Bedingungen zustande kommen. Falls Sie in New York wohnen, bitten Sie Ihren Arzt, das Doctors Data Lab zu kontaktieren. Stellen Sie sicher, dass bei Ihrem Test 50 Milligramm Iodoral® verabreicht werden oder beziehen Sie die Iodoral®-Tabletten von Ihrem Arzt.

Kontaktieren Sie FFP Labs unter der Telefonnummer +1 (877) 900-5556, um das Zubehör für den Jodsättigungstest zu bestellen. Sie können dem Labor auch eine Email schreiben (**ffp_lab@yahoo.com**), wenn Sie herausfinden möchten, ob es in Ihrer Gegend einen mit der modernen Jodforschung vertrauten Arzt gibt oder ob es möglich ist, Dr. Flechas mit der Auswertung Ihrer Testergebnisse zu beauftragen. Weiterführende Informationen dazu finden Sie unter **http://ffplab.org/testinginfo.htm**.

Auch Hakala Labs (**http://hakalalabs.com**) führt den Jodsättigungstest durch und versendet den Test nach Europa. Wenn Sie eine detaillierte Beschreibung wünschen, lesen Sie bitte den Artikel „The Iodine/Iodide Loading Test" von Dr. Jorge Flechas, den Sie unter **www.oawhealth.com/learning/iodine-loading-test.html** finden.

Das Jodprotokoll

(vorgestellt auf dem Jodkongress im Oktober 2007)

Die Ärzte Guy Abraham, David Brownstein und Jorge Flechas haben mehr als 4.000 Patienten mit Jodergänzungsmitteln behandelt. Das unten stehende Protokoll wird in Ihren Arbeiten und Vorträgen empfohlen. Wir wissen ihre Pionierarbeit und ihre großzügigen Beiträge auf dem Gebiet der Jodtherapie sehr zu schätzen. Ein Literaturverzeichnis findet sich im Anhang unmittelbar nach dem Glossar.

Jod und Begleitnährstoffe

- mindestens 50 Milligramm Iodoral® (man kann jedoch mit 12,5 Milligramm beginnen)
- Manche Ärzte empfehlen ein anderes Jodpräparat, beispielsweise die Lugol'sche Lösung. Iodoral® entspricht in der Zusammensetzung der Lugol'schen Lösung. Die Tablettenform wurde entwickelt, um Irritationen des Magens zu vermeiden.
- Vitamin C: 3.000 Milligramm pro Tag (zur Bromidentgiftung ist möglicherweise mehr notwendig)

- 300–600 Milligramm Magnesiumoxid täglich (die Teilnehmer des Jodforschungsprojekts ziehen Magnesiumglycinat oder Magnesiumcitrat vor)
- 200 Mikrogramm Selen täglich (wird bevorzugt in Form von Selenomethionin eingenommen)
- 500 Milligramm Niacin (Vitamin B_3) zweimal am Tag (NICHT Niacinamid = Nicotinamid). Beginnen Sie mit einer geringeren Dosis, um Hautrötungen zu vermeiden. Dazu 100 Milligramm Riboflavin (Vitamin B_2) dreimal täglich. Alternativ können die ATP Cofactors® verwendet werden, die eine Kombination der beiden B-Vitamine in Tablettenform darstellen.
- ½ Teelöffel* unbehandeltes Meersalz in der Nahrung
- ¼ Teelöffel unbehandeltes Meersalz, aufgelöst in ungefähr 250 Milliliter Wasser; bei Bedarf zweimal am Tag
- ein umfangreiches Vitamin- und Ernährungsprogramm
- Im Februar 2008 warnte Dr. Guy Abraham, dass exzessive Calciumergänzung (2.000–3.000 Milligramm pro Tag) der häufigste Grund für unbefriedigende Resultate bei der Jodsupplementierung ist (Quelle: *Vitamin Research News*, 22(2)).
- *Aktualisierung des Protokolls aus dem Jahr 2009*: Daten, die von den Teilnehmern des Jodforschungsprojekts von Breast Cancer Choices gesammelt worden sind, lassen den Schluss zu, dass das Vitaminpräparat ATP Cofactors® dabei behilflich ist, die Aufnahme von Jod zu beschleunigen und den TSH-Wert zu normalisieren.

* Der zusätzliche halbe Teelöffel unraffiniertes Salz, der mit der Nahrung vermischt werden soll, wurde übereinstimmend von den wichtigsten Selbsthilfegruppen für Patienten und von einigen der mit Jod vertrauten Ärzte im Anschluss an den Jodkongress vorgeschlagen. Lesen Sie das Protokoll für die Salzkur und fragen Sie Ihren Arzt, bevor Sie die Salzkur beginnen, zusätzliches Salz einnehmen oder eine andere Behandlung beginnen.

Tabelle zur Lugol'schen Lösung: Jodgehalt in Milligramm pro Tropfen der Lugol'schen Lösung

Konzentration der Lugol'schen Lösung	Jod	Jodid	Insgesamt
2 %	1,0 mg	1,50 mg	2,50 mg
3 %	1,5 mg	2,25 mg	3,75 mg
5 %	2,5 mg	3,75 mg	6,25 mg
7 %	3,5 mg	5,25 mg	8,75 mg
10 %	5,0 mg	7,50 mg	12,50 mg
15 %	7,5 mg	11,25 mg	18,75 mg

Protokoll für die Salzkur

Jodanwender machen häufig eine Salzkur, um die Symptome während der Entgiftung von Bromid und anderen Toxinen zu mildern. Salz wird seit über 100 Jahren von Ärzten eingesetzt, um Symptomen, die von Bromverbindungen ausgelöst werden, entgegenzuwirken.

Dr. William Shevin stellte das Protokoll für die Salzkur auf dem Jodkongress im Februar 2007 vor:

- ¼ Teelöffel* unraffiniertes, unbehandeltes Salz, das in ½ Tasse (ca. 120 Milliliter) warmem Wasser aufgelöst wurde; unmittelbar danach sollten 350 – 450 Milliliter reines Wasser getrunken werden.
- Falls nötig, ist das nach 30 – 45 Minuten zu wiederholen. Machen Sie so lange weiter, bis Sie reichlich Wasser lassen können.
- Beobachten Sie die Reaktionen Ihres Körpers, die normalerweise binnen einiger Stunden auftreten.

Besuchen Sie Dr. Shevins Website unter **www.DrShevin.com**. Halten Sie sich an das Protokoll für die Salzkur und fragen Sie Ihren Arzt, bevor Sie die Salzkur beginnen oder eine andere Behandlung aufnehmen.

* Anmerkung: Die Teilnehmer unseres Jodforschungsprojekts sind der Ansicht, dass ½ in Wasser aufgelöster Teelöffel Salz schneller wirkt als ¼ Teelöffel.

Lesen Sie Dr. David Brownsteins Buch „Salt Your Way to Health", das in der zweiten Auflage unter **www.DrBrownstein.com** erhältlich ist.

Entgiftungssymptome und -strategien während der Jodsupplementierung

Die Entgiftungserscheinungen können sich folgendermaßen äußern (die Liste erhebt keinen Anspruch auf Vollständigkeit):

Augenlidzuckungen
Muskelzuckungen in den Füßen
Kribbeln in Händen oder Füßen
düstere Gedanken (z. B. Zweifel am Sinn des Lebens)
depressive Verstimmung (z. B. fehlende Motivation, morgens aufzustehen)
Angst
Gefühlsausbrüche
Entzündungen und Wunden am Mund und auf der Zunge
„andersartige" Akne, „Bromakne", „akneartige Ausschläge" ohne Pickel (einige Jodnutzer haben herausgefunden, dass Zink bei Bromakne hilft)
Hautwunden
Haarverlust
Benommenheit
Bein- und Hüftschmerzen (es fühlt sich wie Arthritis an)
Hautausschlag (Bromoderm)
metallischer Geschmack im Mund
Nebenhöhlenschmerzen
senile Angiome
laufende Nase
Kopfschmerzen
Apathie
Lethargie
sonderbares Gefühl beim Schlucken (in der alten medizinischen Literatur als „geschwollene Stimmbänder" bezeichnet)
Körpergeruch („bromos" ist das altgriechische Wort für Gestank)
ungewöhnliche Farbe oder seltsamer Geruch des Urins
Mundtrockenheit

Harnröhrenkrämpfe und häufiger Harndrang, der als eine Blasenentzündung fehlinterpretiert werden könnte
Durchfall
Darmträgheit
Veränderung des Sehvermögens
Reizbarkeit
erhöhter Speichelfluss
veränderte Träume
hormonelle Veränderungen
Nierenschmerzen
schmerzende Brüste (vorübergehend)

Viele der Teilnehmer am Jodforschungsprojekt von Breast Cancer Choices, der Mitglieder des Curezone-Jodforums und der Yahoo-Jodgruppe erachten die folgenden Vorschläge als hilfreich, wenn die durch die Einnahme von Jod ausgelösten Entgiftungssymptome, die von Bromid, abgetöteten Bakterien und anderen Giften herrühren, unangenehm werden. Fragen Sie ihren Arzt, bevor sie die aufgelisteten Gegenmaßnahmen ausprobieren.

1. Viele Personen halten die Salzkur für die effizienteste Methode, um Toxine, die durch die Jodeinnahme freigesetzt werden, auszuleiten.
2. Einnahmepause: Das bedeutet, die Jodsupplementierung für 48 Stunden auszusetzen, um den Nieren eine Ruhepause zu gewähren, während die Einnahme der Begleitnährstoffe fortgesetzt wird.
3. Über den Tag verteilte Zufuhr von Vitamin C in einer Menge, die Ihrer individuellen Darmtoleranz entspricht.
4. Einnahme aller Jodbegleitnährstoffe. Zahlreiche Aussagen belegen, dass die Jodbegleitnährstoffe (einschließlich der ATP Cofactors®) die Entgiftung der Zellen verbessern.
5. Trinken Sie viel Wasser – das kann nicht deutlich genug betont werden.
6. Jodanwender, bei denen die Haut von Entgiftungssymptomen betroffen war, berichten davon, dass die Einnahme von 25 Milligramm Zink in vielen Fällen geholfen hat.

Anhang A

Die Bromiddominanz-Theorie – Wie die kompetitive Hemmung Jodmangel verursacht

Ein auf Bromiddominanz* beruhendes Leiden kann entstehen, wenn eine Person aufgrund ihrer Umwelt, ihrer beruflichen Tätigkeit, der Ernährung oder ärztlicher Behandlung Brom ausgesetzt ist und die Bromkonzentration im Körper ein derart hohes Niveau erreicht, dass der Stoffwechsel von Enzymen, die mit Jod in Zusammenhang stehen, gehemmt wird.

Durch die ergänzende Einnahme von Jod gewinnt dieses die Überhand und verursacht die Ausscheidung von Brom. Infolgedessen kann die Bromiddominanz eingedämmt und der von Jod abhängige Enzymstoffwechsel wiederhergestellt werden.

Im 21. Jahrhundert, in dem wir von Toxinen umgeben sind, müssen folgende Fragen gestellt werden:

- Wäre der Jodmangel ohne Bromiddominanz ebenso gravierend?
- Wenn Jodmangel viele Krankheiten verursacht, sind Bromide dann die eigentliche Krankheitsursache?
- Stellt Bromiddominanz eine Gefahr für die öffentliche Gesundheit dar?

Worauf ist Bromiddominanz zurückzuführen?

Bromid ist ein heimtückischer Zusatzstoff, der in vielen Gegenständen des täglichen Bedarfs und in Pestiziden enthalten ist. Die riesige Palette an Produkten, in denen Bromverbindungen enthalten und denen wir tagtäglich ausgesetzt sind, hat den Jodmangel zu großen Teilen mitverursacht. Studien, die sich auf Tierversuche stützen, belegen auf alarmierende Weise, dass sogar die Exposition gegenüber geringen Mengen von Brom toxisch sein kann.[1]

Welche Produkte beinhalten Brom oder Bromide?

* Anm. d. Autorin: Betrachten Sie die Begriffe „Jod“, „Jodid“ und „Jodat“ als austauschbar, es sei denn, der Unterschied spielt in der Diskussion eine Rolle, wie zum Beispiel bei Jodid und Jodat im jodierten Salz. In ähnlicher Weise sind die Begriffe „Brom“ und „Bromid“ austauschbar, denn alle Bromverbindungen hemmen Jod.

Gegenwärtig ist Brom in Form von Methylbromid in Pestiziden enthalten, in einigen Teigwaren (Kaliumbromat), in bromiertem Pflanzenöl, das Bestandteil von manchen Limonaden ist, in Reinigungsmitteln für den Whirlpool, in bestimmten Asthmasprays und verschreibungspflichtigen Medikamenten, in Plastikprodukten, in verschiedenen Körperpflegeartikeln sowie in Textilfarben.

Auswirkungen der Bromverbindungen auf den Körper

Jodmangelerscheinungen schwächen die Schilddrüse und weitere Organe.[2-6] Bei Personen, die ein geringes Brom-Jod-Verhältnis aufweisen, dürfte sich die im Körper vorhandene Menge an Brom als unproblematisch erweisen.

Schilddrüse

Hohe Bromidkonzentrationen wurden bereits mit jedem Krankheitsbild der Schilddrüse in Zusammenhang gebracht – beginnend mit einer einfachen Unterfunktion über Autoimmunkrankheiten bis hin zu Schilddrüsenkrebs. Malenchenko hat entdeckt, dass *die Bromidkonzentration bei Schilddrüsenkrebs 50 Mal höher ausfällt als im gesunden Schilddrüsengewebe.*[7]

Ratten, denen *Brom in der Menge gefüttert wurde, der wir heutzutage schätzungsweise mindestens ausgesetzt sind*, entwickelten kropfartige Veränderungen[8] – ein diskussionswürdiger Fall von Bromiddominanz. Das FIRE-Projekt, bei dem Ratten dem Flammschutzmittel Hexabromcyclododecan ausgesetzt wurden, zeigte gleichermaßen Auswirkungen auf den Regelkreis der Schilddrüsenhormone, und zwar einschließlich einer Thyroxin-Reduktion. Die Größe der Schilddrüsenzellen und ihrer Zellkerne nahm zu, was eine erhöhte Syntheseleistung anzeigt.[9]

Bei erhöhter Bromidaufnahme *wurde ein Drittel des ursprünglich in den Schilddrüsen der Ratten enthaltenen Jods durch Bromid ersetzt.*[10]

Haut

Die Hautbiopsie einer Frau, die fast vier Jahre lang bromhaltige Beruhigungsmittel eingenommen hatte, ergab eine erhöhte Bromkonzentration in unauffälligen Hautpartien und den dreifachen Wert davon in einer betroffenen Hautläsion.[11]

Ein Kind, dem ein Natriumbromid enthaltender Sirup verabreicht wurde, entwickelte vegetative Veränderungen im Gesicht und auf der Kopfhaut.[12]

Techniker, die längere Zeit Bromverbindungen ausgesetzt waren, wiesen zahlreiche senile Angiome an Rumpf und Extremitäten auf.[13]

Geistige Gesundheit

Die psychiatrische Literatur wimmelt von Fallbeispielen, in denen hohe Bromidkonzentrationen mit psychischen Erkrankungen in Verbindung stehen – angefangen bei Depression bis hin zu Schizophrenie.[14-16] Aus diesem Grund stellt Dr. Guy Abraham die Frage: „Wie viele Menschen mit unerkanntem Bromismus werden gegenwärtig mit psychiatrischen Medikamenten behandelt?“ [17] In den 1950er Jahren wurde Bromid verwendet, um die weibliche Libido zu unterdrücken.

Gehör

Kaliumbromat, unter anderem ein Mehlbehandlungsmittel, ist bekannt dafür, Nierenschäden zu verursachen sowie anhaltende Schwerhörigkeit bei Tieren und Menschen auszulösen.[18] Als im FIRE-Projekt Ratten 28 Tage lang dem Brandhemmerbestandteil Tetrabrombisphenol A ausgesetzt wurden, erwiesen sich die Auswirkungen auf das Gehör als schwerwiegendste Beeinträchtigung, besonders im Niederfrequenzbereich.[19]

Nieren

Die krebserregende Wirkung des Bromats – es ruft besonders häufig Nierenkrebs hervor – ist ein ernst zu nehmendes Gesundheitsrisiko.[20] Die Genexpression in den Nieren von Ratten, denen über einen längeren Zeitraum eine hohe Dosis Kaliumbromat im Trinkwasser verabreicht wurde, wies einen deutlichen Unterschied auf, wenn man sie mit derjenigen von Ratten verglich, denen eine niedrigere, nicht kanzerogene Dosis dargereicht wurde. Bei einer hohen Dosis zeigte die Genexpression der Nieren ein Muster, das an Drüsengeschwülste erinnerte.[21]

Brom in Produkten des täglichen Bedarfs

Brot

Der Lebensmittelzusatzstoff Kaliumbromat, der in den USA in den meisten im Handel erhältlichen Brot- und Backwaren enthalten ist, stellt wahrscheinlich den ungeheuerlichsten Beitrag zur Belastung mit Bromverbindungen in westlichen Ländern dar.

Bromiertes Mehl wird mit Kaliumbromat „angereichert“. Einige Bäckereibetriebe behaupten, dass sie bromiertes Mehl verwenden, weil es verlässliche Ergebnisse liefert und den Teig elastischer macht, sodass er sich besser für die Verarbeitung mit Knethaken und anderen Backwerkzeugen eignet.[22] Allerdings schafft es Pepperidge Farm trotz des Verzichts auf Kaliumbromat, hervorragende Backwaren zu produzieren.

Hinweis zum Verbot von Kaliumbromat im Brot

In Großbritannien wurden Bromate als Mehlbehandlungsmittel im Jahr 1990 verboten, Kanada zog 1994 nach.[23] Der Food Regulation Ministerial Council (FSANZ) in Australien hat seinen Gesetzesvorschlag (P230) vom Juli 2007, der die Verwendung von jodiertem Salz für Brotwaren, Frühstückscerealien und Gebäck vorsieht, immer noch nicht verabschiedet.

Im Jahr 1999 richtete das Center for Science in the Public Interest eine Petition an die FDA, um die Verwendung von Kaliumbromat verbieten zu lassen. In dieser Petition wurde die FDA damit konfrontiert, seit Jahren zu wissen, dass Bromat bei Versuchstieren Krebs hervorruft und es dennoch nicht verboten zu haben.[24] Im September 2007 antwortete die FDA auf eine Anfrage von Breast Cancer Choices mit der Feststellung, dass Kaliumbromat weiterhin als ungefährlicher Zusatzstoff erachtet werde.

Wasser

Wenn bromidhaltiges Trinkwasser Ozon ausgesetzt wird, bildet sich Bromat, das ein starkes Oxidationsmittel ist.[25] Zweimal ist Trinkwasser, das Bromat enthielt, zurückgerufen worden: Wegmans „Food You Feel Good

About"-Quellwasser im Jahr 2006 und das Tafelwasser „Dasani" der Coca-Cola Company im Jahr 2004.

Zahnpasta, Mundspüllösung und Gurgelwasser

Kaliumbromat ist als Antiseptikum und Adstringens in Zahnpasta, Mundspüllösung und Gurgelwasser enthalten. Falls es geschluckt wird, reagiert es äußerst toxisch. Zahnpasta kann möglicherweise Zahnfleischbluten und -entzündungen verursachen.[26]

Brom in Brandhemmern

Flammschutzmittel reduzieren die Brennbarkeit zahlreicher kommerzieller Produkte und Haushaltsgegenstände. Einige bromierte Brandhemmer (BFRs) entweichen in Form von Staub aus den Produkten, in denen sie enthalten sind, in die Umwelt und dringen in den menschlichen Körper ein.

Körperpflegeprodukte, Kosmetika usw.

Natriumbromat ist in Dauerwellenneutralizern sowie in Haarfärbeprodukten enthalten und kommt beim Färben von Textilien zum Einsatz.[27] Benzalkoniumbromid wird als Konservierungsmittel für manche Kosmetika verwendet.

Literaturangaben

1. Vobecky, M. et al.: „Interaction of Bromine with Iodine in the Rat Thyroid Gland at Enhanced Bromide Intake" in *Biol Trace Elem Res*, September 1996, 54(3):207–212
2. Velicky, J. et al.: „The Effect of Bromide on the Ultrastructure of Rat Thyrocytes" in *Ann Anat*, Juni 2004, 186(3):209–216
3. Pavelka, S. et al.: „Bromide Kinetics and Distribution in the Rat, II: Distribution of Bromide in the Body" in *Biol Trace Elem Res*, Juli 2000, 76(1):67–74

4. Velicky, J. et al.: „Long Term Action of Potassium Bromide on the Rat Thyroid Gland“ in *Acta Histochem*, Februar 1998, 100(1):11–23
5. Velicky, J. et al.: „Potassium Bromide and the Thyroid Gland of the Rat: Morphology and Immunochemistry, RIA and INAA Analysis“ in *Ann Anat*, Oktober 1997, 179(5):421–431
6. Vobecky et al.: „Interaction of Bromine with Iodine …“, a. a. O.
7. Malenchenko, A. F. et al.: „The Content and Distribution of Iodine, Chlorine and Bromide in the Normal and Pathologically Changed Thyroid Tissue“ in *Med Radiol*, 1984, 29:19–22
8. Velicky et al.: „Potassium Bromide and the Thyroid Gland …“, a. a. O.
9. Kortenkamp, A.: „Introduction: Endocrine Disruptors – Exposure Ass sessment, Novel End Points, and Low-Dose and Mixture Effects“ in *Environ Health Perspect*, Dezember 2007, 115(Suppl 1):7
10. Vobecky et al.: „Interaction of Bromine …“, a. a. O.
11. Hubner, K. et al.: „Skin Bromide Content and Bromide Excretion in Bromoderma Tuberosum“ in *Arch Derm Res*, 1976, 257(1):109–112
12. Bel, S. et al.: „Vegetant Bromoderma in an Infant“ in *Pediatric Dermatology*, 2001, 18:336–338
13. Cohen, A. et al.: „Cherry Angiomas Associated with Exposure to Bromides“ in *Dermatology*, 2001, 202(1):52–53
14. Horowitz, B. Z. et al.: „Bromism from Excessive Cola Consumption“ in *J Toxicol Clin Toxicol*, 1997, 35(3):315–320
15. Levin, M.: „Transitory Schizophrenia Produced by Bromide Intoxication“ in *Am J Psychiatry*, September 1946, 103(2):229–237
16. Golomb, B. A.: „A Review of the Scientific Literature As it Pertains to Gulf War Illnesses, Vol 2: Pyridostigmine Bromide“ (National Defense Research Institute, RAND), Kapitel 10: „Bromism“, http://1.usa.gov/1MkR1Dj [aufgerufen: Juli 2015]
17. Abraham, G. E.: „The Combined Measurement of the Four Stable Halides by the Ion-Selective Electrode Procedure Following Their Chromatographic Separation on a Strong Anion Exchange Resin: Clinical Application“ in *The Original Internist*, Dezember 2006, 171–195
18. Morizono, T. et al.: „The Effects of Cetrimide and Potassium Bromate on the Potassium Ion Concentration in the Inner Ear Fluid of the Guinea Pig“ in *Physiol Bohemoslov*, 1988, 37(3):241–247

19. Van der Ven, Leo T. M. et al.: „Endocrine Effects of Tetrabromobisphenol-A (TBBPA) in Wistar Rats as Tested in a One-Generation Reproduction Study and a Subacute Toxicity Study“ in *Toxicology*, 2008, 245:76–89
20. Kurokawa, Y. et al: „Toxicity and Carcinogenicity of Potassium Bromate – a New Renal Carcinogen“ in *Environ Health Perspect*, Juli 1990, 87: 309–335
21. Geter, D. et al.: „Kidney Toxicogenomics of Chronic Potassium Bromate Exposure in F334 Male Rats“ in *Transl Oncogenomics*, 2006, 1:33–52
22. McMahon, Mary: „What is bromated flour?“ auf *Wisegeek.com*, letzte Änderung 14.06.2015; http://bit.ly/1JHMSZn [aufgerufen: Juli 2015]
23. Ebd.
24. Center for Science in the Public Interest: „Chemical Cuisine: Learn about Food Additives“, http://bit.ly/1OijMxZ [aufgerufen: Juli 2015]
25. Wei, Min et al.: „Potassium Bromate Enhances N-Ethyl-N-Hydroxyethyl-nitrosamine – Induced Kidney Carcinogenesis Only at High Doses in Wistar Rats: Indication of the Existence of an Enhancement Threshold“ in Toxicologic Pathology, 2009, 37:983–991
26. Barczac, Carol: „The Hazards of Cosmetics“ auf *Healthy-Communications.com*, ursprünglich veröffentlicht in Health Naturally, Oktober 1994; http://bit.ly/1ewcieP [aufgerufen: Juli 2015]
27. „Sodium Bromate 99. 5% oxidant“, Artikelbeschreibung auf *Alibaba.com*; http://bit.ly/1HG853M [aufgerufen: Juli 2015

Anhang B

Jod für die Brust

Was wäre, wenn es einen Nährstoff gäbe, der …

1. die Östrogenrezeptoren in der Brust desensibilisieren könnte;
2. die Östrogensynthese bei einer Überfunktion der Eierstöcke reduzieren würde;
3. fibrozystischer Mastopathie entgegenwirkte, die häufig einer Krebserkrankung vorausgeht;
4. Krebszellen absterben lassen, die Zellteilungsaktivität verlangsamen und das Risiko verringern könnte, dass Ausläufer von Blutgefäßen zu Tumoren hinwachsen;
5. mehr Krebszellen zum Absterben brächte als das Chemotherapeutikum Fluoruracil;
6. verhindern würde, dass Ratten an Krebs erkranken, wenn ihnen das krebserregende Gift DMBA gefüttert wird?

Forschungsergebnisse legen nahe, dass einige Arten von Brustkrebs auf einer Jodmangelerkrankung beruhen

Als der Jodkonsum zurückging, schnellte der Anteil an Frauen, die an Brustkrebs erkrankten, in die Höhe. Die Forschungsbemühungen werden nun intensiviert, indem die Auswirkung der Jodsupplementierung auf gutartige Brusterkrankungen und Brustkrebs erkundet wird. Dieser wichtige Durchbruch konnte erst kürzlich erzielt werden, obwohl das Thema bereits jahrelang im Raum gestanden hatte. Nachdem die Autorin die Ergebnisse der Jodforschung aus fünf Jahrzehnten gesichtet und mit Wissenschaftlern auf der ganzen Welt korrespondiert hat, kann sie berichten, dass mögliche Störungen des Jodstoffwechsels – entweder aufgrund von Bromiddominanz in der Umwelt oder ernährungsbedingtem Jodmangel – in Prävention und Therapie unbedingt berücksichtigt werden sollten.

Jodmangel wird zu einem immer größeren Problem. Seit den 1970er Jahren ist der Jodkonsum der US-Amerikaner um 50 Prozent zurückgegangen, die Brustkrebsrate ist im selben Ausmaß angestiegen.[1] Im sogenannten Kropfgürtel der Vereinigten Staaten, der sich durch einen Boden auszeichnet, der besonders arm an Jod ist, kommt Brustkrebs häufiger vor.[2]

Im Gegensatz dazu ist die Häufigkeit und Schwere von Brustkrebs in Japan geringer als in Europa und den USA, was auf die Ernährung zurückzuführen ist.[3] Japanische Frauen nehmen 25 Mal mehr Jod aus der Nahrung auf als ihre nordamerikanischen Geschlechtsgenossinnen und sind in geringerem Ausmaß von Brustkrebs betroffen.[4]

Seit den 1970er Jahren werden in den USA und verschiedenen anderen Ländern Mehl, manche Limonaden und Medikamente mit jodhemmenden Bromverbindungen versetzt, was den Jodmangel weiter verschärft hat.

Außerdem wird die Aufnahme von Jod behindert, wenn das Trinkwasser fluoridiert wird. Weil Frauen heutzutage weniger Jod konsumieren und aufgrund der Kontamination mit Umweltgiften einen höheren Anteil des aufgenommenen Jods ausscheiden, steigt das Brustkrebsrisiko an.[5]

Jod und gutartige Brustkrankheiten

Fehlt Jod im Nahrungsmittelangebot von Laborratten, ruft das eine fortschreitende fibrozystische Erkrankung hervor, wenn die Ratten altern. Das Krankheitsbild ist jenem beim Menschen ähnlich: Zellatypie, Sklerose, Kalkeinlagerungen und dysplastische Veränderungen.[6] Jodsupplementierung bei Patienten mit fibrozystischer Brusterkrankung hilft dabei, die Fibrose zu heilen und die Brustgröße zu reduzieren.[7]

Bei Frauen, deren fibrozystische Mastopathie mit schmerzenden Brüsten verbunden war, führte Jod bei über 50 Prozent zu einer Verbesserung der Symptome, wenn sie sechs Monate lang täglich sechs Milligramm Jod einnahmen;[8] Braunalgen linderten Schmerzen und Knötchenbildung bei 94 Prozent der Frauen.[9] Was die Teilnehmerinnen am Jodforschungsprojekt betrifft, so konnte die Autorin beobachten, dass schmerzende Brüste in Abhängigkeit vom verwendeten Jodprodukt in einem Zeitraum von 24 Stunden bis hin zu drei Monaten geheilt werden konnten.

Da eine bestehende gutartige Erkrankung der Brust das Risiko, an Brustkrebs zu erkranken, erhöht[10] und Jod die Symptome der Mastopathie lindert, regt Breast Cancer Choices wissenschaftliche Studien an, um herauszufinden, ob die ergänzende Einnahme von Jod dabei helfen kann, das Brustkrebsrisiko sowie die Gefahr eines Wiederauftretens von Brustkrebs zu senken.

Jod und Brustkrebs

Man kann davon ausgehen, dass Jod bei der Behandlung von Brusterkrankungen auf mindestens drei Ebenen eine positive Wirkung entfaltet: auf hormoneller,[11] biochemischer[12-18] und genetischer[19].

Das heißt: Jod desensibilisiert die Östrogenrezeptoren und beeinflusst die Stoffwechselabläufe sowie die Genexpression, was zu einer Verringerung des Zellwachstums führt. Daher erklärt sich auch seine Antitumorwirkung, denn es kann den programmierten Zelltod (Apoptose) bösartiger Zellen auslösen.

Ebenso konnte für jodreichen Seetang sowohl bei Laborratten als auch in Kulturen mit menschlichen Brustkrebszellen eine solche Antitumorwirkung festgestellt werden.

Die Beimischung von Seetang zum Futter verzögert die Entstehung und verringert die Anzahl von Brusttumoren bei Ratten.[20,21] Im Laborversuch leitet Mekabu-Seetang den Zelltod bei drei Arten von menschlichen Brustkrebszellen ein. Mekabu hat damit eine stärkere Wirkung auf die Zellen als das Chemotherapiemedikament 5-Fluoruracil.[22]

Wenn chemisch induzierter (DMBA) Brustkrebs bei Ratten mit Jod behandelt wird, setzt sich das Wachstum der Tumoren nicht weiter fort. Die Behandlung mit Jod und Medroxyprogesteron erwies sich am wirkungsvollsten: Die Tumoren, deren Wachstum unterdrückt worden war, enthielten verglichen mit den voll entwickelten, nicht unterdrückten Tumoren, ungefähr die hundertfache Menge an Jod. Die Forscher äußern die Vermutung, dass die Jodaufnahme durch Medroxyprogesteron verbessert wurde.[23]

Dr. David Brownstein formulierte diesen Sachverhalt wie folgt: „Man kann Ratten, die ausreichend mit Jod versorgt sind, nicht mit Brustkrebs infizieren."

Bei vorläufig noch klein angelegten Reihenuntersuchungen an Frauen, bei denen die Jodkonzentration im Urin (Jodsättigungstest) festgestellt wurde, zeigte sich, dass Brustkrebspatientinnen weniger Jod mit dem Urin ausschieden als gesunde Personen, was für einen Jodmangel bei den Erkrankten spricht.[24,25]

Das Jodforschungsprojekt von Breast Cancer Choices konzentriert sich gegenwärtig auf Patienten, die Jod einnehmen, um eine Wiedererkrankung zu verhindern. Die wenigsten Patienten berichten von Nebenwirkungen. Einige erzählen von verschiedensten Verbesserungen, die nicht unmittelbar die Brust betreffen, darunter der Schilddrüsenstatus, abgeheilte Eierstockzysten, schrumpfende Fibrome, mehr Energie, bessere Laune und ein klarerer Kopf.

Seien Sie sich aber bitte der Tatsache bewusst, dass einige der Personen, die Jod einnehmen, von Symptomen berichten, die wir darauf zurückführen, dass bei der Entgiftung durch Jod Brom in die Blutbahn gelangt und die Erscheinungen einer Bromvergiftung auslöst.

Einem Bericht zufolge, den das US-Verteidigungsministerium in Auftrag gegeben hat, können sich die Symptome des Bromismus unterschiedlich äußern, z. B. in Form von Lethargie, Depressionen, trüben Gedanken, Benommenheit, Verstopfung, Schmerzen an Beinen und Hüfte, Akne, Hautausschlägen usw. Diese Nebenwirkungen hören normalerweise innerhalb von 24 bis 48 Stunden auf, wenn die Einnahme von Jod unterbrochen wird, um ein Ausschwemmen der Giftstoffe zu ermöglichen, bevor mit einer niedrigeren Dosis weitergemacht wird. Ich möchte erneut darauf hinweisen, dass die Anwendung einer Salzlösung mit nicht raffiniertem Meersalz die Symptome lindert, indem sie die Bromidentgiftung durch die Nieren beschleunigt. Siehe „Protokoll für die Salzkur" in diesem Teil des Buches.

Literaturangaben

1. „NCHS Health E-Stat: Iodine Level, United States, 2000" auf *CDC.gov*, letzte Änderung 03.02.2010; http://1.usa.gov/1M8h3X2 [aufgerufen: Juli 2015]
2. Eskin, B. A.: „Iodine and Mammary Cancer" in *Adv Exp Med Biol*, 1977, 91:293–304
3. Kurihara, M.: „Cancer Mortality Statistics in the World" (Nagoya: Nagoya University Press, 1984), S. 80–81
4. Aceves, C. et al.: „Is Iodine a Gatekeeper of the Integrity of the Mammary Gland?" in *Journal of Mammary Gland Biology and Neoplasia*, April 2005, 10(2):189–196

5. Brownstein, D.: „Iodine. Why You Need It, Why You Can't Live Without It" (Medical Alternative Press, 2. Aufl. 2006)
6. Krouse, T. B. et al.: „Age-Related Changes Resembling Fibrocystic Disease in Iodine-Blocked Rat Breasts" in *Arch Pathol Lab Med*, November 1979, 103(12):631–634
7. Ghent, W. R. et al.: „Iodine Replacement in Fibrocystic Disease of the Breast" in *Can J Surg*, Oktober 1993, 36(5):453–460
8. Kessler, J.: „The Effect of Supraphysiologic Levels of Iodine in Patients with Cyclic Mastalgia" in *The Breast Journal*, 2004, 10:328–336
9. Bezpalov, V. G. et al.: „Investigation of the Drug ‚Mamoclam' for the Treatment of Patients with Fibroadenomatosis of the Breast" in *Vopr Onkol*, 2005, 51(2):236–241
10. Hartmann, L. C. et al.: „Benign Breast Disease and the Risk of Breast Cancer" in *N Engl J Med*, 21.07.2005, 353:229–237
11. Shah, N. M. et al.: „Iodoprotein Formation by Rat Mammary Glands During Pregnancy and Early Postpartum Period" in *Proc Soc Exp*, 1986, 181(3):443–449
12. Venturi, S.: „Is There a Role for Iodine in Breast Disease?" in *The Breast*, Oktober 2001, 10(5):379–382
13. Cann, S. A. et al.: „Hypothesis: Iodine, Selenium, and the Development of Breast Cancer" in *Cancer Causes Control*, Februar 2000, 11(2):121–127
14. Smyth, P. P.: „Role of Iodine in Antioxidant Defence in Thyroid and Breast Disease" in *Biofactors*, 2003, 19(3–4):121–130
15. Coochi, M. et al.: „Iodide, Antioxidant Function and Omega-6 and Omega-3 Fatty Acids: A New Hypothesis of Biochemical Cooperation?" in *Prog Nutr*, September 2000, 2(1):15–19
16. Thrall, K. D.: „Differences in the Distribution of Iodine and Iodide in the Sprague-Dawley Rat" in *Fundamental and Applied Toxicology, August 1990; 15(1):75–81*
17. Eskin, B. A. et al.: „Different Tissue Responses for Iodine and Iodide in Rat Thyroid and Mammary Glands" in *Biol Trace Elem Res*, Juli 1995, 49(1):9–19
18. Ghent et al.: „Iodine Replacement in Fibrocystic ...", a. a. O.
19. Eskin, B. A. et al.: „Microarray Characterization of Iodine Metabolic Pathways in Breast Cancer", vorgestellt auf dem 13. International Thy-

roid Congress, 03.10. - 04.11.2005, Sheraton Buenos Aires Hotel and Convention Center, Buenos Aires, Argentinien

20. Teas, J. et al.: „Dietary Seaweed (Laminaria) and Mammary Carcinogens in Rats“ in *Cancer Res*, Juli 1984, 44:2758
21. Funahashi, H. et al.: „Wakame Seaweed Suppresses the Proliferation of 7,12-Dimethybenz(a)-Anthracene-Induced Mammary Tumors in Rats“ in *Jpn J Cancer Res*, September 1999, 90(9):922–927
22. Funahashi, H. et al.: „Seaweed Prevents Breast Cancer?“ in *Jpn J Cancer Res*, Mai 2001, 92(5):483–487
23. Funahashi, H. et al.: „Suppressive Effect of Iodine on DMBA-Induced Breast Tumor Growth in the Rat“ in *J Surg Oncol*, 1996, 61:209–213
24. Eskin, B. A. et al.: „Identification of Breast Cancer by Differences in Urinary Iodine“ in *Proc Amer Assoc Cancer Res*, 2005, 46:Abstract 2150
25. Brownstein: „Iodine. Why You Need It …“, a. a. O.

Anhang C

Produkte, die Bromverbindungen enthalten und dadurch die Jodaufnahme hemmen

Von allen Nahrungsmitteln, die Bromverbindungen enthalten, geht von bromiertem Mehl wohl die größte Gefahr aus. Die meisten Brotsorten in den USA beinhalten Kaliumbromat, um die Qualität des Teiges zu verbessern. Im Allgemeinen wird Bromat auf der Zutatenliste von Backwaren nicht aufgeführt. Pepperidge Farm teilt mit, dass ihre Brotsorten kein bromiertes Mehl enthalten.

Zwar werden immer weniger bromierte Flammschutzmittel (BFRs) produziert, doch sind sie noch in vielen Geschäften zu finden – in Teppichen, Matratzen, Kinderschlafanzügen, Stofftieren, der Innenausstattung von Autos, Elektronikgeräten, Polstermöbeln und Vorhangstoffen. BFRs werden normalerweise nicht ausgewiesen.

Bromierte Pflanzenöle (BVOs) befinden sich in einigen Limonaden, Energydrinks und anderen Lebensmitteln. Überprüfen Sie die Etiketten.

Wenn Sie verschreibungspflichtige Medikamente einnehmen, können Sie sich im Internet darüber informieren, ob Bromverbindungen enthalten sind: Besuchen Sie die Website **www.rxlist.com** und geben Sie in die Suchfunktion die Bezeichnung Ihres Medikamentes ein, beispielsweise „Atrovent“ für das Asthmaspray. Wenn Sie sich dann die Beschreibung ansehen, entdecken Sie in diesem Fall unter anderem den Inhaltsstoff Ipratropiumbromid, der sowohl im Markenmedikament als auch in den Generika enthalten ist. Das Antidepressivum Celexa, das laut einer Broschüre aus den 1950er Jahren als Medikament gegen Nymphomanie vermarktet wurde, enthält Citalopram-Hydrobromid.

Hier finden Sie weitere Informationen über Brom beinhaltende Produkte: **www.CosmeticAnalysis.com**, **www.EWG.org** und **www.GoodGuide.com**.

Brom wird häufig als Reinigungsmittel für Whirlpools eingesetzt. Benzalkonium-Bromid ist in manchen Kosmetika als Konservierungsmittel enthalten. Cetyltrimethylammoniumbromid ist in einigen WC-Reinigern zu finden.

Beachten Sie auch folgende Verbindungen:

Acetylbromid
Dibromethan (Ethylendibromid)
Benzylbromid
3-Brompropen

N-Bromsuccinimid
5-Bromphthalid
Cyanophthalid
2-Bromethan (Ethylbromid)
Natriumsulfat
1-Brombutan
1-Brompropan

Auch in einigen Marken folgender Produkte findet sich Cetyltrimethylammoniumbromid:

Gesichtspuder
Weichspüler
Rouge
Conditioner, den man nicht ausspülen muss
Haarshampoo
Selbstbräuner
Lidschatten
Haarglättungsmittel
Schaumfestiger
Haarpflegeprodukte (allgemein)
Feuchtigkeitscreme bzw. -behandlung für das Gesicht
Produkte gegen Insektenstiche
Gesichtsreiniger
Make-up (allgemein)
Körper- und Fußpeeling
Aknecremes und -gels
Stylinggel / Lotion
Allzweckreiniger
WC-Reiniger
Produkte für die Maniküre

Cetyltrimethylammoniumbromid ist auch unter folgenden Namen oder Abkürzungen bekannt:

CTAB
Hexadecyltrimethylammoniumbromid
HTAB
N,N,N-Trimethylhexadecylammoniumbromid
Cetrimoniumbromid
Palmityltrimethylammoniumbromid

Tetradoniumbromid ist ebenfalls in manchen Kosmetika und Toilettenpapiermarken enthalten.

LTAB (Dodecyltrimethylammoniumbromid) und Domiphenbromid finden sich in einigen Mundspüllösungen und Zahnpflegeprodukten.

Natriumbromat ist in Produkten für die Dauerwelle sowie in Haarfärbemitteln und Textilfarben enthalten.

Laurylisoquinoliniumbromid befindet sich gelegentlich in Deodorants.

Weitere Bromverbindungen:

2-Brompropan
Brombenzen
Dibromdimethylhydantoin (DBDMH)
Propionsäurebromid
Bromacetylbromid
Isobutylbromid
m-Bromnitrobenzol
3-Bromanilin
Bromanisol
p-Bromphenol
Pyridinhydrobromid
Phosphoroxidbromid
Benzylbromid
1,4-Dibrombutan
Phosphortribromid
Tetrabromphtalsäureanhydrid
Orthobrombenzoesäure
1-Brompentan
Brommethan (mit oder ohne Chlorpikrin)
Brombenzonitril
Para-Brombenzonitril
2-Brompropansäure
1-Brom-3-Chlorpropan
Kaliumbromid
Ammoniumbromid

Anhang D

Fluoride in Arzneimitteln: auch das Halogen Fluor konkurriert mit Jod

Anhang D wurde von Heidi Stevenson zusammengestellt und mit ihrer freundlichen Genehmigung nachgedruckt. Besuchen Sie ihre Website unter **http://gaia-health.com**.

Anmerkung der Autorin: Setzen Sie kein Arzneimittel ab, ohne vorher Ihren Arzt konsultiert zu haben.

Fluor ist ein Gift. Es hat im Stoffwechsel von Menschen, Tieren und Pflanzen nichts zu suchen. Es zerstört Zähne und Knochen und richtet verheerende Schäden in allen Körperorganen an. Das Halogen ist Bestandteil von vielen verschiedenen Medikamenten.

Die moderne, auf synthetischen Medikamenten basierende Medizin ist auf Fluor angewiesen. Frühsymptome einer Fluorvergiftung werden im Allgemeinen nicht als solche erkannt, weil sie so häufig auftreten. Zu den Vergiftungserscheinungen können übermäßiger Speichelfluss, Übelkeit, Erbrechen, Durchfall und Unterleibsschmerzen zählen. Man kann sich nur wundern, wie viele Leute glauben, an Grippe erkrankt zu sein, während sie tatsächlich an einer Fluorvergiftung leiden.

Die Symptome sind heimtückisch, denn sie können den Beginn schwerer Stoffwechselkrankheiten markieren, in deren Folge hormonelle Störungen auftreten, wie zum Beispiel Hypokalzämie, Magnesiummangel, Kaliumüberschuss und Hypoglykämie (Unterzuckerung). Das kann letztlich zu chronischen Erkrankungen führen. Bereits subklinische Mangelerscheinungen können langfristige und bleibende Schäden verursachen, da es sich bei Calcium, Magnesium, Kalium und Zucker um wichtige Nährstoffe handelt.

Eine Fluorvergiftung kann außerdem neurologische Beeinträchtigungen nach sich ziehen – dazu gehören Kopfschmerzen, Tremor, Zuckungen, Muskelkrämpfe, hyperaktive Reflexe, epileptische Anfälle und Muskelschwäche. Letztendlich werden fruchtschädigende Krankheiten verursacht – Geburtsdefekte der schlimmsten Sorte.

Auch das Herz kann in Mitleidenschaft gezogen werden, beispielsweise in Form einer Verbreiterung des QRS-Komplexes (Anomalie des Herzschlages, die zum plötzlichen Tod führen kann), die mit Herzrhythmusstörungen, Kreislaufversagen und Herzstillstand einhergeht.

Viele alltägliche und viele berüchtigte Arzneistoffe enthalten Fluor:

Prozac, der erste Selektive Serotonin-Wiederaufnahmehemmer

Flonase, ein Dekongestivum

Lipitor und Baycol, zwei cholesterinsenkende Mittel

Diflucan, ein Antimykotikum

Cipro, ein Antibiotikum

Prevacid und Propulsid, zwei Säureblocker

Die Liste könnte beliebig fortgesetzt werden.

Es ist ein Risiko, ein Medikament einzunehmen, das Fluor enthält. Möglicherweise gehen Sie davon aus, dass auf Verpackungen und Beipackzetteln von Arzneimitteln, die Fluorverbindungen enthalten, ausdrückliche Warnungen aufgedruckt sind – dem ist nicht so.

Damit Sie sich schützen können, finden Sie im Anschluss eine Liste der häufigsten fluorbasierten Arzneistoffe. Die Liste ist nach Anwendungsbereichen geordnet und enthält die Freinamen. Falls der Arzneistoff vom Markt genommen wurde, ist das betreffende Jahr in Klammern angegeben.

Arzneistoffe, die Fluor enthalten

Anästhetika
- Desfluran
- Droperidol
- Enfluran
- Flumazenil
- Halothan
- Isofluran
- Methoxyfluran
- Midazolam
- Sevofluran

Angstlöser
- Flurazepam
- Halazepam
- Hydroflumethiazid

Antibiotika (Fluorchinolone)
- Ciprofloxacin
- Enoxacin
- Flucloxacillin
- Gatifloxacin
- Gemifloxacin
- Grepafloxacin HCl
- Levofloxacin
- Linezolid
- Lomefloxacin
- Moxifloxacin HCl
- Norfloxacin
- Sparfloxacin
- Temafloxacin (1992)
- Trovafloxacin

Antimykotika
- Fluconazol
- 5-Fluorcytosin
- Voriconazol

Antihistaminika
- Astemizol
- Levocabastin (1999)

Lipidsenker (cholesterinsenkende Mittel)
- Atorvastatin
- Cerivastatin (2003)
- Ezetimib
- Fluvastatin

Malariamittel
- Halofantrin
- Mefloquin

Antimetabolite (Chemotherapie)
- Aprepitant
- 5-Fluoruracil

Neuroleptika
- Fluphenazin HCl
- Haloperidol
- Trifluoperazin HCl

Mittel gegen rheumatische Arthritis
- Celecoxib
- Diflunisal
- Flurbiprofen
- Leflunomid
- Sulindac

Säureblocker
- Lansoprazol
- Cisaprid (2000)

Steroide
- Amcinonid
- Betamethason-17,21-dipropionat
- Clobetasol
- Clocortolon
- Dexamethason
- Diflorason
- Dutasterid
- Flumethason
- Flunisolid
- Fluocinolonacetonid
- Fluocinonid
- Fluorometholon
- Fluticasonpropionat
- Flurandrenolid
- Hydroflumethiazid

Glossar zum Thema Jod

Arzt, der mit der modernen Jodforschung vertraut ist: Eine umfassende Beschreibung findet sich im Verzeichnis der mit Jod vertrauten Ärzte unter **http://breastcancerchoices.org/ipractitioners.html**.

Atomidin: Ein flüssiges Jodpräparat, das auch als „entgiftetes Jod“ bezeichnet wird. Angeblich von Edgar Cayce erfunden.

ATP Cofactors®: Ein kombiniertes Vitaminpräparat, das von Optimox entwickelt wurde, um die Jodaufnahme des Körpers zu steigern. Eine Tablette enthält 100 Milligramm Riboflavin (Vitamin B_2) und 500 Milligramm Niacin (Vitamin B_3).

Begleitnährstoffe: Siehe das Jodprotokoll in Teil 4, „Hilfsquellen“.

Brom: Eines der chemischen Elemente aus der Hauptgruppe der Halogene, das mit Jod um die Halogenbindungsstellen im Körper konkurriert. Bromhaltige chemische Verbindungen liegen in Nahrungsmitteln und Softdrinks meist als Kaliumbromat (in Weizenmehl) oder als bromierte Pflanzenöle (BVOs) vor. PBDE-Flammschutzmittel enthalten Bromverbindungen aus der Gruppe der polybromierten Diphenylether (PBDEs). Diese werden für eine breite Produktpalette verwendet, darunter Baumaterialien, Elektrogeräte, Möbel, Kraftwagen, Flugzeuge, Plastik, Schaumstoff und Textilien. Sie sind strukturell den bekannteren PCBs (Polychlorierte Biphenyle) sehr ähnlich.

Bromiddominanz-Theorie: Die Annahme, die auf den von Lynne Farrow betriebenen Recherchen und Forschungen beruht und besagt, dass Jodmangel wenigstens zum Teil ein vom Menschen verursachter Zustand ist, der durch die seit den 1970er Jahren in Nahrung und Flammschutzmitteln enthaltenen Bromverbindungen herbeigeführt wird:

> Ein auf Bromiddominanz beruhendes Leiden kann entstehen, wenn eine Person aufgrund ihrer Umwelt, ihrer beruflichen Tätigkeit, der Ernährung oder ärztlicher Behandlung Brom ausgesetzt ist und die Bromkonzentration im Körper ein derart hohes Niveau erreicht, dass der Stoffwechsel von Enzymen, die mit Jod in Zusammenhang stehen, gehemmt wird.
>
> Durch die ergänzende Einnahme von Jod gewinnt dieses die Überhand und verursacht die Ausscheidung von Brom. Infolge-

dessen kann die Bromiddominanz eingedämmt und der von Jod abhängige Enzymstoffwechsel wiederhergestellt werden.

Bromidentgiftung: Die Ausleitung von Bromverbindungen, die aus den Geweben des Körpers in die Blutbahn gelangen. Meersalz und Jod, das in der Lage ist, Brom zu verdrängen, fördern den Entgiftungsprozess, sodass Bromid über den Urin ausgeschieden werden kann.

Bromiertes Mehl: In Teilen der westlichen Welt seit den 1970er Jahren die häufigste Form von Mehl. Ungefähr gleichzeitig wurde die Beimengung von Kaliumjodat eingestellt, das eine wichtige Jodquelle in der Nahrung darstellte. Bromiertes Mehl enthält Kaliumbromat (E924) als Lebensmittelzusatzstoff. In der EU ist Kaliumbromat als Mehlbehandlungsmittel nicht zugelassen.

Bromismus: Chronische Vergiftungserscheinungen, die durch große Mengen an Bromsalzen verursacht werden, die sich in den Geweben und im Blut anreichern.

Bromoderm: Ein Hautausschlag, der durch Einnahme bromhaltiger Medikamente oder durch Kontakt mit Produkten, die Bromverbindungen enthalten, hervorgerufen werden kann.

Curezone-Jodforum: Eine der ersten online organisierten Gruppierungen von Jodanwendern, die sich über die neuesten Erkenntnisse zum Thema Jod (Verwendung, Geschichte und Forschung) austauschen. Das Forum verfügt über viele seit langem aktive Teilnehmer aus der ganzen Welt und hat eine Datenbank, die über Erfahrungen und Jodexperimente Auskunft gibt. Mit Stand vom Januar 2013 hat das Forum mehr als 15 Millionen Besuche verzeichnet.

Einnahmepause: Eine im Rahmen des Jodforschungsprojekts von Breast Cancer Choices entwickelte Strategie zur Dosierung von Jodpräparaten. Die Strategie besteht in der vorübergehenden Unterbrechung der täglichen Jodaufnahme (normalerweise für 48 Stunden), um die Entgiftung durch diese Ruhephase zu fördern; die Ruhephase stärkt die Fähigkeit der Entgiftungsorgane, Bromverbindungen, Mikroorganismen oder Toxine zu beseitigen. Die Einnahmepause erfolgt in der Regel nur dann, wenn die Entgiftungserscheinungen unangenehm werden. Die Salzkur sollte während der 48-stündigen Jodpause weitergeführt werden.

Fibrozystische Brusterkrankungen (fibrozystische Mastopathie): Oberbegriff, der Schwellungen, Zysten, Knötchen, Narbengewebe, fibröses Gewebe oder Brustschmerzen beschreibt.

Funahashi-Methode: Bezeichnung für eine von Patienten erdachte Jodanwendung, um Brustzysten einzudämmen. Die Methode besteht darin, die Lugol'sche Lösung zusammen mit fünf Milligramm Progesteron-Salbe auf die Brust aufzutragen und zusätzlich 50 Milligramm Iodoral® (oder die entsprechende Menge Lugol'scher Lösung) einzunehmen. Sie hat nichts mit Dr. Funahashi zu tun, der gute Ergebnisse bei Nagetieren erzielte, indem er Progesteron mit Jod kombinierte. Wie bei jeder anderen medizinischen Behandlung ist die Absprache mit einem approbierten Mediziner angeraten.

Goitrogene: Substanzen, Mikroorganismen oder Nahrungsbestandteile, die hemmend auf die Funktion der Schilddrüse wirken.

Guy-Abraham-Effekt: Das Verlangen, mehr über wissenschaftliche und historische Aspekte des Spurenelements Jod erfahren zu wollen, nachdem man die Arbeiten von Dr. Guy Abraham gelesen hat. Bei diesem Antrieb handelt es sich um einen erst kürzlich entdeckten autoregulatorischen Mechanismus, der im Frontallappen des Gehirns lokalisiert werden kann, sobald eine Remission der Jodphobie stattgefunden hat.

Iodine Workshop auf Facebook: Diese Online-Gruppe wurde von der IodineResearch.com-Redakteurin Lynn Razaitis gegründet und wird von der Autorin des vorliegenden Buches häufig aufgesucht.

Iodoral®: Jodtablette, die in ihrer Zusammensetzung der Lugol'schen Lösung entspricht und von Optimox hergestellt wird.

Jod: Ein Element der siebten Hauptgruppe im Periodensystem (Halogene), das im Jahr 1811 von Bernard Courtois entdeckt wurde. Weil das Spurenelement für den Stoffwechsel von Menschen und Tieren lebenswichtig ist, werden Jod und Jodverbindungen der Nahrung beigefügt. Als eine der ersten bekannten Jodquellen wurde Seetang zur Gesunderhaltung verwendet. Mitte des 19. Jahrhunderts betrachteten viele Menschen Jod als ein Universalheilmittel.

Jodbasisbewegung: Bildungsbewegung von Patienten für Patienten, die sich formierte, nachdem Dr. Abraham, Dr. Brownstein und Dr. Flechas ihre Entdeckungen und Forschungsergebnisse über Jod veröffentlicht hatten. Als die Informationen zu führenden Gruppen durchgesickert waren, fingen Patienten an, massenhaft zu forschen, zu experimentieren und ihre Erkenntnisse mitzuteilen. Die spektakulären Heilerfolge der Jodsupplementierung lösten durch Mundpropaganda eine Revolution aus, die den überkommenen Glauben an den Wolff-Chaikoff-Effekt auf die Probe stellte.

Jod-„Boing“: Die scherzhafte Bezeichnung für die explosionsartige Zunahme an geistiger Klarheit, von der manche Anwender gleich zu Beginn ihrer Jodsupplementierung berichten.

Jodforschungsprojekt von Breast Cancer Choices: Dabei handelt es sich um eine Datenbank, die eingerichtet wurde, um die Jodkonzentration im Urin von Brustkrebspatientinnen zu beurteilen, die den Jodsättigungstest durchgeführt haben.

Jodhemmung: Ein Oberbegriff, der zur Erforschung und Identifikation der Faktoren, welche die Jodaufnahme hemmen, geprägt wurde.

Jodid: Eine Form des chemischen Elements Jod, die als Kaliumjodid sowohl im jodierten Salz als auch in Medikamenten enthalten ist und dem Schutz vor Strahlenbelastung dient. In Europa wird Speisesalz jedoch, anders als in den USA, in der Regel nicht mit Jodid, sondern mit Jodat (Natriumjodat, Kaliumjodat) angereichert.

Jodleugner: (1.) Eine Person, die bestreitet, dass zigtausende Menschen ihren Gesundheitszustand durch die ergänzende Einnahme von Jod radikal verbessern konnten, indem sie die Richtlinien des Jodprojekts befolgt haben. (2.) Eine Person, die behauptet, Jodanwender befänden sich in großer Gefahr, wenn sie an ihrem Wahn festhielten. (3.) Eine Person, die versucht, die Jodergänzung in Misskredit zu bringen, weil sie die religiösen Überzeugungen des ursprünglichen Erforschers nicht teilt. (4.) Eine Person, die trotz starker Gegenargumente weiterhin an den Wolff-Chaikoff-Effekt glaubt.

Jodprojekt: Die Forschergruppe, die im Jahr 2002 unter der Leitung von Dr. Guy E. Abraham damit begann, ihre Ergebnisse zu veröffentlichen. Siehe auch **www.Optimox.com/pics/Iodine/IOD-08/IOD_08.htm**.

Jodsättigungstest: Ein zur Abschätzung der Jodversorgung entwickelter Test, bei dem die Urinausscheidungen über einen Zeitraum von 24 Stunden gesammelt werden.

Kaliumbromat: Ein in den USA zugelassenes Mehlbehandlungsmittel, das sich in Brot und anderen Backwaren findet und seit den 1970er Jahren die Beimengung von Jod ersetzt. Die Tatsache, dass Kaliumjodat durch Kaliumbromat ausgetauscht wurde, ist zum Teil dafür verantwortlich, dass wir um 50 Prozent weniger Jod als vor 30 Jahren ausscheiden, wie die WHO herausgefunden hat.

Lugol'sche Lösung: Ein Jodprodukt, das von Dr. Jean Lugol im Jahr 1829 in Frankreich entwickelt wurde. Die Lösung besteht aus Kaliumjodid (KI) und elementarem Jod (I_2). In Abhängigkeit von ihrer Konzentration kann die Wirkstärke der Lösung variieren. Die gebräuchlichste Lösung beinhaltet fünf Prozent, es sind aber auch zwei- und siebenprozentige Lösungen erhältlich.

Magnascent™: Siehe Atomidin.

Mangel-Folgeerscheinung: Eine Hypothese, um die Anpassung des Körpers an eine plötzliche Erhöhung der Jodzufuhr nach einem längeren Jodmangel zu erklären. Die Mangel-Folgeerscheinung kann sich als ein Anschwellen der Brüste oder der Schilddrüse manifestieren, was ein Zeichen dafür ist, dass der Körper versucht, mehr Jod aus der Blutbahn einzufangen und zu speichern, um Vorsorge für weitere Notzeiten zu treffen. Denken Sie an Eichhörnchen, die Eicheln für den Winter sammeln.

NIS (Natrium-Jodid-Symporter): Protein, das Jodidionen aus dem Blut über die Zellmembran ins Innere der Zelle transportiert. Unglücklicherweise nehmen diese „Fänger" im Laufe der Zeit durch Verunreinigungen oder Oxidation Schaden (denken Sie an Rost) oder werden abgebaut. Störungen der Symporter können einen Jodmangel verschlimmern. Die Funktion von Symportern wird durch die Aufnahme von Jod und Antioxidantien verbessert.

Oxidative Schädigung: Ein Schaden an Geweben, wie zum Beispiel an Jodsymportern, der von einem Mangel an Antioxidantien herrührt.

Perfect-Storm-Theorie zur Entstehung von Brustkrebs: Diese von der Autorin dieses Buches aufgestellte Theorie geht davon aus, dass das gehäufte Auftreten bestimmter Krebsformen – insbesondere Brust- und Schilddrüsenkrebs – seit den 1970er Jahren auf eine Verkettung unglücklicher Umstände zurückzuführen ist. Seit dieser Zeit sank der Jodkonsum um 50 Prozent, während die Bromidbelastung im Lebensumfeld überhandnahm.

Protokoll für die Salzkur: Ein Teil des Jodprotokolls, der die Einnahme bestimmter Mengen von in Wasser gelöstem Meersalz vorsieht, um die Entgiftungsprozesse zu mildern. Diese Methode ist eine Abwandlung eines traditionellen Verfahrens, das sowohl in der Medizin als auch durch die US-Armee Bedeutung erlangte, nachdem bei Soldaten eine Bromvergiftung diagnostiziert worden war.

SSKI: Eine gesättigte Kaliumjodidlösung.

Verstecktes Bromid: Nicht etikettierte Bromverbindungen, beispielsweise Flammschutzmittel (BFRs) in unseren Matratzen, im Mobiliar, in Teppichen, Elektronikgeräten, Polsterungen, Spielzeugen, Autos und Kinderpyjamas. Viele Körperpflegeprodukte, von Kosmetika bis hin zu Haarprodukten, enthalten ebenfalls Bromverbindungen.

Wolff-Chaikoff-Effekt: Eine einflussreiche, in den letzten 50 Jahren vorherrschende Theorie, die davon ausgeht, dass Jod die Schilddrüsenfunktion von Ratten beeinträchtigt. Der Wolff-Chaikoff-Effekt wird inzwischen angezweifelt.

Referenzen und weiterführende Literatur

Abernathy et al.: „Polybrominated Diphenyl Ethers in Maternal and Fetal Blood Samples“ in *Environmental Health Perspectives*, 01.07.2003, 111(9):1249–1252

Abraham G. E.: „The Combined Measurement of the Four Stable Halides by the Ion-Selective Electrode Procedure Following Their Chromatographic Separation on a Strong Anion Exchanger Resin: Clinical Applications“ in *The Original Internist*, Dezember 2006, 171–195

Abraham, G. E. et al.: „Evidence that the Administration of Vitamin C Improves a Defective Cellular Transport Mechanism for Iodine: A Case Report“ in *The Original Internist*, 2005, 12(3):125–130

Abraham, G. E.; Flechas, J. D. und Hakala, J. C.: „Optimum Levels of Iodine for Greatest Mental and Physical Health“ in *The Original Internist*, 2002, 9:5–20

Abraham, G. E.; Flechas, J. D. und Hakala, J. C.: „Orthoiodosupplementation: Iodine Sufficiency of the Whole Human Body“ in *The Original Internist*, 2002, 9:30–41

Abraham, G. E.; Flechas, J. D. und Hakala, J. C.: „Measurement Of Urinary Iodide Levels By Ion-Selective Electrode: Improved Sensitivity And Specificity By Chromatography On An Ion-Exchange Resin“ in *The Original Internist*, 2004, 11(4):19–32

Abraham, G. E.: „The Wolff-Chaikoff Effect: Crying Wolf?“ in *The Original Internist*, 2005, 12(3):112–118

Abraham, G. E.: „The Safe and Effective Implementation of Orthoiodosupplementation in Medical Practice“ in *The Orginal Internist*, 2004, 11:17–36

Abraham, G. E.: „The Concept of Orthoiodosupplementation and Its Clinical Implications“ in *The Original Internist*, 2004, 11(2):29–38

Abraham, G. E.: „Serum Inorganic Iodide Levels Following Ingestion of a Tablet Form of Lugol Solution: Evidence for an Enterohepatic Circulation of Iodine“ in *The Original Internist*, 2005, 11(3):112–118

Abraham, G. E.: „The Historical Background of the Iodine Project“ in *The Original Internist*, 2005, 12(2):57–66

Abraham, G. E; Brownstein, D. und Flechas, J. D.: „The Saliva / Serum Iodide Ratio as an Index of Sodium / Iodide Symporter Efficiency“ in *The Original Internist*, 2005, 12(4):152–156

Abraham, G. E.: „The History of Iodine in Medicine Part I: From Discovery to Essentiality“ in *The Original Internist*, Frühjahr 2006, 13:29–36

Abraham, G. E.: „The History of Iodine in Medicine Part II: The Search for and the Discovery of Thyroid Hormones“ in *The Original Internist*, Juni 2006, 13:67–70

Abraham, G. E.: „The History of Iodine in Medicine Part III: Thyroid Fixation and Medical Iodophobia“ in *The Original Internist*, Juni 2006, 13:71–78

Abraham, G. E. und Flechas, J. D.: „Evidence of Defective Cellular Oxidation and Organification of Iodide in a Female with Fibromyalgia and Chronic Fatigue“ in *The Original Internist*, 2007, 14:77–82

Abraham, G. E. und Flechas, J. D.: „The Effect of Daily Ingestion of 100 mg Iodine Combined with High Doses of Vitamins B_2 and B_3 (ATP Cofactors) in Five Subjects with Fibromyalgia“ in *The Original Internist*, März 2008, 15(1):8–15

Abraham, G. E.: „Facts about Iodine and Autoimmune Thyroiditis“ in *The Original Internist*, Juni 2008, 15(2):75–76

Aceves, C. et al.: „Is Iodine a Gatekeeper of the Integrity of the Mammary Gland?“ in *Journal of Mammary Gland Biology and Neoplasia*, April 2005, 10(2):189–196

Barkley, R. A., and Thompson, T. G., „The Total Iodine and Iodine-iodate Content of SeaWater.“ Deep Sea Research Vol. 7, Pergamon Press, London, 1960.

Bel, S. et al.: „Vegetant Bromoderma in an Infant“ in *Pediatric Dermatology*, 2001, 18:336–338

Bezpalov, V. G. et al.: „Investigation of the Drug ‚Mamoclam‘ for the Treatment of Patients with Fibroadenomatosis of the Breast“ in *Vopr Onkol*, 2005, 51(2):236–241

Brown-Grant, K. und Rogers, A. W.: „The Sites of Iodide Concentration in the Oviduct and the Uterus of the Rat“ in *Journal of Endocrinology*, Juni 1972, 53(3):355–362

Brownstein, D.: „Iodine. Why You Need It, Why You Can't LiveWithout It" (Michigan: Medical Alternatives Press, 1.–4. Aufl., 2006)

Brownstein, D.: „Overcoming Thyroid Disorders" (Michigan: Medical Alternatives Press, 2008)

Brownstein, D.: „Clinical Experience with Inorganic, Non-radioactive Iodine/ Iodide" in The Original Internist, 2005, 12(3):105–108

Brownstein, D., mehrere DVDs, siehe www.drbrownstein.com

Brownstein, D., Newsletter Natural Way to Health via *Newsmax.com*, diverse Ausgaben, siehe http://www.newsmax.com/Health/doctors/Dr-Brownstein/ id-190 [aufgerufen: Juli 2015]

Buist, Stephanie: „My Journey Through Thyroid Cancer", Blog unter http:// ds-ladybugsandbees.blogspot.com [aufgerufen: Juli 2015]

Buist, Stephanie: „My Thyroid Cancer Story" auf *Naturalthyroidchoices.com*, http://www.naturalthyroidchoices.com/MyStory.html [aufgerufen: Juli 2015]

Cann, S. A. et al.: „Hypothesis: Iodine, Selenium, and the Development of Breast Cancer" in *Cancer Causes Control*, Februar 2000, 11(2):121–127

Chilean Iodine Educational Bureau: „Geochemistry of Iodine: Iodine in Rocks, Minerals and Soils: Annotated Bibliography 1825–1954" (London: Chilean Iodine Educational Bureau, 1956)

Chilean Nitrate Producers Association, Iodine Department: „Iodine for Farm Animals", Broschüre, 30.10.1930, London

Cogswell, C.: „An Experimental Essay on the relative Physiological and Medicinal Properties of Iodine and its Compounds; being the Harveian Prize Dissertation for 1837" in *American Journal of the Medical Sciences*, Februar 1838, 21(42):454ff.

Cohen, A. et al.: „Cherry Angiomas Associated with Exposure to Bromides" in *Dermatology*, 2001, 202(1):52–53

Coochi, M. et al.: „Iodide, Antioxidant Function and Omega-6 and Omega-3 Fatty Acids: A New Hypothesis of Biochemical Cooperation?" in *Prog Nutr*, September 2000, 2(1):15–19

Dach, J.: „Iodine Treats Breast Cancer, Overwhelming Evidence" auf *Jeffrey-DachMD.com*, http://bit.ly/1HZRl9t [aufgerufen: Juli 2015]

Dasgupta, P. K. et al.: „Iodine Nutrition: Iodine Content of Iodized Salt in the United States“ in *Environmental Science & Technology*, 2008, 42(4):1315–1323

Dillehay, T. D.: „The Settlement of the Americas“ (New York: Basic Books, 2000)

Dillehay, T. D. et al., „Monte Verde: Seaweed, Food, Medicine, and the Peopling of South America“ in *Science*, 09.05.2008, 320(5877):784–786

Dillehay, T. D. et al.: „Plant Use Schedules“, „Decreased Mobility“, und „Social Differentiation: Hunter-Gatherers in Forested Chile“, Essays in Crothers, George M. (Hrsg.): „Hunters and Gatherers in Theory and Archaeology“ (Carbondale: Center for Archaeological Investigations, Southern Illinois University, 2004), S. 316–339

DeLong, R.; Robbins, J. und Condliffe, P. G.: „Iodine and the Brain“ (New York: Plenum Press, 1989)

Dobson, J.: „The Iodine Factor in Health and Evolution“ in *Geographical Review*, 28.01.1998, 88(1):3–28

Eskin, B. A. et al.: „Identification of Breast Cancer by Differences in Urinary Iodine“ in *Proc Amer Assoc Cancer Res*, 2005, 46:Abstract 2150

Eskin, B. A. et al.: „Microarray Characterization of Iodine Metabolic Pathways in Breast Cancer“, vorgestellt auf dem 13. International Thyroid Congress, 03.10. - 04.11.2005, Sheraton Buenos Aires Hotel and Convention Center, Buenos Aires, Argentinien

Eskin, B. A.: „Iodine and Mammary Cancer“ in *Adv Exp Med Biol*, 1977, 91:293–304

Eskin, B. A. et al.: „Different Tissue Responses for Iodine and Iodide in Rat Thyroid and Mammary Glands“ in *Biol Trace Elem Res*, Juli 1995, 49(1):9–19

Eskin, B. A. et al.: „Human Breast Uptake of Radioactive Iodine“ in *Obstetrics & Gynecology*, September 1974, 44(3):398–402

Eskin, B. A., Vorträge auf der Iodine Medical Conference in Coronado, California, 04.–06.10.2007

Fernandez, R. L.: „A Simple Matter of Salt: An Ethnography of Nutritional Deficiency in Spain“ (Berkeley: University of California Press, 1990)

Flechas, J.: „Orthoiodinesupplementation in a Primary Care Practice“ in *The Original Internist*, 2005, 12(2):89–96

Flechas, J., Vorträge auf der Iodine Medical Conference in Coronado, California, 04.–06.10.2007

Funahashi, H. et al.: „Seaweed Prevents Breast Cancer?“ in *Jpn J Cancer Res*, Mai 2001, 92(5):483–487

Funahashi, H. et al.: „Suppressive Effect of Iodine on DMBA-Induced Breast Tumor Growth in the Rat“ in *J Surg Oncol*, 1996, 61:209–213

Funahashi, H. et al.: „Wakame Seaweed Suppresses the Proliferation of 7,12-Dimethybenz(a)-Anthracene-Induced Mammary Tumors in Rats“ in *Jpn J Cancer Res*, September 1999, 90(9):922–927

Gardner, R. W. und Gardner, E. W.: „The Applications of Iodine“ (1907)

Geter, D. et al.: „Kidney Toxicogenomics of Chronic Potassium Bromate Exposure in F334 Male Rats“ in *Transl Oncogenomics*, 2006, 1:33–52

Ghent, W. R. et al.: „Iodine Replacement in Fibrocystic Disease of the Breast“ in *Can J Surg*, Oktober 1993, 36(5):453–460

Golumb, B. A.: „A Review of the Scientific Literature As It Pertains to Gulf War Illnesses, Volume 2: Pyridostigmine Bromide“ (CA: The Rand Corporation, 1999), s. a. http://bit.ly/1fAtr89

Grizz (Jodaktivist): „Iodine References“ via *Google Docs*, http://tinyurl.com/iodine-references

Gugliotta, G.: „Washington Post Geographer suggests Neanderthals were just Cretins“ in *The Japan Times*, 01.06.1999, http://bit.ly/1Cy9s4j

Hartmann, L. C. et al.: „Benign Breast Disease and the Risk of Breast Cancer“ in *N Engl J Med*, 21.07.2005, 353:229–237

Hayden, D.: „Pox: Genius, Madness and the Mysteries of Syphilis“ (Basic Books, 2003)

Horowitz, B. Z. et al.: „Bromism from Excessive Cola Consumption“ in *J Toxicol Clin Toxicol*, 1997, 35(3):315–320

Hubner, K. et al.: „Skin Bromide Content and Bromide Excretion in Bromoderma Tuberosum“ in *Arch Derm Res*, 1976, 257(1):109–112

Jarvis, N. D.: „Iodine Content of Pacific Coast Seafoods“ (Seattle: University of Washington Press, 1928)

Kapdi, C. C. und Wolfe, J. N.: „Breast Cancer: Relationship to Thyroid Supplement for Hypothyroidism“ in *JAMA*, 06.09.1976, 236(10):1124–1127

Kelly, F. C.: „Iodine in Medicine and Pharmacy since its Discovery – 1811 – 1961“ in *Proc R Soc Med*, Oktober 1961, 54(10): 831–836

Kessler, J.: „The Effect of Supraphysiologic Levels of Iodine in Patients with Cyclic Mastalgia“ in *The Breast Journal*, 2004, 10:328–336

Krouse, T. B. et al.: „Age-Related Changes Resembling Fibrocystic Disease in Iodine-Blocked Rat Breasts“ in *Arch Pathol Lab Med*, November 1979, 103(12):631–634

Kurihara, M.: „Cancer Mortality Statistics in the World“ (Nagoya: Nagoya University Press, 1984), S. 80–81

Levin, M.: „Transitory Schizophrenia Produced by Bromide Intoxication“ in *Am J Psychiatry*, September 1946, 103(2):229–237

Lichtensteiger, W. et al.: „Developmental Exposure to PBDE 99 and PCB affects estrogen sensitivity of target genes in rat brain regions and female sexual behavior“ in *Organohalogen Compounds*, 2004, 66:3915–3920, http://bit.ly/1fDK0QC [aufgerufen: Juli 2015]

Lunder, S. und Sharp, R.: „Tainted Catch“, Bericht, The Environmental Working Group, 2003, http://bit.ly/1L3kwco [aufgerufen: Juli 2015]

Lugol, Jean Guillaume Auguste: „Essays on the Effects of Iodine in Scrofulous Diseases“, übersetzt von William Brooke O'Shaunessy (1831, Neuauflage von: Cambridge Scholars Publishing, 2009)

Madsen, T.; Lee, S.; und Olle, T.: „Growing Threats: Toxic Flame Retardants and Children's Health“, Environment California Research and Policy Center, März 2003, http://bit.ly/1TysYBZ [aufgerufen: Juli 2015]

Malenchenko, A. F. et al.: „The Content and Distribution of Iodine, Chlorine and Bromide in the Normal and Pathologically Changed Thyroid Tissue“ in *Med Radiol*, 1984, 29:19–22

Masten, S.: „Gum Guggul and Some of its Steroidal Constituents: Review of Toxicologal Literature“, NTP / NIEHS, Februar 2005, http://1.usa.gov/1Sj-Mujb [aufgerufen: Juli 2015]

Meerts, I. A. T. M. et al.: „In Vitro Estrogenicity of Polybrominated Diphenyl Ethers, Hydroxylated PBDEs, and Polybrominated Bisphenol A Compounds" in *Environmental Health Perpectives*, April 2001, 109(4):399–407

Morizono, T. et al.: „The Effects of Cetrimide and Potassium Bromate on the Potassium Ion Concentration in the Inner Ear Fluid of the Guinea Pig" in *Physiol Bohemoslov*, 1988, 37(3):241–247

National Cancer Institute: „SEER Stat Fact Sheets: Thyroid Cancer" auf *Seer-Cancer.gov*, http://1.usa.gov/1B1Zy4N [aufgerufen: Juli 2015]

„NCHS Health E-Stat: Iodine Level, United States, 2000" auf *CDC.gov*, letzte Änderung 03.02.2010, http://1.usa.gov/1M8h3X2 [aufgerufen: Juli 2015]

Olsson, L., Blog der Autorin unter http://iodinehistory.blogspot.com

Pandav, C. S. und Rao, R.: „Iodine Deficiency Disorders in Livestock: Ecology and Economics" (England: Oxford University Press, 1997)

Pavelka, S. et al.: „Bromide Kinetics and Distribution in the Rat, II: Distribution of Bromide in the Body" in *Biol Trace Elem Res*, Juli 2000, 76(1):67–74

Porter, P. B. und Gallant, A. E.: „Transactions of the American Therapeutics Society" (Philadelphia: F. A. Davis Co., 1910)

Reid, H. A.: „The Use of Iodine and Its Compounds in Veterinary Practice" (London: De Gruchy & Co., 1929)

Shah, N. M. et al.: „Iodoprotein Formation by Rat Mammary Glands During Pregnancy and Early Postpartum Period" in *Proc Soc Exp*, 1986, 181(3):443–449

She, J. et al.: „Polybrominated diphenyl ethers (PBDEs) and polychlorinated biphenyls (PCBs) in breastmilk from the Pacific Northwest" in *Chemosphere*, April 2007, 67(9):307–317

She, J. et al.: „PBDEs in the San Francisco Bay Area: measurements in harbor seal blubber and human breast adipose tissue" in *Chemosphere*, Februar 2002, 46(5):697–707

Shevin, W., Vorträge auf der Iodine Medical Conference in Coronado, California, 04.–06.10.2007

Shishodia, S. et al.: „Guggulsterone inhibits tumor cell proliferation …" in *Biochemical Pharmacology*, 30.06.2007, 74(1):118–130

Smyth, P. P.: „Role of Iodine in Antioxidant Defence in Thyroid and Breast Disease“ in *Biofactors*, 2003, 19(3–4):121–130

Stanbury J. B. (Hrsg.): „The Damaged Brain of Iodine Deficiency: Cognitive, Behavioral, Neuromotor, Educative Aspects“ (Cognizant Communication Corporation, 1993)

Stiffler, L.: „PBDEs: They are Everywhere, They Accumulate and They Spread“ auf *SeattlePi.com*, 27.03.2007, http://bit.ly/1GjvcLT [aufgerufen: Juli 2015]

Teas, J. et al.: „Dietary Seaweed (Laminaria) and Mammary Carcinogens in Rats“ in *Cancer Res*, Juli 1984, 44:2758

Teas, J. et al.: „Variability of Iodine Content in Common Commercially Available Edible Seaweeds“ in *Thyroid*, Oktober 2004, 14(10):836–841

Tenpenny, S., Gespräch auf der vom American College for Advancement of Medicine organisierten Konferenz, 2005

Tenpenny, S., Youtube-Video zu Jod via IAOMT: „Sherry Tenpenny, DO outlines the many disorders that come from iodine deficiency IAOMT 2007 L.V.“ auf *Youtube.com*, hochgeladen am 20.08.2011, http://bit.ly/1UYtMBH [aufgerufen: Juli 2015]

Thrall, K. D.: „Differences in the Distribution of Iodine and Iodide in the Sprague-Dawley Rat“ in *Fundamental and Applied Toxicology, August 1990; 15(1):75–81*

Vega-Riveroll, L. et al., „Apoptotic and Antiproliferative Effects of Iodine Supplements on Human Breast Cancer Tumors“, Schautafel auf der Thyroid Conference, New York, Oktober 2007

Velicky, J. et al.: „Long Term Action of Potassium Bromide on the Rat Thyroid Gland“ in *Acta Histochem*, Februar 1998, 100(1):11–23

Velicky, J. et al.: „Potassium Bromide and the Thyroid Gland of the Rat: Morphology and Immunochemistry, RIA and INAA Analysis“ in *Ann Anat*, Oktober 1997, 179(5):421–431

Velicky, J. et al.: „The Effect of Bromide on the Ultrastructure of Rat Thyrocytes“ in *Ann Anat*, Juni 2004, 186(3):209–216

Venturi, S.: „Is There a Role for Iodine in Breast Disease?“ in *The Breast*, Oktober 2001, 10(5):379–382

Vobecky, M. et al.: „Interaction of Bromine with Iodine in the Rat Thyroid Gland at Enhanced Bromide Intake" in *Biol Trace Elem Res*, September 1996, 54(3):207–212

Waring, E. J.: „Practical Therapeutics: Considered Chiefly with Reference to the Materia Medica" (PA: Lindsay and Blakeston, 1874)

Internetadressen

www.alibaba.com/catalog/11292709/sodium_bromate_99_5.html

www.gulflink.osd.mil/library/randrep/pb_paper/mr1018.2.chap10.html

www.ecocenter.org/healthy-stuff/bromine

www.ecocenter.org/healthy-stuff/other-chemicals

www.healthy-communications.com/hazards_of_cosmetics_by_carol_barzac95.html

Bezugsquellen für Jod

Wo sind Jodergänzungsmittel erhältlich?

Als Autorin dieses Buches empfehle ich Ihnen, verbilligtes Iodoral® sowie die Begleitnährstoffe bei unserer Wohltätigkeitsorganisation Breast Cancer Choices zu bestellen.

Bitte unterstützen Sie einen guten Zweck unter:

http://breastcancerchoices.org/order

Dieser Fundraising-Shop ist die Haupteinnahmequelle für unser Jodforschungsprojekt, das Brustkrebspatientinnen und -patienten zugutekommt; außerdem stellen wir kostenloses Informationsmaterial zur Verfügung.

Vielen Dank für Ihre Unterstützung!

Über die Autorin

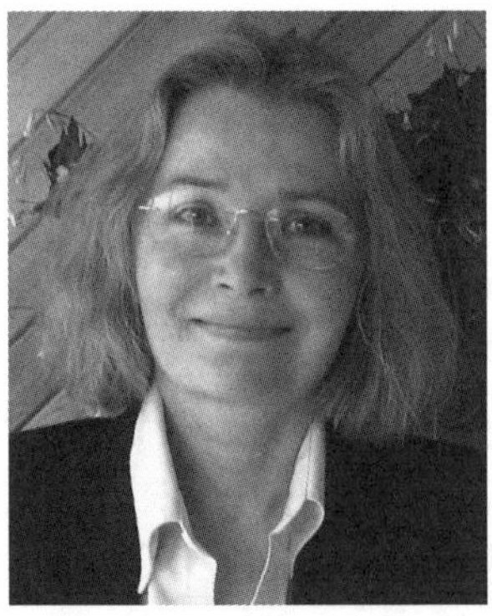

Lynne Farrow ist eine ehemalige Collegeprofessorin, die sich als freie Journalistin betätigt. Sie hält Vorträge und forscht intensiv über Gesundheitsthemen. Ihre persönlichen Erfahrungen mit Brustkrebs führten Sie schließlich zu einer Entdeckung: Die Allgemeinheit war einer bewährten Arznei beraubt worden, die schon vor 15.000 Jahren verwendet wurde – ein Heilmittel, das nicht nur ihr selbst, sondern auch Millionen anderen Menschen geholfen hat.

Gegenwärtig ist sie als Direktorin von Breast Cancer Choices tätig. Diese gemeinnützige Organisation hat sich der Aufgabe verschrieben, wissenschaftliche Belege zu alternativen Brustkrebsbehandlungen zu untersuchen und zu dokumentieren.

Mit dem Breast Cancer Think Tank hat sie ein Forum ins Leben gerufen, das Gesundheitsexperten, Patienten und anderen Interessierten offensteht. Hier werden in einem freundschaftlichen und kooperativen Klima Debatten und Auseinandersetzungen geführt, moderne Erkenntnisse im Zusammenhang mit Brustkrebs diskutiert und ältere Forschungsergebnisse neu bewertet.

Lynne ist Redakteurin von **http://IodineResearch.com**, wo sie sowohl Anfängern als auch fortgeschrittenen Jodanwendern Materialien zur Verfügung stellt: Von zweifelhaften Studien zum Thema „Jod und Gehirn" bis hin zu Informationen für Einsteiger, die nach dem weithin anerkannten Jodprotokoll suchen, bietet die Website umfangreiches Hintergrundwissen an.

www.LynneFarrow.net

Zusammenarbeit mit der Autorin

Lynne Farrow hält über die verschiedenen Themen, die in „Die Jodkrise" behandelt werden, Vorträge für kleine und große Gruppen von zehn bis 1.000 Teilnehmern. Ebenso bietet sie persönliche Beratung für Personen an, die nach wissenschaftlichen Quellen oder allgemeinen Hintergrundinformationen über Jod suchen.

Weitere Informationen finden Sie unter **www.LynneFarrow.net**.

Nehmen Sie bitte auch an den Diskussionen der Facebook-Gruppe „Iodine Workshop" teil:

www.facebook.com/groups/IodineWorkshop

Index

C

D

E

F

G

H

I

J

K

L

M

N

O

P

R

S

T

U

V

W

X

Y

Z

Hochdosiert

Die wundersamen Auswirkungen extrem hoher Dosen von Vitamin D_3

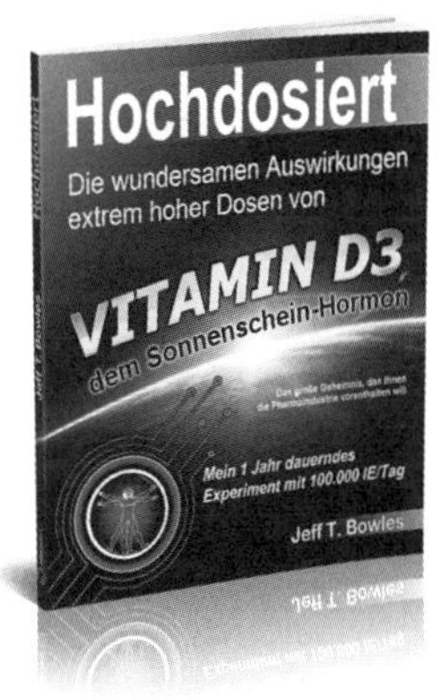

Ein unkonventioneller Blick auf die neuesten Erkenntnisse zum „Wundervitamin" D_3. Autor Jeff Bowles führt den Leser auf eine genauso faktenreiche wie vergnügliche Tour-de-force durch eine hochkarätige Mischung aus neuesten wissenschaftlichen Fakten und seiner darauf aufbauenden „gefährlichen" Selbstexperimente.

Er schreibt: „Nachdem ich erkannte, dass die Einnahme von 4.000 IE/Tag für mich nicht ausreichend waren, entschied ich mich für ein ‚gefährliches' Experiment, das allem widersprach, was mir Ärzte seit Jahren gesagt hatten: DASS DIE EINNAHME VON ZU VIEL VITAMIN D GEFÄHRLICH SEI. Ich begann mit der Einnahme von täglich 20.000 IE/Tag – was der 150-fachen empfohlenen ‚sicheren' Dosis entsprach – und dann steigerte ich meine Dosis auf 100.000 IE/Tag, oder auch auf das 300-fache der als ‚sicher' eingestuften Dosis! Und was, meinen Sie, passierte dann in den letzten 10 Monaten mit mir? Bin ich gestorben? Oder krank geworden? Nein! Genau das Gegenteil! Dieses Buch erklärt Ihnen die detaillierten Resultate meines Experiments sowie die Gefahren, die man dabei vermeiden sollte. Außerdem stellt es eine einfache, elegante und neue Theorie vor, die erklärt, wie hohe Dosen von Vitamin D_3 alle epidemischen Krankheiten und Gesundheitsprobleme verhüten oder sogar heilen können, die uns seit den 1980er Jahren geplagt haben, seitdem die Ärzte uns davor warnen, nicht in die Sonne zu gehen und immer Sonnenschutzcreme zu verwenden. Dies erzeugte jene großen Epidemien, mit denen wir uns heute konfrontiert sehen.

Hochdosiertes D_3 kann verwendet werden, um eine große Anzahl von Krankheiten zu behandeln: MS, Asthma, 17 verschiedene Krebsarten, Lupus, Arthritis, Herzkrankheiten, Fettleibigkeit, Depression, Parkinson und viele mehr. Die meisten Ärzte erhalten an der Universität eine vierjährige Grundausbildung, und danach arbeiten sie nur noch, anstatt weiter zu lernen. Ich selber habe Krankheiten und den Alterungsprozess mehr als 20 Jahre lang studiert, und 10 Jahre davon verbrachte ich 12 Stunden pro Tag in der Bibliothek einer medizinischen Universität, um klinische und wissenschaftliche Studien zu durchforschen! Ich publizierte drei größere Arbeiten; die Zeitschrift, die sie herausgab, hat fünf Nobelpreisträger in ihrer Redaktion. Und meine Arbeiten wurden als höchst aufregend und sehr wichtig eingestuft."

144 Seiten ISBN 978-3-981409-89-5 12,80 €

Krebs natürlich heilen

Wie Sie sofort beginnen können Ihre Gesundheit zu retten

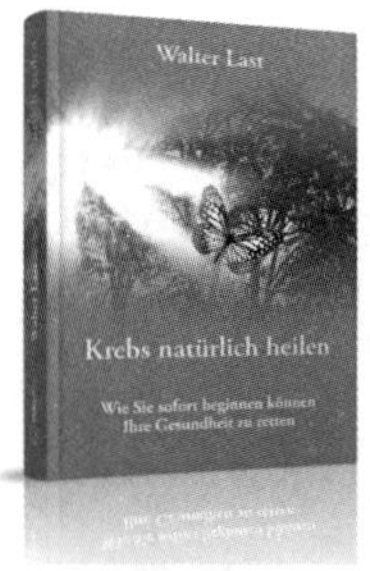

Walter Last sammelte als Chemiker und Heilpraktiker 40 Jahre Erfahrung im alternativmedizinischen Bereich. Seine Erkenntnisse fasst er in diesem Praxisbuch zur natürlichen Krebsheilung in 10 Kapiteln komprimiert zusammen. Krebs, der aus schulmedizinischer Sicht als unheilbar gilt, ist schon durch eine Vielzahl alternativer Methoden überwunden worden - manchmal auch ohne jegliche Methode. Einerseits ist dies ermutigend, denn es zeigt, dass es zahlreiche Wege gibt, Krebs zu heilen. Für jemanden, der mit der Krankheit konfrontiert ist und nicht weiß, wo er anfangen und welche Methode er wählen soll, kann gerade das aber anderseits verwirrend sein.

In diesem Buch hat Walter Last die verfügbaren Optionen zu einem ganzheitlichen Programm verdichtet, das Ihnen beste Chance geben wird, Ihren Krebs zu überwinden - ganz egal wie fortgeschritten er sein mag.

Die wichtigste Rolle, so erkannte Walter Last nach langjähriger Erfahrung, spielt dabei der menschliche Geist. Ihr Körper wird immer versuchen, die Erwartungen Ihres Geistes zu erfüllen. Das feste Erwarten der Heilung ist daher der wichtigste Schritt überhaupt.

Erwarten Sie ein Wunder - und arbeiten Sie dann daran, es wahr werden zu lassen.

211 Seiten ISBN 978-3-981031-87-4 12,90 €

Hanf heilt

Die Wiederentdeckung einer uralten Volksmedizin

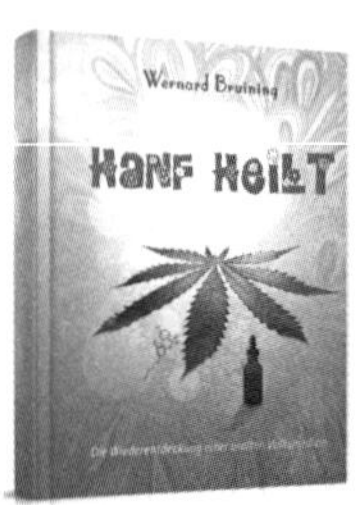

„Hanf heilt“ ist weltweit das erste Buch, das ausführlich anhand von 44 Fallstudien die therapeutische Wirksamkeit von Hanföl bei diversen Problemen und Krankheitsbildern dokumentiert.

Anders als Rick Simpson, dessen Videodokumentation „Run from the Cure“ die Wirksamkeit von Hanföl vor allem bei Krebs belegt, hat Wernard Bruining mit seiner Arbeit gezeigt, dass der Einsatz von Hanföl auch in vielen anderen Fällen, zum Beispiel bei chronischen Schmerzen, Autismus und sozial unangepasstem Verhalten zu einer dramatischen Besserung führen kann. Dazu reichen oftmals kleinste Dosen, die bei den Anwendern keinerlei Trübung des Bewusstseins und ihrer Handlungsfähigkeit bewirken. Hanföl, richtig eingesetzt, kann daher für viele Krankheitsbider als ideale „Volksmedizin“ bezeichnet werden.

250 Seiten ISBN 978-3-981409-88-8 24,- €

MMS: Der Durchbruch

Ein einfaches Mineralienpräparat wirkt wahre Wunder bei Malaria, Aids und vielen anderen Krankheiten

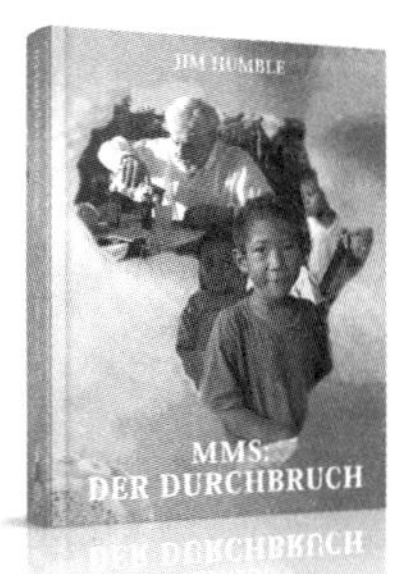

Jim Humble, ein amerikanischer Erfinder, behauptet, ein Mittel entdeckt zu haben, dessen Anwendung schier Unglaubliches verspricht: Viele der großen Krankheiten der Menschheit sollen durch sein Präparat mit dem Namen MMS besiegt werden können. Dabei ist MMS kein Medikament, sondern ein Mineralienpräparat, das jeder selbst herstellen kann.

Dieses Buch enthält alles, was Sie wissen müssen, um Jim Humbles Präparat verantwortlich einzusetzen: Die Geschichte seiner Entdeckung, eine Anleitung zur Herstellung, wissenschaftliche Quellennachweise zur Wirkungsweise und viele Fallbeispiele.

349 Seiten ISBN 978-3-981409-87-1 24,- €

Natriumbicarbonat

Krebstherapie für jedermann

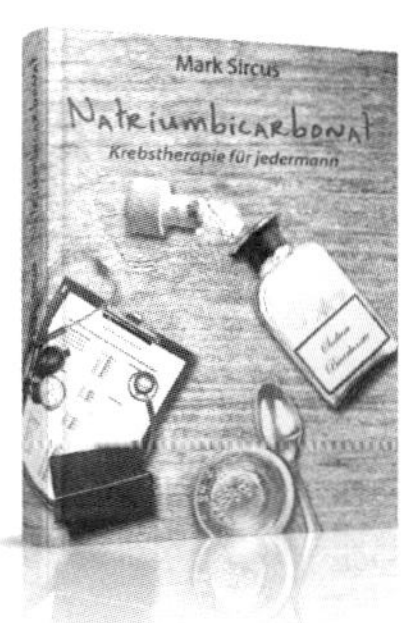

Backpulver ist ein eminent wichtiges Medikament, das in keiner Notaufnahme und auf keiner Intensivstation fehlen darf.

Dieses Buch bietet einen umfassenden medizinischen Überblick und leuchtet in alle Ecken des Medizinuniversums, um so breit gefächertes Wissen zu vermitteln und aufzuzeigen, welch vielfältige Anwendungsmöglichkeiten von Natriumbicarbonat der Medizin offen stehen.

Natriumbicarbonat zählt sicherlich zu den nützlichsten Substanzen der Erde. Kein Wunder also, dass pharmazeutische Unternehmen es nicht gerne sehen, wenn Ärzte oder irgendjemand sonst darüber Bescheid weiß. Natriumbicarbonat ist ein wichtiges und dabei absolut sicheres Medikament, das bei der Behandlung von Krebs, Nierenerkrankungen oder anderen gesundheitlichen Störungen Außergewöhnliches zu leisten vermag. Niemand kann sich als umfassend gebildeter Mediziner bezeichnen, wenn er sich nicht mit den neuesten medizinischen Informationen über die wichtige Substanz Natriumbicarbonat vertraut gemacht hat.

Dieses Buch enthält zahlreiche Beiträge von Universitäten, Krankenhäusern und klinischen Ärzten, die seit Jahrzehnten Natriumbicarbonat erforschen und einer Vielzahl medizinischer Anwendungen zuführen.

230 Seiten ISBN 978-3-944887-04-3 17,90 €

Das Große Gerson Buch

Die bewährte Therapie gegen Krebs und andere Krankheiten

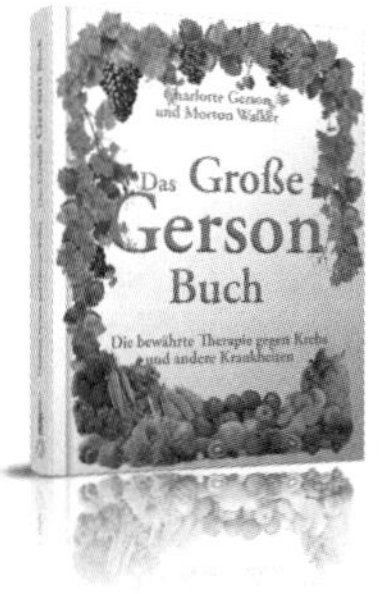

Krebs. Gelbsucht. Migräne. Arthritis. Herz-Kreislauf-Erkrankungen. Emphyseme. Seit Jahrzehnten betrachtet die orthodoxe Medizin diese chronischen oder lebensbedrohlichen Krankheiten als unheilbar. Aber jetzt bietet die Gerson-Therapie Hoffnung für alle, die auf Besserung all dieser und vieler anderer Krankheiten hoffen. Trinken Sie sich einfach gesund! Als eine der ersten alternativen Therapien überhaupt hat die Gerson-Methode im Lauf der letzten 60 Jahre Tausende von Patienten geheilt. In dieser wegweisenden und neu überarbeiteten Ausgabe enthüllen Charlotte Gerson und der medizinische Journalist Morton Walker noch weitere, bisher nicht beschriebene Heileffekte von organischen Früchten und Gemüsen. Das Safttrinken nach Gerson kann nicht nur die Symptome vieler degenerativer Krankheiten – zurückbilden es kann auch Leben retten. Die Gerson-Therapie zeigt Ihnen: wie Sie Krebs besiegen können, indem Sie die Chemie Ihres Körpers verändern; spezielle Entsaftungstechniken für maximale Heilerfolge; wie Sie Allergien, Übergewicht, Bluthochdruck, AIDS, Lupus und andere Krankheiten bekämpfen. Dieses einzigartige Werk wird für jeden, der die darin beschriebenen Therapie-Formen anwendet, eine Quelle der Inspiration und der Hilfe sein. Die Gerson-Therapie bietet eine mächtige Heilungsoption, die den Test der Zeit bestanden hat. Sie kann auch bei Ihnen funktionieren!

612 Seiten ISBN 978-3-981409-84-0 24,- €

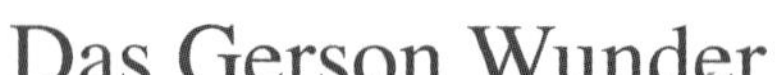

Das Gerson Wunder

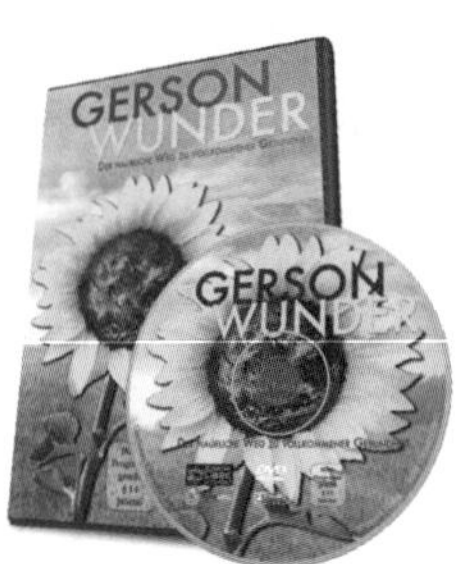

Dieser Film zeigt Interviews mit Menschen, die durch die Gerson-Therapie ihr Leben zurückerhalten haben. Wenn Sie an Krebs erkrankt sind oder an einer anderen Zivilisationskrankeit leiden, ist dieser Film für Sie.

DAS GERSON WUNDER macht uns mit dem deutschen Arzt bekannt, der die Gerson-Therapie vor mehr als 75 Jahren entwickelte – eine Therapie, die den zeiterprobten Beweis erbracht hat, Krebs und andere chronische und degenerative Krankheiten mit hohem Erfolg zu heilen. Angetrieben durch eigenes Leiden entwickelte Dr. Max Gerson ein Heilungsverfahren, das komplett auf Ernährung setzt und damit auf die Selbstheilungskräfte des Körpers. Neun Patienten sprechen auf dieser DVD über ihre erfolgreiche Heilung von höchst gefährlichen Krebsarten. Dieser Film zeigt den Weg zu einem gesünderen Leben, im Einklang mit unserem Körper und unserer Umwelt. Geben Sie sich selbst eine Chance und probieren Sie die Gerson-Therapie – es könnte Ihr Leben retten!

Laufzeit: 90 min. ISBN 978-3-981409-85-7 19,50 €

Wasserstoffperoxid

Das vergessene Heilmittel

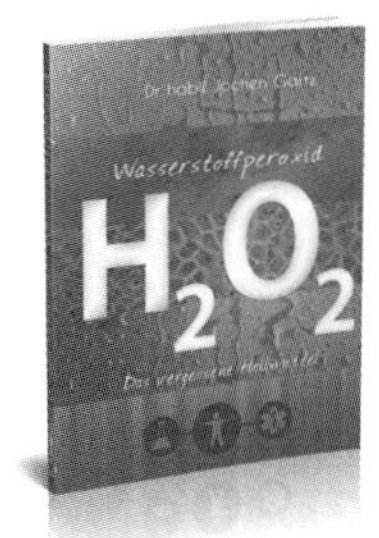

Vor mehr als 130 Jahren wurde eine einfache, billige und wirksame Substanz in die Therapie eingeführt, die bemerkenswerte Eigenschaften aufwies: Sie wirkte desodorierend und desinfizierend, beschleunigte die Wundheilung, tötete nachhaltig Viren, Bakterien, Pilze und Sporen ab und zerfiel dabei in zwei alltägliche Substanzen: Wasser und Sauerstoff. Sie führte weder zu Allergien noch Resistenzen und wurde nachgewiesenermaßen erfolgreich gegen die verschiedensten Krankheitsbilder eingesetzt.

Doch das Wasserstoffperoxid, das noch heute in jeder Apotheke erworben werden kann, ist in Vergessenheit geraten – zusammen mit den internationalen Forschungen und detaillierten wissenschaftlichen Analysen, die seine Wirksamkeit belegen.

Das vorliegende Buch beschreibt die historische Entwicklung, zitiert und referenziert für Laien wie Mediziner die geleisteten Forschungen und schildert die schon realisierten und möglichen Anwendungen dieser faszinierenden Substanz und ihrer chemischen Abkömmlinge, die bereits heute die wichtigsten Pharmaka gegen Malaria sind. Es ist ein längst überfälliger Appell, diese Peroxide erneut umfassend therapeutisch und auch im häuslichen Gebrauch anzuwenden.

216 Seiten ISBN 978-3-944887-07-4 14,90 €

Hexagonales Wasser

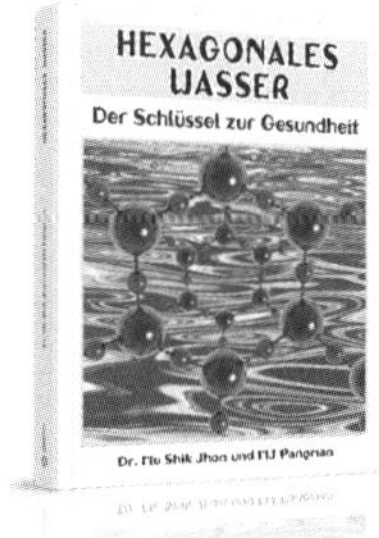

Der Schlüssel zu jener geheimnisvollen Qualität des Wassers, die ihm Leben und Energie verleiht, ist seine Struktur – eine besondere Anordnung der Moleküle, in der diese eine kohärente, hexagonale Matrix bilden und dem menschlichen Körper und insbesondere seinem Stoffwechsel zu größerer Effizienz verhelfen können.

„Hexagonales Wasser" gibt einen Überblick über die Forschungsergebnisse des koreanischen Wasserforschers Dr. Mu Shik Jhon, die er in insgesamt 40 Jahren wissenschaftlicher Arbeit gewann. Hexagonales Wasser wird darin als einer der wichtigsten Schlüssel zu optimaler Gesundheit identifiziert.

Dr. Jhon zufolge sorgt der Genuss von Hexagonalem Wasser für

- gesteigerte Flüssigkeitszufuhr;
- effektivere Entgiftung;
- optimierte Aufnahme von Nährstoffen;
- verbesserte Effizienz des Stoffwechsels;
- erhöhte Zell-Kommunikation und daraus resultierend …
- … verbesserte Gesundheit.

124 Seiten ISBN 978-3-981031-81-2 14,90 €

Clean

Das revolutionäre Entgiftungsprogramm zur Reaktivierung der Selbstheilungskräfte

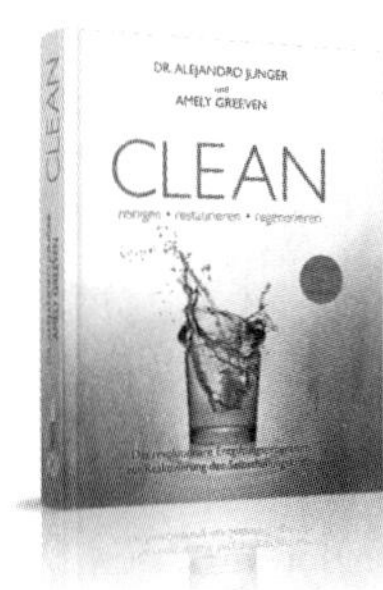

Das weltbekannte CLEAN-Programm ist eine moderne Entgiftungskur, die vom Kardiologen Dr. Alejandro Junger eigens so konzipiert worden ist, dass sie sich problemlos in unseren hektischen Alltag integrieren lässt.

Dr. Junger, der die Folgen unserer modernen Diät am eigenen Leib erfahren hat, berücksichtigt in seinem 21-Tage-Programm die medizinischen Grundlagen der wichtigsten Entschlackungs- und Fastenkuren aus Ost und West, sodass CLEAN dieselben positiven Effekte zeitigt – die Nebenwirkungen, wie etwa mangelnde Energie, hingegen minimiert. Zwei Flüssigmahlzeiten und eine feste CLEAN-Mahlzeit am Tag, die Sie aus einer Vielzahl an Rezepten auswählen können, liefern Ihnen die Energie für den Alltag, während der Körper Stück um Stück ins gesundheitliche Gleichgewicht zurückkehrt.

CLEAN reicht uns die Mittel in die Hand, den Entgiftungsprozess unseres Körpers optimal zu unterstützen, sodass er ausheilen und seine Selbstheilungskräfte reaktivieren kann. Täglich gewinnt die CLEAN-Community begeisterte Anhänger hinzu, denn das Programm hält, was es verspricht: chronische Gesundheitsprobleme verschwinden schlagartig, Übergewicht schmilzt förmlich dahin, und viele erfahren erstmals im Leben, was es heißt, wahrhaft gesund zu sein.

„Das CLEAN-Programm wirkt. […] Ich habe viele meiner Freunde von dem Programm überzeugen können, und ein jeder hat immens davon profitiert – die positiven Erfahrungen reichen von Gewichtsverlust über geistige Klarheit bis hin zur Bewältigung von chronischer Depression. Was in diesem Buch an Weisheit und Wissen steckt, ist überaus hilfreich und kann ihr Leben verändern." (Gwyneth Paltrow)

„Mit der scharfsichtigen Erkenntnis, dass Körper und Geist eng miteinander vernetzt sind, stellt CLEAN den Entgiftungsprozess sowohl als spirituelle wie auch als körperliche Notwendigkeit heraus. Dr. Junger hat uns einen Leitfaden gegeben, der uns nicht nur zu mehr Gesundheit, sondern auch zu mehr Lebensfreude verhilft." (Marianne Williamson, Autorin von „The Age of Miracles")

„Alejandro Junger, ein äußerst charismatischer Uruguayer, ist im Begriff, der Star der Entgiftungsszene zu werden." (Elle)

„Ein Plan, der auf ganzheitlicher Ernährung fußt und den gesamten Körper einbezieht […] entworfen von einem Experten für innere Reinigung." (Chicago Tribune)

346 Seiten ISBN 978-3-944887-15-9 19,80 €

www.mobiwell.com Tel.: +49-(0)8323-9681022

Leben ohne Asthma

Die Buteyko-Methode

Gute Nachrichten für Asthmatiker!

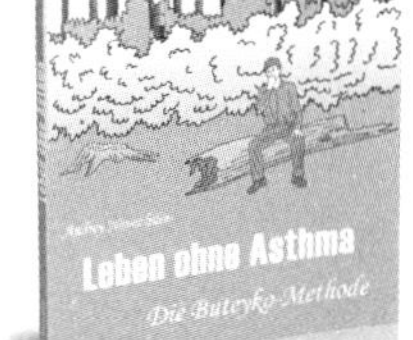

Asthma ist die sich am schnellsten verbreitende Zivilisationskrankheit. Innerhalb der letzten 15 Jahre haben sich die Erkrankungsraten weltweit verdoppelt. Wer darunter leidet, ist meist abhängig von krampflösenden Sprays oder Kortison. Eine Heilung ist aus schulärztlicher Sicht unwahrscheinlich. Doch jetzt gibt es aufregende Neuigkeiten:

Die Buteyko-Methode aus Russland erreicht bei Asthma eine 90-prozentige Erfolgsquote! Und: Sie können sie selbst erlernen.

Themenbereiche des Buchs:

- Einführung in die Erkenntnisse Buteykos;
- die theoretische Basis der Buteyko-Methode;
- Buteyko-Atemübungen für alle Situationen – zur effektiven Verhütung von Asthmaanfällen;
- praktische Tipps fürs tägliche Leben;
- wie Sie Hyperventilation beim Sprechen vermeiden;
- Tipps zum Schlafen;
- wie Sie einen Hustenanfall stoppen können;
- das Buteyko-Steroid-Protokoll für Asthma (zum ersten Mal veröffentlicht);
- Antworten auf häufig gestellte Fragen.

92 Seiten ISBN 978-3-980794-59-6 19,80 €